临床大外科诊疗实践

主编◎ 杨迎新　徐　鹏　孙建波　贾守艇

天津出版传媒集团

天津科学技术出版社

图书在版编目(CIP)数据

临床大外科诊疗实践 / 杨迎新等主编.--天津：
天津科学技术出版社，2019.7
　ISBN 978-7-5576-6946-1

　Ⅰ.①临… Ⅱ.①杨… Ⅲ.①外科-疾病-诊疗
Ⅳ.①R6

中国版本图书馆CIP数据核字(2019)第149071号

临床大外科诊疗实践
LINCHUANG DAWAIKE ZHENLIAO SHIJIAN
责任编辑：王连弟　王　冬
责任印制：兰　毅

出版：**天津出版传媒集团**
　　　天津科学技术出版社
地址：天津市西康路35号
邮编：300051
电话：(022)23332369
网址：www.tjkjcbs.com.cn
发行：新华书店经销
印刷：山东道克图文快印有限公司

开本 787×1092　1/16　印张 15.25　字数 354 000
2019年7月第1版第1次印刷
定价：108.00元

前　言

　　随着医学科学技术的发展,国内医学领域新理论、新技术、新方法不断涌现,各科疾病的基础理论研究、临床诊断和治疗均取得了巨大进展。为了便于广大临床医师,尤其是基层医疗单位的医务工作者在较短时间内,系统、全面地了解掌握各科疾病的基础理论、临床诊断与治疗,我们特组织有丰富临床经验的医学专家编写这本《临床大外科诊疗实践》。

　　本书共五章,内容包括普外科疾病、神经外科疾病、胸心外科疾病、泌尿外科疾病、骨外科疾病等常见病的诊断要点、鉴别诊断要点、治疗原则等内容。内容丰富、文字简练、深入浅出,是广大基层医师,尤其是临床医师必备的参考书。

　　感谢所有参与编写本书的相关学科的专家在繁忙紧张的工作之余对本书的大力支持,书中难免有不足之处,敬请广大读者同仁提出宝贵意见。

编　者

目　　录

第一章 普外科疾病

第一节 外科感染

一、浅表软组织急性化脓性感染

(一)疖与疖病

疖是金黄色葡萄球菌或表皮葡萄球菌侵入毛囊或汗腺,引起的单个毛囊及所属皮脂腺的急性化脓性炎症。全身多处同时或反复发生疖者称为疖病。

【诊断标准】

(1)最初局部出现以毛囊及皮脂腺为核心的圆形硬结,伴有红肿、发热、疼痛及局部功能受限等症状,此后结节顶端出现黄白色脓点,破溃后有少量脓液。区域淋巴结可肿大。

(2)常发生于易受摩擦和皮脂腺丰富的部位,如头、面、颈、背、腋下、腹股沟及会阴部等。

(3)单一疖肿一般无明显全身症状,但位于颜面危险三角区的疖肿在受到挤压后,容易并发海绵窦栓塞,引起颅内感染性败血症等严重后果;疖病常有发热、食欲缺乏等全身症状。

【治疗原则】

(1)疖以局部治疗为主,有时需辅以全身抗菌药物。

(2)疖病一般需辅以抗菌药物及应用自体或多价疫苗治疗。

(3)早期未破溃时切忌挤压,局部可用热敷或药物外敷(如20％鱼石脂软膏等)。

(4)对已有脓头、尚未破溃者可以行切开引流,但对面部疖应避免切开。

(二)痈

病原菌为金黄色葡萄球菌的多个相邻毛囊及其所属皮脂腺或汗腺的急性化脓性感染;或由多个疖相互融合而成。

【诊断标准】

(1)好发于皮肤韧厚的项、背部,有时也见于上唇和腹壁,常见于糖尿病患者与身体衰弱者。

(2)病变早期呈大片紫红色浸润区,高出体表,坚硬水肿,边界不清,剧痛。此后,中心部位出现多个脓栓,至破溃后呈蜂窝状,继而坏死、溃烂。

(3)常伴有畏寒、发热、头痛、乏力等全身症状,区域淋巴结肿大、疼痛,可伴有急性淋巴结炎、淋巴管炎、静脉炎及蜂窝织炎。

(4)可见血白细胞及中性粒细胞计数增多。

【治疗原则】

(1)全身治疗适当休息,加强营养。

(2)局部湿敷或药物外敷,配合局部理疗。

（3）应用抗生素治疗,通常首先选择抗革兰阳性球菌的抗生素;此后还可以根据临床效果或细菌学检查进行调整。

（4）积极治疗合并的糖尿病或营养不良。

（5）切开清创通畅引流,切口采取十字、双十字或井字形,长度应超过炎症范围少许,深达筋膜,彻底清除坏死组织。

（6）切除皮肤较多,待肉芽组织健康后,可考虑植皮。

(三)丹毒

病原菌(常为 β 溶血性链球菌)自皮肤或黏膜微小破损处入侵,引起的皮肤及皮内网状淋巴管的急性炎症。

【诊断标准】

（1）好发于面部及下肢,有反复发作的特点。

（2）局部表现为片状红疹,略高于皮肤,稍肿胀,局部有烧灼样痛,皮疹呈鲜红玫瑰色,与周围正常皮肤界限清楚,压之红色可消退,除去压力,红色很快恢复。病变皮肤可见水疱,一般不化脓,少见组织坏死。

（3）病变向周围蔓延较迅速,而中心部位的红色逐渐消退,可伴有皮肤脱屑。

（4）区域淋巴结多肿大、压痛。

（5）起病时可有头痛、畏寒、发热等症状;血白细胞及中性粒细胞计数可有增多。

（6）若丹毒反复发作则可形成局部皮肤象皮肿。

【治疗原则】

（1）休息、抬高患肢。

（2）局部应用药物外敷(常用的有 50％硫酸镁、如意金黄散等)。

（3）配合局部理疗,如紫外线照射。

（4）全身应用抗生素(常用青霉素 G),要注意在全身和局部症状消失后,仍应继续使用5～7天。

（5）同时治疗足癣,并注意防止接触性传染。

二、手部急性化脓性感染

【概述】

(一)常见类型

（1）甲沟炎。

（2）脓性指头炎。

（3）手掌侧化脓性腱鞘炎。

（4）滑囊炎。

（5）掌深间隙感染。

(二)致病菌

主要是金黄葡萄球菌。

(三)特点

（1）掌面皮肤表皮层厚且角化明显,掌面的皮下感染化脓后可形成"哑铃状脓肿"。

（2）手的掌面皮下组织分隔成若干相对封闭的腔隙,发生感染时不易向周围扩散。

（3）皮下组织内压力较高而致剧烈疼痛,出现明显全身症状。

（4）在局部化脓前感染就可侵及深层组织,引起骨髓炎、腱鞘炎、滑囊炎及掌深间隙感染。

（5）手掌面的腱鞘、滑液囊、掌深间隙等解剖结构相互之间,以及与前臂肌间隙之间有关联掌面感染可以一定的规律向深部、向近侧蔓延。

三、全身性外科感染

（一）病因

致病菌数量多/毒力强和(或)机体抗感染能力低下。

（1）继发于严重创伤后的感染和各种化脓性感染。

（2）静脉导管感染。

（3）肠源性感染。

（4）原有抗感染能力降低的患者、患化脓性感染后较易导致全身性感染。

（二）常见致病菌

（1）革兰染色阴性杆菌,最常见。

（1）常见为大肠杆菌、绿脓杆菌、变形杆菌等。

（2）主要致病因子为内毒素,由革兰阴性杆菌所致的脓毒症一般比较严重。

（2）革兰染色阳性球菌,金黄葡萄球菌感染、表皮葡萄球菌等。

（3）无芽胞厌氧菌,拟杆菌,梭状杆菌等。

（4）真菌感染,属于条件性感染。

（三）临床表现

（1）骤起寒战,继以高热可达 $40\sim41℃$,或低温,起病急,病情重,发展迅速。

（2）头痛、头晕、恶心、呕吐、腹胀,面色苍白或潮红、出冷汗。神志淡漠或烦躁、谵妄和昏迷。

（3）心率加快、脉搏细速,呼吸急促或困难。

（4）肝脾可肿大,严重者出现黄疸或皮下出血淤斑等。

（四）实验室检查

（1）白细胞计数明显增高,或计数降低、核左移、幼稚型增多,出现毒性颗粒。

（2）可有不同程度的酸中毒、氮质血症、血尿,代谢失衡和肝、肾受损征象。

（3）寒战发热时抽血进行细菌培养,较易发现细菌。

（五）诊断

（1）原发感染灶＋脓毒症的临床表现。

（2）确定致病菌应作血和脓液的细菌培养多次培养阴性者,应考虑厌氧菌或真菌性脓毒症。

（六）治疗全身性感染应用综合性治疗,关键是处理原发感染灶

（1）原发感染灶的处理明确感染的原发灶,作及时、彻底的处理,解除相关的病因。

（2）抗菌药物的应用,可先联合应用估计有效的两种抗生素,并应用足够剂量。再药敏实验,调整抗菌药物。

(3)支持疗法,补充血容量、输注新鲜血、纠正低蛋白血症等。

(4)对症治疗。

四、有芽孢厌氧菌感染(破伤风)

(一)致病菌

破伤风梭菌,专性厌氧,革兰染色阳性。

(二)感染主要因素

缺氧环境。

(三)主要致病原因

痉挛毒素。

(四)典型症状

(1)肌紧张性收缩(肌强直、发硬),阵发性强烈痉挛。

(2)最先受影响的肌群是咀嚼肌,随后顺序为面部表情肌、颈、背、腹、四肢肌,最后为膈肌。

(3)相应出现的征象为:

1)张口困难(牙关紧闭)、咧嘴"苦笑"。

2)颈部强直、头后仰,"角弓反张"或"侧弓反张"。

3)膈肌受影响后,发作时面唇青紫,通气困难,可出现呼吸暂停。

4)患者死亡原因多为窒息、心力衰竭或肺部并发症。

(五)诊断与鉴别诊断

(1)化脓性脑膜炎。

(2)狂犬病。

(3)其他如颞下颌关节炎、子痫、癔症等。

(六)预防

(1)创伤后早期彻底清创,改善局部循环,是预防破伤风发生的关键。

(2)人工免疫,产生较稳定的免疫力。

(七)治疗

(1)伤口处理、充分引流。

(2)抗毒素的应用,早期有效。

(3)镇静、解痉药物,减少患者的痉挛和痛苦。

(4)注意防治并发症。

(5)注意营养补充和水与电解质平衡的调整。

第二节　颈部疾病

一、结节性甲状腺肿

【临床表现】

结节性甲状腺肿一般不呈功能上的改变,故无全身症状。典型、较大的结节性甲状腺肿表现为双侧甲状腺常弥散性肿大、质中、表面光滑、可及结节,可随吞咽上下移动。有时在肿大腺体一侧,也可在两侧,扪及多个(或单个)结节;结节可以囊性变,如并发囊内出血,结节可在短期内增大。增大的结节一般在 2 个月内因吸收而变小,少数可以完全吸收而形成小的结节,因液体吸收后结节内固体成分常常有钙化影像,该小结节常常被误诊为甲状腺癌,因此,需结合患者以往的彩超来判断结节的性质。

较大的结节性甲状腺肿,可以压迫邻近器官,而引起各种症状:①压迫气管:比较常见,可以引发咳嗽和呼吸困难;②压迫食管的情况少见;③压迫颈深部大静脉,可引起头颈部血液回流障碍,此种情况多见胸骨后甲状腺肿。结节性甲状腺肿可继发甲状腺功能亢进(也称之为 Plummer 病),部分患者可以合并甲状腺癌。合并甲亢者常见于中老年女性,不伴或很少伴有突眼,甲亢症状和表现常常不如原发性甲亢明显。

【治疗原则】

(1)青春发育期或妊娠期的生理性甲状腺肿,可以不给药物治疗,应多食含碘丰富的食物如海带、紫菜等,必要时给予少量甲状腺素,以抑制腺垂体促甲状腺激素的分泌。常用剂量为左旋 T_4 50～100μg,每日一次,口服,3～6 个月为一个疗程。

(2)如有以下情况者,应及时行手术治疗,施行甲状腺结节切除术或者是大部切除术:①结节超过 4cm,或压迫气管而引起临床症状者;②胸骨后甲状腺肿;③巨大甲状腺肿,影响工作生活者;④结节性甲状腺肿继发有功能亢进者;⑤结节疑有恶变者;⑥影响美观者。

(3)结节性甲状腺肿合并甲亢(Plummer 病)的治疗:手术是首选,一是切除了结节,二是去除了甲亢,一举两得。术前也需要卢戈液准备,不过准备的时间一般无须像原发性甲亢那么严格,一般准备 10 天以上即可。卢戈液一般是每次 10 滴,一天三次。从第四天开始停服甲巯咪唑等抗甲亢药物,仅服卢戈液即可。

二、甲状腺功能亢进

【分类】

(1)弥散性甲状腺肿伴甲亢症(Graves 病,突眼性甲状腺肿等)。

(2)结节性甲状腺肿伴甲亢(Plummer 病)。

(3)自主性高功能性甲状腺瘤。

(4)甲状腺炎伴甲亢(也称桥本甲亢)慢性淋巴细胞性甲状腺炎(桥本甲状腺炎)同时有甲状腺功能亢进者。

其中,后三种甲亢因是继发于其他病症,也称之为继发性甲亢。

【临床表现】

1.代谢增高症状群

甲状腺激素过多引起的一系列代谢增高综合征。能量代谢增快,基础代谢率升高。常有怕热、多汗、皮肤潮红、低热。患者常有心动过速、食亢易饥、体重减轻、疲乏。

2.交感神经兴奋症状

甲状腺激素分泌过多,可使交感乃至中枢神经系统兴奋性增高,表现为神经过敏、易激动、言语行动匆促、焦虑,严重时出现忧郁、多虑等精神失常。由于神经肌肉兴奋性增高,故手颤阳性,于精细操作时更明显。

3.甲状腺肿大

绝大多数的患者有程度不一的甲状腺肿大,在甲亢中大约10%的患者甲状腺可不肿大,甲状腺肿大分度如下:Ⅰ度,甲状腺扪诊时可发现肿大,但望诊时不明显;Ⅱ度,望诊时即可发现肿大;Ⅲ度,介于Ⅱ~Ⅳ度;Ⅳ度,甲状腺明显肿大,其外界超越胸锁乳突肌外缘。

4.内分泌性突眼

内分泌性突眼往往和甲亢同时发生,也可在甲亢发生前或甲亢已被控制、甲状腺功能已正常甚而减退时出现。原发性甲亢多见。

5.局限性胫骨前黏液性水肿

少数患者出现。

【甲亢危象】

1.诱因

①甲亢术前准备不充分;②感染及精神创伤;③术前术中不适当的多次按压、检查;④骤然停药或未及时、积极治疗;⑤甲亢放射性核素治疗后的1~3周中;⑥行其他手术时忽略了甲亢的存在,可在术后1~2天出现危象。

2.临床表现

(1)危象先兆:①发热,但未超过39℃;②心率(110~130)次/分;③食欲缺乏、恶心;④烦躁、多汗。具有其中3项以上表现者即可诊断。

(2)危象:先兆的进一步加重:①发热,且大于39℃;②心率大于140次/分,可伴心律失常、心力衰竭;③大汗淋漓,继而汗闭;④极度烦躁、谵妄、昏迷等;⑤呕吐、腹泻、黄疸。具备以上3项指标可诊断。

【治疗原则】

1.外科治疗的指征

甲状腺大部切除术仍然是目前治疗甲亢的一种常用而有效的方法。抗甲状腺药物常不能根治甲亢,更不能代替手术。除了病情较轻者及伴有其他严重疾患不能耐受手术者外,均可手术治疗,具体指征如下:

(1)如果应用抗甲状腺药物治疗6个月后疗效不能巩固者,应考虑手术治疗。

(2)停药后复发的患者,包括TRab很高的患者。

(3)继发性甲亢,首选手术治疗。

(4)^{131}I治疗效果不显著者或不吸碘甲亢者(即不适合^{131}I治疗)。

(5)甲亢同时还疑有恶变结节的可能者。

(6)顽固性甲亢、难控制甲亢以及巨大甲状腺肿大伴甲亢:手术是这类患者几乎唯一的选择。已并发有左心扩大,心律失常,甚至发生心律失常者,更应手术。要想完全治好心脏症状,然后再行手术的办法,是本末倒置,常导致病情恶化。

至于妊娠妇女,鉴于甲状腺功能亢进对妊娠可造成不良影响,引起流产、早产、胎儿宫内死亡和妊娠中毒症等,同时妊娠又可能加重甲亢。因此,在妊娠早期可以药物辅助治疗,至中期时,即4~6个月时,仍应考虑手术治疗;到晚期,甲状腺功能亢进与妊娠间的相互影响已不大,可以药物控制,待分娩后再行手术治疗。

2.术前准备

甲亢患者在基础代谢率高亢的情况下,手术危险性很大。因此,充分而完善的术前准备十分重要。

(1)术前检查

1)T_3、T_4和TSH检查:术前应用药物将T_3、T_4和TSH控制到正常水平才能开始卢戈液准备。

2)还应检查血TRab:TRab是判断术后甲亢是否容易复发以及术中保留多少甲状腺的重要参考指标。TRab越高则术后越容易复发,因此,对术前TRab高者,应尽量多切除一些甲状腺。

3)心电图检查,并详细检查心脏有无扩大,杂音或心律不齐等。

4)巨大或胸骨后甲状腺肿时,应做颈部X线片或CT检查,以确定气管受压程度以及甲状腺下极的位置。

(2)药物准备

1)如患者甲状腺功能(血FT_3、FT_4)高,可用硫氧嘧啶类药物(抗甲亢药物,ATD)将甲状腺功能控制在正常范围。此类药物能阻止碘的有机化过程,使氧化碘不能与酪氨酸结合,有效阻止甲状腺素的合成,但是,由于硫氧嘧啶类药物能反馈性的引起甲状腺肿大和动脉性充血,手术时易发生出血,增加了手术的困难和危险。因此,甲功正常后、开始卢戈液准备时需停服硫氧嘧啶类药物。

2)口服复方碘溶液(卢戈液)的方法:一般是抗甲亢药物和卢戈液同时服用3天,从第4天开始停用抗甲亢药物,仅口服卢戈液即可。卢戈液每日3次,每次10滴,服药时间一般是14～21日,最长不超过4周。碘剂可以抑制甲状腺素释放,使滤泡细胞退化,甲状腺血运减少,腺体因此缩小变硬,脆性降低,有利于手术切除甲状腺。

3.手术时机的选择

经卢戈液准备2～4周后,甲亢症状得到控制,脉率稳定在每分钟90次以下,T_3、T_4在正常范围,腺体缩小变硬后可进行手术。原发性甲亢最好服碘3周或以上;在少数情况下,严重的甲亢不能被药物或碘剂控制,T_3、T_4很高,经过精心准备(包括围术期使用静脉碘剂和激素等)也可以采用限期或急诊手术治疗,而且手术是此类患者唯一有效的治疗方法。

【甲亢的术式】

甲亢的手术一般采用全麻。尤其是对气管严重受压或较大的胸骨后甲状腺肿的患者。

1.甲状腺双侧大部切除术

适用于多数、普通的甲亢患者。手术操作应轻柔、细致,认真对待以下每一步骤:

(1)离胸骨上缘两横指处作切口,横断或分开颈前肌。

(2)充分显露甲状腺腺体。结扎、切断甲状腺上动静脉应紧贴甲状腺上极,以避免损伤喉上神经外支。离断下极血管,然后紧贴气管离断峡部,分别进行两侧腺体的大部切除术。

2.一侧全切＋一侧大部切除术

适用于一侧腺体有结节,或峡部肥厚,或甲状腺巨大,或容易复发的患者。该手术需显露一侧喉返神经,将一侧腺体全切,然后从气管表面将腺体掀起(无须离断峡部,从而避免大量出血,尤其是峡部肥厚者),直至对侧腺体。再行对侧腺体的大部切除术。这样,即使术后全切侧的结节有癌变,多数患者也无须再手术,此外,即使术后患者甲亢复发需要再手术,也无须对双侧进行手术,从而减少喉返神经损伤的概率。我们进行很多例该术式,效果很好。但对于显露喉返神经和保护甲状旁腺有困难的医师,完成该术式有一定的难度和风险。

3.双侧甲状腺全切除术

适用于一些难控制甲亢、易复发甲亢、结节很多而无法保留正常腺体的甲亢、复发性甲亢以及合并高度可疑癌结的患者,这样的患者临床上并不少见。

切除腺体的多少应根据甲状腺大小、甲亢程度、术前 TRab 值以及甲亢的原因(如:是原发性甲亢还是继发性甲亢,后者可以适当多保留一些甲状腺)而定,通常需切除腺体的 80%～90%,每侧残留腺体以如成人拇指末节大小为恰当。术中要严密止血,对较大血管应分别采取双重结扎,以防滑脱出血。切口应置通畅引流 24～48 小时,以便及时引流出渗血。

【术后护理】

加强术后观察和护理,密切注意患者呼吸、体温、脉搏、血压的变化。少数患者术后心率较快、发热、烦躁,可继续服用复方碘化钾溶液,每日 3 次,每次 5 滴。一般服用 3～5 天即可,然后可以一次性停用。如术前合用普萘洛尔作术前准备,术后继服普萘洛尔 4～7 日。床旁放置气管切开包,以备万一患者窒息时及时行气管切开。术后常规给予 1～3 天的氢化可的松,一般是 150～200mg,静脉滴注。

三、甲状腺炎

甲状腺炎可分为急性、亚急性、慢性三种。急性甲状腺炎为细菌感染引起的急性间质炎或化脓性炎症,由于甲状腺对细菌感染抵抗力强,故很少见。亚急性及慢性甲状腺炎是独立的具有特征性病变的疾病。

1.亚急性甲状腺炎

亚急性甲状腺炎,又称肉芽肿性或巨细胞性甲状腺炎,一般认为病因是病毒感染,具有发热等病毒感染症状,曾分离出腮腺炎、麻疹、流感病毒,甲状腺出现疼痛性结节,病程为 6 周至半年,然后自愈。本病女性多于男性,多在 30 岁左右发病。本病初期,由于滤泡破坏甲状腺素释放增多,可出现甲状腺功能增高表现;晚期如果甲状腺有严重的破坏乃至纤维化,则出现甲低。有些患者待亚急性炎症消失后遗留纤维化和肉芽肿性结节,该结节无论是从超声乃至术中大体标本的表现上看均很难与甲状腺癌区分,故术中不能盲目自信以为是甲状腺癌而不等冰冻直接按癌手术。

2.慢性甲状腺炎

慢性淋巴细胞性甲状腺炎,亦称淋巴性甲状腺肿,或称桥本甲状腺炎(HD)。1912 年,日本九州大学桥本策医师首先在德国医学杂志上报道了 4 例本病,故名,为自身免疫病。患者甲状腺功能减退,甲状腺结构被大量淋巴细胞、巨噬细胞所取代,滤泡萎缩,结缔组织增生。其病因是由遗传素质与环境因素共同作用的结果,常在同一家族的几代人中发生,为多因素遗传。

大多数桥本病患者缺乏临床症状,好发生于中年妇女(90% 以上发生于女性)。典型的临床表现为甲状腺呈弥散性、无痛或轻度疼痛、轻度或中度的肿大,也可呈结节性肿大,少数可以明显肿大,超过Ⅲ度大,后者多见于老年女性。甲状腺质地韧如橡皮是本病特征之一。部分患者早期可以合并甲亢,称为桥本甲亢。随着甲状腺组织逐步被破坏,多数患者最终表现为甲状腺功能减退、全身乏力、有非指凹性水肿、腹胀、尿少、动作迟缓、对答反应慢、心率多在 60 次/分以下、声音嘶哑、皮肤粗厚、不育甚至抑郁。大部分患者常有咽、颈部不适,少数可出现心脏扩大、心包积液乃至冠心病表现。

(1)诊断:典型桥本病诊断并不困难。在实验室检查中,绝大多数患者血中甲状腺球蛋白抗体(TGA)及抗微粒体抗体(TMA、抗 TOP-抗体)滴定度明显升高,血沉增速。彩超提示为甲状腺肿大或不肿大、伴有或不伴有结节样改变,但均表现为甲状腺弥散性病变,后者也是慢性甲状腺炎的典型彩超特征。此外,核素扫描可以看到甲状腺吸碘呈峰谷相间的表现。

(2)鉴别诊断:因多数为不典型患者,以致临床上往往容易误诊:

1)误诊为原发性甲亢:部分桥本病患者发病初期因自身免疫使甲状腺激素释放增多而出现甲亢表现,若仅凭甲状腺肿大和临床甲亢表现而仓促手术,则不是最好的选择。

2)误诊为心脏病:少数桥本病患者甲状腺症状不典型,而由于甲减出现心包积液而致心悸、心悸、气短、心电图 T 波变化而易被误诊为心脏病。

3)误诊为结节性甲状腺肿大:近年来,儿童桥本病发病上升,这使"在儿童中极为罕见"的定论成为历史。相当多的儿童桥本病被长期诊断为结节性甲状腺肿,个别被误诊为甲亢。

4)误诊为更年期综合征:50 岁左右的妇女患病后,往往诉乏力、倦怠、烦躁、阵发性出汗、失眠、轻度水肿等,故易被误诊为更年期综合征。

(3)治疗原则:以内科替代治疗为主,一般不手术治疗,如出现以下情况可以考虑手术:

1)甲状腺肿大并有压迫症状,可行甲状腺部分切除术、甲状腺次全切除术或甲状腺全切术。

2)合并结节且临床上不能排除甲状腺癌,应手术探查。有研究报道,桥本病伴发结节的癌变率较高,高达 23%,因此,桥本病合并结节手术探查的指征可适当放宽。

3)桥本甲亢药物治疗无效或不适合药物治疗者。

3.纤维性甲状腺炎

又称 Riedel 甲状腺肿,甚少见,主要发生在中年妇女,病因不明。病变多从一侧开始,甲状腺甚硬,表面略呈结节状,与周围明显粘连,切面灰白。临床常有甲状腺功能低下。但患者常常没有甲状腺球蛋白抗体及抗微粒体抗体的升高,而且纤维性甲状腺炎常常伴有甲状腺球蛋白降低。治疗原则同桥本病。

四、甲状腺腺瘤

甲状腺腺瘤是甲状腺良性肿瘤,多见于青、中年妇女,出现功能亢进者不超过 1%。肿瘤绝大多数为单发,大小从直径数毫米到 6cm。肿瘤中心有时可见囊性变、纤维化或钙化。

从腺瘤有无分泌甲状腺素的功能分为以下两类:①无功能腺瘤。大多数腺瘤不分泌甲状腺素,不引起患者出现甲亢表现。②高功能腺瘤。临床少见,该腺瘤分泌甲状腺素,引起临床甲亢,鉴别有无功能的最好方法是甲状腺扫描。

【治疗原则】

典型的甲状腺腺瘤需要尽早手术切除。因为一般来讲、甲状腺腺瘤只会越长越大,而且文献报道有 10% 的甲状腺腺瘤会发生癌变。如果是高功能腺瘤,则首选手术切除,手术只需将高功能腺瘤切除即可,无须行甲状腺大部切除术。

五、甲状腺癌

甲状腺癌是目前发病率上升最快的恶性肿瘤。主要有以下4种类型:

1.乳头状腺癌

占甲状腺癌的85%以上,青、中年女性多见,生长较慢,肉眼发现时多为1~2cm的肿块,无包膜,少数有不完整的包膜,以后逐渐向周围浸润。切面灰色或灰棕色,质地较硬。此癌恶性程度低,术后10年存活率95%左右。除了经典型乳头状癌以外,乳头状癌还有以下几个亚型:滤泡型乳头状癌、弥散硬化型乳头状癌、高细胞型乳头状癌和柱状细胞型乳头状癌等。其中,滤泡型乳头状癌的预后和治疗方法与经典型类似,而后几种亚型预后较差。

2.滤泡性腺癌

占甲状腺癌的5%~10%,多见于50岁以上女性。早期即可出现血行转移,常转移到肺、颈椎、腰椎和其他骨骼。肉眼观,肿瘤灰红色或灰白色,有的为结节状,质地较乳头状癌软,可以有完整包膜,但滤泡癌的周围常常具有丰富的血管分布,这是与腺瘤最明显的区别。少数情况下本癌主要由嗜酸性细胞构成,故亦称嗜酸性细胞癌(Hurthle细胞癌),Hurthle细胞癌的恶性度比普通的滤泡癌要高,而且其转移灶的吸碘率较差。临床上,不少滤泡癌患者是首先因为骨转移而行骨科手术治疗时才发现。由于细胞形态比乳头状癌更接近正常,所以滤泡状癌术中冰冻不容易得到明确诊断。根据癌细胞浸润周围血管的程度,滤泡状癌分为两个亚型:微小浸润型和弥散浸润型,后者恶性度高,容易血行转移,因此,滤泡状癌的诊断需进一步明确其是微小浸润型还是弥散浸润型,便于后续治疗和观察。

3.髓样癌

是从滤泡旁细胞(亦称C细胞)发生的癌,占甲状腺癌的5%,有的具有家族性,发病年龄在30岁左右,散发病例年龄多在50岁以上。恶性程度不一,平均存活6.6年。90%肿瘤分泌降钙素,有的还同时分泌CEA、生长抑素、前列腺素及其他多种激素和物质,故血中该激素水平增高。少数患者有腹泻等内分泌异常表现。有些表现为典型的多发性内分泌腺瘤,即多发性内分泌肿瘤Ⅱ型(MENⅡ)。MENⅡ有两个亚型,MENⅡA型表现为嗜铬细胞瘤、甲状腺髓样癌和甲状旁腺瘤;MENⅡB型表现为嗜铬细胞瘤、甲状腺髓样癌和黏膜神经瘤。MENⅡA型比MENⅡB型多见,后者罕见,北京协和医院自建院至今仅4例。

4.未分化癌

占甲状腺癌的1%~2%,恶性度高,生长快,早期即可向周围组织浸润并发生转移。患者多在50岁以上,男性稍多见,早期即出现声音嘶哑和局部压迫症状,常表现为一侧甲状腺进行性增大。增大的肿瘤或甲状腺质地很硬,粘连固定,因此多数患者在确诊后即没有手术机会,常常在确诊后半年内死亡。肉眼观,切面灰白色,常有出血、坏死。

【治疗原则】

1.乳头状癌和滤泡状癌的治疗原则

(1)甲状腺切除的范围

1)术式一:甲状腺全切术,即把双侧甲状腺全部切除。其指征是:癌瘤>1.5cm,或多个,或侵犯出甲状腺,或有淋巴结转移,或年龄<15岁或>45岁,或有远处转移,或分化差。

2）术式二：甲状腺患侧全切＋对侧近全切术，即将患侧全部切除、峡部切除，仅在健侧上极（为了保护健侧喉上神经和上旁腺）或健侧喉返神经入喉处（为了更好地保护健侧喉返神经）留少许腺体（一般小于1g），其指征是：癌瘤＜1cm，且单个，且未侵犯出甲状腺，且无淋巴结转移，且年龄：15～45岁，且无远处转移，且分化好（即不是弥散硬化型或高细胞等亚型）。

3）术式三：甲状腺患侧全切＋峡部切除术，即将患侧和峡部全切，但健侧基本不动，其指征是：癌瘤＜0.5cm，且单个，且未浸出甲状腺，且无淋巴转移，且年龄：15～45岁，无远处转移，且分化好。

注：♯虽然乳头状癌和滤泡状癌治疗的大体原则类似，但是由于血行转移更多见，滤泡状癌更强调全切甲状腺，而不强调颈部淋巴结的清扫。

＊这是甲状腺切除可以接受的最小范围。

（2）乳头状癌淋巴结的清扫范围＊：首先，甲状腺颈淋巴结分为中央区和侧方区，中央区主要是气管前、气管旁和喉返神经周围（也称为第Ⅵ组，其又分为左右两个亚组），侧方区包括颈内静脉下段后方/周围（第Ⅳ组）、颈内静脉中段后方/周围（第Ⅲ组）、颈内静脉上段后方/周围（第Ⅱ组）和颈后三角/副神经区（第Ⅴ组）。第Ⅰ组是颏下区，甲状腺癌的淋巴结极少转移到此区。对于早期和中期的甲状腺癌，可以采用"选择性/区域性颈清扫术"（SND），即清扫以上6个组中的任何一组及以上的淋巴结清扫术，用括号将清扫的组号标记出来，比如清扫第Ⅵ组就可以写成"SND（Ⅵ）"。其次，根据乳头状癌淋巴结转移的规律，清扫时需要遵循以下几个原则：

1）乳头状癌的淋巴结常常是单侧转移。

2）中央区淋巴结清扫先于侧方区。

3）中央区淋巴结清扫的指征：①大于1cm的甲状腺癌需要将患侧中央组清扫。一般不清扫健侧中央组，以免甲状旁腺损伤；小于1cm的甲状腺癌，如果肿瘤完全包裹于甲状腺内，术中中央区没有明显肿大的淋巴结则可以不清扫。②有甲状腺全切指征者同时具有清扫患侧中央组的指征。中央组的清扫根据有无临床高度可疑阳性（即病情的早晚）的淋巴结分为预防性和治疗性清扫，最好在手术记录中予以说明。

4）侧方区清扫的指征：如果中央组明显有转移，或者肿瘤明显侵犯出甲状腺外，或者肿瘤大于3cm，或者术前有超声明确提示侧方有转移者，需要同时清扫侧方组淋巴结。由于侧方淋巴结转移的先后次序依次是（多数如此，但不全是）：Ⅳ、Ⅲ、Ⅱ/Ⅴ，所以清扫的重点是Ⅳ组和Ⅲ组。

5）80％的乳头状癌的淋巴结转移多位于"第Ⅵ组＋第Ⅳ组＋第Ⅲ组"的范围内，换言之，大多数乳头状癌的淋巴结清扫无须清扫第Ⅱ组和第Ⅴ组。

注：＊滤泡状癌淋巴结的清扫可以类似乳头状癌，但其清扫的必要性和范围要低于乳头状癌。

（3）甲状腺乳头状滤泡状癌术后处理

1）关于术后补充甲状腺素的问题：出院后每天口服50μg优甲乐（早餐前20～30分钟口服），一周后改为每天100μg（男性或体格较大者为125μg），口服100μg（或125μg）2～3周后复查甲功（T_3，T_4，TSH）和甲状腺球蛋白（Tg）。根据甲功来调节优甲乐的用量。调整药量后一个月后再次复查甲功（T_3，T_4，TSH）和甲状腺球蛋白。再根据甲功的情况调整药量。再次调整药量后一个月再复查甲功（T_3，T_4，TSH）。如此 2～3 次即可将药量调整好。以后就每 6 个月复查即可。

2）关于术后嘴麻、手麻等表现：可以术后口服钙片（钙尔奇 D 或者凯思立 D），如果手麻较明显，可以开始时每次 2 片，一天 3 次。数天后手麻会减轻，就可以每次 1 片，一天 3 次。然后根据手麻减轻的情况逐渐减少钙片的用量即可。

3）关于术后喝水呛咳及饮食等：部分患者术后喝水呛咳，一般在术后几天至 2、3 周内都能恢复。在此期间可以吃半流食，吃半流食时呛咳症状就会好些。

4）术后患者的饮食和正常人完全一样。不用特别忌含碘食物，正常进食就行。一般 1 个月左右后即可恢复工作。

5）关于术后放疗或化疗：术后不需要化疗。术后少数患者需要放疗（^{131}I 放疗或者外放疗）。

2.甲状腺髓样癌的治疗原则

甲状腺髓样癌无论肿瘤大小和个数，均应行"甲状腺全切＋中央组淋巴结清扫术"。如果临床和超声提示有侧方淋巴结清扫，则需要加行侧方淋巴结清扫术。术后不用 ^{131}I 放疗。

3.甲状腺未分化癌的治疗原则

甲状腺未分化癌发现时常已是不能手术切除，因此，手术的价值主要在于获得病理诊断。

第三节 乳房疾病

一、急性乳腺炎

急性乳腺炎是乳腺的急性化脓性感染，最常见于哺乳期妇女，尤其是初产妇。哺乳期的任何时间均可发生，而哺乳的开始最为常见。

(一)病因

1.乳汁的淤积

乳汁淤积有利于入侵细菌的生长繁殖。乳汁淤积的原因有：①乳头过小或内陷妨碍哺乳，孕妇产前未能及时矫正乳头内陷，婴儿吸乳时困难，甚至不能哺乳；②乳汁过多，排空不完全，产妇不了解乳汁的分泌情况，多余乳汁不能及时排出而保留在乳房内；③乳管不通，造成乳管不通的原因很多，常见的有乳管本身的炎症、肿瘤及外在压迫，这些均影响了正常哺乳。

2.细菌的侵入

乳头内陷时婴儿吸乳困难，易造成乳头周围的破损，这是细菌沿淋巴管入侵造成感染的主要途径。另外，没有良好的哺乳习惯，婴儿经常含乳头而睡，也可使婴儿口腔的炎症直接侵入蔓延至乳管，继而扩散至乳腺间质引起化脓性感染。其致病菌以金黄色葡萄球菌为常见。

(二)临床表现

1.急性单纯性乳腺炎

初期主要是乳房的胀痛、皮温高、压痛、乳房某一部位出现边界不清的硬结。

2. 急性化脓性乳腺炎

局部皮肤红、肿、热、痛，出现较明显的硬结，触痛明显加重，同时患者出现寒战、高热、头痛、无力、脉快等全身症状。另外腋下可出现肿大、有触痛的淋巴结。化验室检查发现白细胞计数明显升高。感染严重者可并发败血症。

3. 脓肿形成

由于治疗措施不得力和病情的进一步加重，局部组织发生坏死、液化，大小不等的感染灶相互融合形成脓肿。脓肿可为单房性也可为多房性，浅表的脓肿易被发现，而较深的脓肿波动感不明显，不易发现。如果乳腺炎患者全身症状明显，局部及全身药物治疗效果不明显时，要注意进行疼痛部位的穿刺，待抽出脓液或涂片发现脓细胞来明确脓肿的诊断。

（三）诊断和鉴别诊断

急性乳腺炎根据病史和查体均能做出正确的诊断，凡在哺乳的年轻妇女出现乳房局部的胀痛，甚至出现寒战、高热、白细胞计数增多的情况时，急性乳腺炎的诊断应是较容易的。但在以上症状不典型时，要特别注意与炎性乳腺癌相鉴别，炎性乳腺癌临床虽不多见，但也多发生在年轻妇女，尤其在妊娠或哺乳期。这种乳腺癌发展迅速，可在短期内侵及整个乳房，患乳淋巴管内充满癌细胞，皮肤充血、发红，犹如急性炎症，整个乳房变大变硬，而无明显的局限性肿块，但炎性乳腺癌无发热、白细胞计数增多的情况，疼痛不明显。

（四）治疗

1. 非手术治疗

（1）炎症的初期婴儿可以继续哺乳，但喂奶前后应清洗乳头、婴儿的口腔及乳头周围，这样可起到疏通乳管、防止乳汁淤积的作用。如有乳头皲裂或破坏时可暂时停止患乳哺乳，应用吸乳器排空乳汁，创面经清洗后涂用消炎膏类药物以促进愈合。

（2）局部冷、热敷：炎症初级阶段，可用 25％硫酸镁冷敷以减轻水肿，乳内有炎性肿块时改为热敷，每次 20～30 分钟，每日 3～4 次。另外也可用中药外敷以促进炎症的吸收，有条件时可进行理疗。

（3）抗生素治疗：首选青霉素治疗，用量可根据症状而定，每次 80 万 U 肌内注射，每日 2～3 次。也可用 800 万 U 静脉滴入。中医中药治疗乳腺炎也有良好疗效。

（4）局部用含有青霉素 100 万 U 的等渗盐水 20ml 封闭治疗。

2. 手术治疗

脓肿形成后任何良好的抗生素都不能代替切开引流，引流的方法有多种，但目的都是将脓液排出，使炎症早日消散。

（1）激光打孔：根据单房性、多房性脓肿在波动感最明显的部位打孔并吸出脓液，然后将抗生素推入脓腔。此方法创伤小，患者容易接受，同时也免受每日换药之痛苦。

（2）脓肿切开引流：乳腺脓肿需切开引流时，原则上应停止哺乳。患者可口服回奶的中、西药物以避免发生奶瘘而使伤口长期不愈合。切开引流的注意事项：①时间掌握准确，浅表的脓肿有波动感，较深的脓肿波动感不明显，要在压痛最明显的部位穿刺涂片，发现脓细胞时就应切开引流。②切口选择要正确，乳房上方的脓肿应在乳晕以外做放射状切口，而乳晕下方脓肿因较浅表可以做弧形切口。③引流要通畅，脓肿切开后患者的症状、体征均应明显减轻，如切开后体温仍较高、疼痛无明显缓解者应考虑引流不通畅的问题。脓肿切开时应以手指探入脓腔,轻轻将腔内坏死物清除,同时分开多房脓肿之间的纤维隔,以防残留无效腔。如脓腔很大或脓腔呈哑铃状,一个切口引流不畅时可行对口引流。④换药要及时,脓肿切开引流后要及时换药,每次换药可用氯霉素、庆大霉素或1‰苯扎溴铵等药物冲洗,以抑制细菌的生长。

(五)预防

除增加孕妇的抵抗力外,主要是防止乳汁淤积,同时要预防和治疗婴儿口腔炎症,防止乳头破损。要养成良好的喂奶习惯,不让婴儿含乳头睡觉,注意哺乳前后清洗乳头,并积极治疗已发生的皲裂。

二、浆细胞性乳腺炎

浆细胞性乳腺炎(PCM)又称为乳腺导管扩张症(MDE),是一种好发于非哺乳期、以导管扩张和浆细胞浸润病变为基础的慢性、非细菌性乳腺炎症。据国内外报道,其发病率占乳腺良性疾病的1.14%～5.36%。其病因不明,临床表现复杂多变,极易与乳腺癌相混淆,因此误诊率可高达56.9%～73.1%。随着先进医疗器械在临床诊断中的应用和对该病广泛深入的研究,人们已有了新的认识,现就浆细胞性乳腺炎的命名与定义、病因与病理、临床表现与分期、诊断与辅助诊断及其治疗问题分别进行介绍。

(一)病因与病理

截至目前,浆细胞性乳腺炎的病因不明。大多数患者发病并无明显诱因,故认为是一种自身免疫性疾病,推测原因有:哺乳障碍、乳房外伤、炎症、内分泌失调及乳房退行性变是引起乳腺导管引流不畅、阻塞、分泌物淤滞等症的重要原因,由此可以导致管腔内中性脂肪刺激管壁,纤维组织增生,进而破坏管壁进入间质引起剧烈的炎症反应;异常激素刺激可使导管上皮产生异常分泌、导管明显扩张,是该病发生的主要因素。单纯的阻塞不会引起导管扩张,但导管排泄不畅可以使本病由溢液期发展到肿块期。有学者从乳头溢液、乳晕部肿块穿刺或乳晕部瘘管中均分离和培养出厌氧菌,认为该病是厌氧菌在乳管内滋生引起的化脓性炎症。综合文献我们认为,乳腺导管阻塞和激素的异常刺激是该病发生的病理基础,而早已存留于导管内的细菌滋生是继发感染、加重病情发展的重要因素。

浆细胞性乳腺炎的病变早期病理表现为导管上皮不规则增生,导管扩张,管腔扩大,管腔内有大量含脂质的分泌物聚集,导管周围组织纤维化,并有淋巴细胞浸润。后期病变可见导管壁增厚,纤维化,导管周围出现小灶性脂肪坏死,周围可见大量组织细胞、中性粒细胞、淋巴细胞和浆细胞浸润,尤以浆细胞显著,故称为浆细胞性乳腺炎。

(二)临床表现与分期

浆细胞性乳腺炎多发生于30～40岁的非哺乳期妇女,常以乳房肿块、乳头溢液为首次就诊症状,且多数为唯一体征。肿块多位于乳晕深部,急性期较大,亚急性期及慢性期缩小成硬结。乳头溢液多为淡黄色浆液性或混浊的黄色黏液,血性溢液少见。可有同侧腋窝淋巴结肿大,但质软、压痛明显;其炎症反应也可以导致乳头回缩和乳晕区皮肤橘皮样变。也可以出现肿块软化而成脓肿,破溃后久治不愈者形成通向乳管的瘘管或形成窦道。

根据病程,浆细胞性乳腺炎可分为三期:①急性期:约两周,乳房肿块伴有疼痛、肿胀、皮肤发红等急性乳腺炎的表现,但全身反应轻,无明显发热;②亚急性期:约3周,炎样症状消失,出现乳房肿块,并与皮肤粘连;③慢性期:经过反复发作后,乳房肿块可缩小成硬结状,出现 1 个或数个边界不清的硬结,初期可能只有 1cm 大小,数月或数年后可达 3～5cm 以上。此肿块多数位于乳晕范围内,质地坚实,与周围组织有一定固着性,并与乳腺局部的皮肤粘连,呈橘皮样改变。也可见乳头回缩或乳头朝向发生改变,重者可使乳房变形。有的可触及腋下肿大淋巴结。以上表现临床上易和乳腺癌相混淆。少数患者乳晕处或附近皮下起小脓肿,切开或破溃后不易愈合,可形成瘘管和窦道,长达数年。

(三)诊断和辅助诊断

浆细胞性乳腺炎临床表现多样,与急性乳腺炎、乳房结核、乳管内乳头状瘤、特别是乳腺癌鉴别困难,极易误诊。因此,具有以下临床特点要考虑为浆细胞性乳腺炎:30～40 岁经产、非哺乳期妇女;乳晕深部肿块、生长缓慢、反复发作。

急性期易出现局部皮肤红肿热痛、腋窝淋巴结肿大、疼痛,抗生素治疗效果不佳;乳头溢液以多孔、透明或混浊黄色浆液性为主,少见血性,有时伴有乳头凹陷、畸形。有的患者乳晕区皮肤可见瘘口或窦道。

辅助检查有助于本病的诊断:①X 线钼靶摄片显示,病变大多位于乳晕及中央区,其肿块密度增高影内夹杂条索状透亮影,严重者可呈蜂窝状、囊状透亮影,边缘光滑,考虑为扩张的导管腔内含有脂肪物质所致,有时可见根部和尖部一样粗的周围假“毛刺征”,以及粗颗粒圆形钙化。有别于癌性肿块周围的毛刺征和沙粒样钙化;②B 超检查,病灶位于乳晕后或乳晕周围,肿块内部呈不均匀低回声、无包膜、无恶性特征,导管呈囊状,尤其是串珠样扩张;③多层螺旋CT,早期炎性肿块表现为乳晕区皮肤增厚、主乳管区软组织影增宽,后期病变周围有类圆形小结节且结节间有桥样连接,为浆细胞性乳腺炎特有征象;④纤维乳管内镜检查显示为导管扩张、管腔内炎性渗液及絮状沉淀物;⑤病理学诊断,针吸细胞学检查可见坏死物和较多的浆细胞、淋巴细胞及细胞残骸。术中快速冰冻切片病理检查是诊断该病、鉴别乳腺癌的可靠依据。

(四)治疗

浆细胞性乳腺炎很少能够愈合,缺乏特效药物可以治疗。目前,还是以外科手术为主,手术切除病灶是目前治疗该病最有效、彻底的方法。急性炎症肿块,有时可以合并细菌性感染,宜先行抗感染治疗及局部理疗,有利于急性炎症的控制,但不能痊愈,待肿块缩小或皮肤肿胀消退后行手术治疗。如果疾病早期,乳腺内还没有形成肿块,仅表现乳晕下导管扩张、管壁增厚,临床上乳头后能触及条索状增粗的乳管,有时合并乳头溢液,只需把病变导管由乳头根部切断,连同部分乳腺组织作锥形切除。乳腺内有肿块形成,经病理检查确诊后,将肿块连同周围部分乳腺组织局部切除。当乳晕周围出现浅表的小脓肿时,切开(或自行溃破)后不易闭合或不断有新的小脓肿形成,可形成窦道或瘘管,应行窦道和病变组织全部切除。当乳腺内肿物较大,并与皮肤粘连或有多处窦道形成,经久不愈,可行乳腺单纯切除术。

三、多乳头和(或)多乳房畸形

胚胎发育过程中,自腋窝至腹股沟连线(即乳线)上形成 6～8 对乳头状局部增厚,即为乳房的始基。正常情况下,仅胸前一对发育成为乳房,其余均于出生前退化,如不退化或退化不全即形成多乳头或多乳房,亦称副乳。

【诊断标准】

1.临床表现

(1)多乳头和(或)乳房可发生在乳线的任何部位,通常位于正常乳房外上方近腋窝处或正常乳房与脐之间,偶尔在腹部或腹股沟部。

(2)多为对称性的1对,也可单发或1对以上,较正常乳房小,常无副乳头及乳晕,或仅见副乳头。

(3)在月经期,妊娠或哺乳期可发生肿胀、疼痛,甚至分泌乳汁。

(4)部分患者影像学检查可能提示存在腺体样结构。和正常乳房一样,副乳亦可发生良恶性肿瘤。

2.诊断依据

(1)主要根据典型体征做出诊断。

(2)对于合并肿块者可行超声等检查进一步鉴别。

【治疗原则】

(1)对无症状、对外形无影响者,不需治疗。

(2)对肿痛明显、影响活动、较大影响美观或合并肿物者可以手术切除。

四、男性乳腺发育

男性乳腺发育也称男性乳腺增生症,表现为一侧或双侧乳腺呈女性样发育,严重者影响外观如成年女性的乳房,但对全身没有影响。研究表明男性乳腺发育多与体内雌激素和雄激素的不平衡有关,在青春期和老年人当中均有可能出现雌激素水平绝对或相对的升高,从而导致腺体发育增生。另外,一些引起激素分泌失调的内分泌疾病及药物也有可能导致男性乳腺发育。

【诊断标准】

1.临床表现

(1)青春期和老年人多见。

(2)临床上多表现为一侧或双侧乳腺肥大,部分乳晕区可触及盘状肿块,有或无触痛。

(3)对于触及明确肿块者可行超声检查,常可发现腺体样回声。

2.诊断依据

(1)结合病史及典型表现即可做出诊断。

(2)部分患者可能有甲状腺功能低下、肝硬化、性腺发育异常等病史,另有一部分患者有药物服用史。

(3)对于肿块明显者需结合超声、钼靶等影像学检查,排除乳腺肿瘤。

【治疗原则】

多数男性乳腺发育无须治疗,对于影响外观、伴有乳头溢液或肿瘤者应手术切除。一般可行保留乳头的皮下腺体切除,病理提示伴发乳腺癌的应按恶性肿瘤原则处理。

五、乳腺纤维腺瘤

乳腺纤维腺瘤常见于青年妇女。早在19世纪中叶,国外学者即对本病进行了阐述及命名。在对本病的认识过程中,曾被称为乳腺纤维腺瘤、腺纤维瘤、腺瘤等。实际上这仅仅是由构成肿瘤的纤维成分和腺上皮增生程度的不同所致,当肿瘤构成以腺管上皮增生为主,而纤维成分较少时则称为纤维腺瘤;如果纤维组织在肿瘤中占多数,腺管成分较少时,则称为腺纤维瘤;肿瘤组织由大量腺管成分组成时,则称为腺瘤。但上述 3 种情况只是具有病理形态学方面的差异,而 3 种肿瘤的临床表现、治疗及预后并无差别,所以准确分类并无必要。

(一)临床表现

乳腺纤维腺瘤可发生于任何年龄的妇女,多见于 20 岁左右。多为无意中发现,往往是在洗澡时自己触及乳房内有无痛性肿块,亦可为多发性肿块,或在双侧乳腺内同时或先后生长,但以单发者多见。肿瘤一般生长缓慢,怀孕期及哺乳期生长较快。

查体:本病好发于乳腺外上象限,一般乳腺上方较下方多见,外侧较内侧多见。肿瘤多为单侧乳房单发性肿物,但单乳或双乳多发肿物并不少见,有时,乳腺内布满大小不等的肿瘤,临床上称之为乳腺纤维腺瘤病。肿瘤直径一般在 1~3cm,亦可超过 10cm,甚或占据全乳,临床上称之为巨纤维腺瘤,青春期女性多见。肿瘤外形多为圆形或椭圆形、质地韧实、边界清楚、表面光滑、活动,触诊有滑动感,无触压痛,肿瘤表面皮肤无改变,腋窝淋巴结不大。对该肿瘤的详细触诊,是对该病诊断的重要手段,仔细触诊,虽肿瘤光滑,但部分肿瘤有角状突起或分叶状。

有学者将本病临床上分为三型:

1.普通型

最常见,肿瘤直径在 3cm 以内,生长缓慢。

2.青春型

少见,月经初潮前发生,肿瘤生长速度较快,瘤体较大,可致皮肤紧张变薄,皮肤静脉怒张。

3.巨纤维腺瘤

亦称分叶型纤维腺瘤。多发生于 15~18 岁青春期及 40 岁以上绝经前妇女,瘤体常超过 5cm,甚至可达 20cm。扪查肿瘤呈分叶状改变。

以上临床分型对本病的治疗及预后无指导意义。

(二)诊断

乳腺纤维腺瘤的诊断一般较为容易,根据年轻女性、肿瘤生长缓慢及触诊特点,如肿瘤表面光滑、质韧实、边界清楚、活动等,常可明确诊断。

对于诊断较困难的病例,可借助乳腺的特殊检查仪器、针吸细胞学检查甚至切除活检等手段,以明确诊断。

1.乳腺钼靶片

乳腺纤维腺瘤表现为圆形、椭圆形、分叶状,密度略高于周围乳腺组织且均匀的块影,肿瘤边界光滑整齐,有时在肿瘤周围可见一薄层透亮晕,病程长者可有片状或弧形钙化,但无沙粒样钙化。瘤体大小与临床触诊大小相似。乳腺钼靶拍片不宜用于青年女性,因为此阶段乳腺组织致密,影响病变的分辨,且腺体组织对放射线敏感,过量接受放射线会造成癌变。

2.B超

B超是适合年轻女性的无创性检查,且可以重复操作。肿瘤为圆形或卵圆形,实质性,边界清楚,内部为均质的弱光点,后壁线完整,有侧方声影,后方回声增强。B超可以发现乳腺内多发肿瘤。

3.液晶热图

肿瘤为低温图像或正常热图像,皮肤血管无异常。

4.红外线透照

肿瘤与周围正常乳腺组织透光度基本一致,瘤体较大者边界清晰,周围没有血管改变的暗影。

5.针吸细胞学检查

乳腺纤维腺瘤针吸细胞学检查的特点是可以发现裸核细胞或有黏液,诊断符合率可达90%以上。

6.切除活检

切除活检既是一种诊断手段,又是一种治疗手段。但对于有以下情况者不宜盲目行切除活检,宜收入病房,并在快速冰冻病理监测下行肿瘤切除活检。①患者年龄较大,或同侧腋下有肿大淋巴结;②乳腺特殊检查疑有恶性可能者;③有乳腺癌家族史者;④针吸细胞学有异形细胞或有可疑癌细胞者。

(三)治疗

乳腺纤维腺瘤的治疗原则是手术切除。

1.关于手术时机

(1)对于诊断明确且年龄<25岁的患者,可行延期手术治疗。因为该病一般生长缓慢、极少癌变。

(2)对于已婚,但尚未受孕者,宜在计划怀孕前手术切除。妊娠后发现肿瘤者,宜在妊娠3~6个月行手术切除,因妊娠和哺乳可使肿瘤生长加速,甚至发生恶变。

(3)对于年龄超过35岁者,均应及时手术治疗。

(4)如肿瘤短期内突然生长加快,应立即行手术治疗。

2.手术注意事项

因本病患者多为年轻女性,手术应注意美观性。放射状切口对乳腺管损伤较小,对以后需哺乳者较为适宜;环状切口瘢痕较小,更美观。乳晕附近的肿瘤可采取沿乳晕边缘的弧形切口;乳腺下部近边缘的肿瘤,可沿乳房下缘作弧形切口,瘢痕更隐蔽。临床触摸不到的纤维腺瘤可以B超定位下手术治疗。

近年来,出于美学的要求,开展了麦默通微创手术治疗乳腺纤维腺瘤。麦默通微创旋切装置需在B超或钼靶X线引导下进行,切口一般选择在乳腺边缘,0.3~0.5cm,术后基本不留瘢痕,且一个切口可以对多个肿瘤进行切除。但肿瘤最大直径应小于2.5~3.0cm,术后加压包扎。该方法价格较为昂贵。

手术切除的肿瘤标本一定要送病理组织学检查,以明确诊断。

六、乳腺导管内(或囊内)乳头状瘤

导管内乳头状瘤又称大导管乳头状瘤、囊内乳头状瘤等,是发生于乳头及乳晕区大导管的良性乳头状瘤。肿瘤由多个细小分支的乳头状新生物构成,常为孤立、单发,少数亦可累及几个大导管。

本病多见于经产妇女,以 40～45 岁居多。其确切发病率很难统计,但发病率较低,从临床上看,导管内乳头状瘤较乳腺纤维腺瘤,甚至较乳腺癌亦明显少见。本病病程长,少数可以发生癌变。

乳腺导管内乳头状瘤与乳腺纤维腺瘤、乳腺囊性增生的发病原因相同,多数学者认为主要与雌激素水平增高或相对增高有关。

(一)临床表现

1.症状

导管内乳头状瘤多以乳头溢液就诊,多数是在内衣上发现血迹或黄褐色污迹。无疼痛及其他不适,挤压乳腺时乳头溢液。少数以乳房肿块就诊,而以肿块就诊者,病变多在中小乳管。发生于大导管的乳头状瘤溢液发生率 70%～85%,Stout 报道的乳头状瘤,溢液发生率仅为10%～25%。乳头溢液的性质一半左右为血性,其次为浆液性溢液,约占 30%。

2.查体

本病的特点是挤压肿瘤所在区域,乳头出现血性或其他性质的溢液。大导管内乳头状瘤能在乳晕区触及肿块者占 1/3 左右,肿块呈圆形、质韧、表面光滑、边界清楚。如继发感染,则肿瘤有压痛,也可与皮肤粘连。

发生于中小乳管的乳头状瘤,肿瘤多在周边区,瘤体较大,可能由于乳管被阻塞、液体潴留所致。肿瘤亦可与皮肤粘连。

(二)诊断

对于有乳头溢液,特别是血性溢液的患者,如能在乳晕附近扪及 1cm 以下的圆形肿物,则95% 的患者可诊断为乳腺导管内乳头状瘤。对于只有溢液而不能触及肿块的患者,则应采取一些辅助检查,以明确诊断。

1.选择性乳导管造影

对乳头溢液而言,选择溢液乳导管进行造影,是一项既能明确诊断又安全可靠的方法。

(1)方法:常规患侧乳头及周围皮肤消毒,找准溢液乳导管开口,用钝头细针轻轻插入病变乳导管,避免用力插入,以免刺破乳导管,一般进针 1～2cm 后,注入碘油或 76% 复方泛影葡胺,然后拍钼靶片。注意注药时不要推入空气。

(2)正常乳导管造影表现:乳导管自乳头向内逐渐分支、变细,呈树枝状。自乳管开口处可分为:

1)一级乳管:宽 0.5～2.3mm,长 1～3cm。

2)二级乳管:宽 0.5～2.0mm。

3)三级乳管:宽 0.2～1.0mm。

正常乳腺导管壁光滑、均匀、分支走向自然。如注射压力过高,造影剂进入腺泡内,形成斑点状阴影。哺乳期乳管略粗。

(3)乳腺导管内乳头状瘤的表现:肿瘤多位于主导管及二级分支导管,表现为单发或多发的圆形或椭圆形充盈缺损。可有远端乳导管扩张,或出现导管梗阻,梗阻处呈弧形杯口状,管壁光滑、完整,无浸润现象。中小乳管内乳头状瘤主要表现为乳管梗阻现象。较大的乳腺导管内乳头状瘤可见病变导管扩张,呈囊状,管壁光滑完整,其间可见分叶状充盈缺损。

2.脱落细胞学或针吸细胞学检查

将乳头溢液涂片进行细胞学检查,如能找到瘤细胞,则可明确诊断,但阳性率较低。对于可触及肿物的病例,采用针吸细胞学检查,可与乳腺癌进行鉴别诊断。

3.乳导管镜检查

乳管镜是近几年发展起来的一种特殊检查,通过此方法可以明确诊断。找到溢液乳导管,先注入表面麻醉药,用扩张器扩张乳导管,放入乳导管镜对一、二、三级导管进行检查。导管内乳头状瘤呈粉红色或鲜红色突出于导管壁或堵塞乳导管。

4.乳腺钼靶片对鉴别诊断有一定参考价值。

(三)鉴别诊断

因乳管内乳头状瘤的主要症状为乳头溢液,故凡可引起乳头溢液的乳腺疾病均应进行鉴别诊断。

1.乳腺癌

乳腺导管内乳头状癌、导管癌等可引起乳头溢液。

(1)乳管造影表现

1)乳管本身受到癌浸润、梗阻,破坏引起的征象包括:患病乳导管不规则浸润、僵硬、狭窄及中断,截断面呈"鼠尾状"。

2)因癌侵犯、收缩、压迫等引起的征象有:树枝状结构受压或受牵引移位,导管分支减少或结构紊乱,有时因肿瘤浸润而致多个相邻分支突然中断。

(2)乳管镜检查发现乳导管僵硬、结节状改变。

(3)脱落细胞学或针吸细胞学可发现异型细胞,可疑癌细胞甚或癌细胞。

(4)钼靶拍片有时可见砂粒状钙化。

2.乳腺囊性增生

本病溢液多为浆液性或黄绿色,且多为双乳头多乳导管溢液,临床上本病呈周期性疼痛,月经前疼痛明显,乳腺可扪及结节状肿物,质韧且压痛。

乳导管造影无充盈缺损之表现。硬化型腺病表现为乳管及其分支变细,呈细线状;囊肿型表现为与导管相连的较大囊性扩张;小导管及腺泡囊性增生型表现为终末导管、腺泡呈较均匀的小囊状或串珠状扩张。

3.乳导管扩张

临床上有乳头溢液,但多为淡黄色液体,偶有溢血。乳管造影示:乳晕下大导管显著扩张、迂曲,严重者呈囊性,无充盈缺损。

4.乳管炎

溢液为混浊、脓性,乳管镜发现乳导管充血、水肿、有分泌物。

(四)治疗

乳腺导管内乳头状瘤能明确诊断者均应手术治疗。40岁以下者以区段切除为主,年龄超过40岁或多个乳管溢液者,可行保留乳头的乳腺单纯切除术(皮下乳房切除术)。术后标本均应送病理检查,如有癌变,可追加放疗或化疗。

手术注意事项:术前两天不要挤压乳房,以免积液排净,术中找不到溢液乳管;术中用钝针插入溢液导管作为引导或注入亚甲蓝,将整个蓝染的乳腺小叶及相关乳导管一并切除。如疑有恶变,术中应行冰冻病理检查。

对于乳头溢液的治疗,当除外生理性、内科疾病及药物等因素所致者外,原则上亦应行手术治疗,特别是年龄在 40 岁以上者,更应行手术治疗。

七、乳腺癌

乳腺癌是女性最常见的恶性肿瘤,欧美国家发病率在 100/10 万左右,而我国是相对低发地区,发病率在(30~40)/10 万,但呈逐年上升趋势,尤其在北京、上海等大城市,其发病率亦达 70/10 万。乳腺癌的发病机制至今尚未明确,流行病学研究提示月经初潮早、绝经晚、生育晚、未生育人群发病率更高,提示雌激素暴露时间和强度在乳腺癌发生中可能起一定作用。遗传和家族因素是乳腺癌的危险因素之一,目前认为 BRCA1/2、P53、PTEN 等抑癌基因参与遗传性乳腺癌的发生。另外,放射性损害与乳腺癌发生有一定关系。

【诊断标准】

1.临床表现

(1)好发于中老年女性,其临床表现多样,可能表现为肿块、乳头溢液,亦可完全没有主观症状。

(2)无痛性肿块为乳腺癌常见的表现,多为单发,好发于外上象限,典型者质硬,边界不清,活动度差。

(3)肿瘤侵犯导致皮肤淋巴管堵塞而引起局部皮肤红肿,使皮肤呈橘皮样,形成典型的"橘皮征",若红肿面积超过乳房面积 1/3 则称之为"炎性乳癌"。若肿瘤侵犯 Cooper 韧带,引起皮肤凹陷,则形成"酒窝征"。肿瘤侵犯乳腺导管可导致乳头回缩或凹陷。向后方侵犯胸肌筋膜或胸肌可使肿块或乳房固定。晚期肿瘤可破溃形成火山口样溃疡面,常继发感染,伴有恶臭。肿瘤广泛侵犯周围组织,可引起"铠甲胸"、胸壁塌陷等特殊表现。部分患者乳头溢液者以血性溢液为首发表现,多为单侧、单孔溢液。少数患者出现乳头、乳晕皮肤瘙痒、脱屑、糜烂、增厚等湿疹样表现,称之为"湿疹样癌"。

(4)乳腺癌最常见的转移途径是淋巴转移。通过淋巴引流可转移至腋窝、内乳的淋巴结,亦可通过淋巴通路转移至肝脏、对侧乳腺。血行转移是乳腺癌术后复发的根源,常见的转移部位包括骨、肝、肺和脑。

(5)值得注意的是近年来无症状的乳腺癌比例逐步增高,仅在影像学上呈现乳腺癌的表现,这是影像筛查水平提高的结果。

①典型的乳腺癌的超声表现为低回声肿物,边界不清,形状不规则,无包膜,后方回声衰减,血流丰富。典型腋窝淋巴结转移癌表现为淋巴结增大,皮质增厚,髓质减少甚至消失。

②乳腺癌的钼靶可表现为肿块和(或)钙化。典型的恶性肿物表现为边界不清,形状不规则,可有毛刺。多形性钙化和杆状、分枝状钙化是典型的恶性钙化。部分早期乳腺癌患者仅表现为钙化。

③乳腺癌的 MRI 表现多样,典型表现为边界不清楚的肿块,明显强化,强化曲线呈廓清型或平台型。

(6)对于乳头溢液者进行乳管镜检查可能发现一些导管内改变,可表现为管壁粗糙、僵硬、导管内肿瘤。乳管造影可能会发现管壁僵硬、充盈缺损等表现，但阳性率较低。

（7）对于可疑恶性的乳腺病灶，应获取组织学标本明确诊断。首选粗针穿刺活检，目前多采用带有自动弹射装置的活检枪，配合14～16G活检针，可获取足够组织标本供病理诊断，有条件应在影像引导下进行。

（8）对于确诊乳腺癌的患者，应该通过骨扫描、胸片、腹部超声或CT等检查筛查有无远处转移。

2.诊断依据

（1）需根据病史、体征及影像学检查综合判断方能做出诊断。

（2）随着无症状的乳腺癌增多，需重视超声、钼靶、MRI等辅助检查在乳腺癌诊断中的作用。

（3）对于可疑病灶进行穿刺或切除活检是唯一确诊手段。

（4）病理诊断要求报告乳腺癌病理类型、组织学分级、雌激素受体（ER）、孕激素受体（PR）、人表皮生长因子2（HER2）、增生指数（Ki-67）等分子指标。

【治疗原则】

随着对乳腺癌分子生物学特性的认识加深，单一外科治疗的理念已经逐渐被综合治疗的理念取代，现代乳腺癌治疗原则为根据患者肿瘤分期和分子分型进行的包括手术、放疗、内分泌、化疗和靶向治疗的综合治疗。

1.外科治疗

（1）改良根治术是目前最经典的乳腺癌根治性切除的术式。

（2）对早期乳腺癌患者，保留乳房的局部切除术加行放疗。

（3）对于临床检查腋窝淋巴结阴性的浸润性乳腺癌患者可以应用前哨淋巴结检测技术。

2.放射治疗

放射治疗是乳腺癌局部治疗的手段之一。保乳手术患者术后需常规接受局部放疗。对于淋巴结阳性患者推荐胸壁放疗和锁骨上区的放疗，原发肿瘤较大或存在脉管癌栓推荐行胸壁放疗。

3.内分泌治疗

雌激素受体（ER）和（或）孕激素后素体（PR）阳性者对于内分泌治疗敏感，应该接受内分泌治疗，受体阴性患者内分泌治疗获益率低，常规不给予内分泌治疗。经典的内分泌治疗药物是他莫昔芬，该药为选择性雌激素受体调节剂，通过竞争性抑制雌激素与雌激素受体的结合达到抑制细胞生长的目的，可以用于绝经前和绝经后的女性。绝经前女性的激素主要来源于卵巢，药物卵巢去势可以起到很好的效果。戈舍瑞林是黄体生成素释放激素类似物（LHRHa），通过竞争性结合垂体LHRH受体，引起女性雌二醇水平降低。绝经后女性的雌激素激素主要来源于肾上腺等处的雄激素在芳香化酶的作用下转化为雌激素。近年来，大量临床研究结果显示芳香化酶抑制药在绝经后女性有很好的疗效，效果优于他莫昔芬。这类药物包括阿那曲唑、来曲唑和依西美坦。

4.化疗

淋巴结阳性患者多需要接受化疗，淋巴结阴性患者如存在年轻（如小于35岁）、肿瘤体积大(如直径大于 2cm)、组织学分级高(如Ⅱ～Ⅲ级)、HER2 阳性、存在脉管癌栓等高危因素,亦应考虑给予化疗。经典的 CMF 方案(环磷酰胺,甲氨蝶呤,氟尿嘧啶)目前应用较少,蒽环类和紫杉类药物成为乳腺癌辅助化疗最常用,也是疗效最显著的两类药物。临床常用方案为 AC(阿霉素,环磷酰胺),TC(多西紫杉醇,环磷酰胺),AC-T(阿霉素,环磷酰胺,序贯紫杉醇/多西紫杉醇)。

5.靶向治疗

目前较为成熟的乳腺癌靶向治疗药物以人表皮生长因子受体为靶点。其中曲妥珠单抗为 HER2 单克隆抗体,与化疗或内分泌治疗联用,可以大幅改善 HER2 阳性乳腺癌患者远期生存。另一种靶向治疗药物拉帕替尼是一种口服的小分子酪氨酸激酶抑制药,可同时作用于 HER-1 和 HER-2 受体,主要应用于晚期乳腺癌。

第四节　胃肠疾病

一、胃、十二指肠溃疡

胃、十二指肠溃疡又称为"溃疡病""消化性溃疡",是胃溃疡(GU)和十二指肠溃疡(DU)的总称,与胃酸/胃蛋白酶的消化作用有关,也与胃或十二指肠黏膜的屏障作用被破坏有关,是一种慢性常见病。溃疡病的主要症状是上腹部疼痛,可无明显症状或出现隐匿症状。疼痛与饮食有关,可因进食、饥饿、服药、酸性食物或饮料而诱发。亦可以因进食、饮水、服用碱性食物而缓解。

【诊断标准】

1.临床表现

溃疡病的主要症状是上腹部疼痛,可无明显症状或出现隐匿症状,典型症状主要有如下几个方面。

(1)慢性过程,病史可达数年或数十年。

(2)周期性发作,发作与自发缓解相交替,发作期和缓解期可长短不一,短者数周,长者数年,发作常呈季节性,可因情绪不良或过劳而诱发。

(3)发作时上腹痛呈节律性,腹痛可多为进食或服用抗酸药所缓解。胃溃疡多在饭后发生疼痛;十二指肠溃疡则在餐前出现疼痛,直至下次进食才能使疼痛缓解,且常于夜间发作。

2.诊断要点

(1)腹痛:主要位于上腹,胃溃疡常为进食后疼痛,十二指肠溃疡常为饥饿时疼痛,但亦可有不典型的腹痛。

(2)可伴有有恶心、呕吐、黑便、贫血、乏力等表现。

(3)左上腹或(和)剑突下压痛。

(4)可有贫血貌(如睑结膜、皮肤苍白)。

(5)血常规检查可有血红蛋白降低。

(6)上消化道造影可见龛影。

（7）胃镜可见溃疡面，取病理可证实。

【治疗原则】

1.原则上以内科治疗为主

质子泵抑制药，胃黏膜保护药，针对幽门螺杆菌的抗生素等联合治疗。

2.外科治疗

（1）手术适应证

1）内科规律治疗无效或复发。

2）出现过并发症穿孔、大出血、幽门梗阻。

3）可疑恶变。

（2）术前准备：术前清洁洗胃。如有幽门梗阻，可考虑术前3日起每晚温盐水洗胃1次，术前清洁洗胃。

（3）术式选择

1）胃大部切除术：①毕Ⅰ式吻合术：胃溃疡，无幽门梗阻者。②毕Ⅱ式吻合术：胃溃疡，十二指肠溃疡。③溃疡旷置术（Bancroft法）：溃疡切除困难或球后溃疡。

2）迷走神经切断术：十二指肠溃疡，无幽门梗阻。

（4）术中原则

1）胃大部切除术切除胃体积的50%～75%（视具体情况而定）。

2）尽可能切除溃疡。

3）根据情况选择吻合术式毕Ⅰ式或毕Ⅱ式，尽可能做毕Ⅰ式吻合。

（5）术后注意事项

1）保持胃管通畅。

2）术后根据情况适时拔除胃管及进食。

3）术后予 H_2 受体阻滞剂或质子泵抑制剂，应用时间视情况而定。

二、胃、十二指肠溃疡穿孔

胃、十二指肠溃疡穿孔是溃疡病的严重并发症之一。十二指肠溃疡穿孔多见于十二指肠球部前壁偏小弯侧；胃溃疡穿孔多见于近幽门的胃前壁，多偏小弯侧。

【诊断标准】

（1）多有溃疡病史，近期有溃疡活动症状。

（2）突发上腹刀割样剧烈疼痛，迅速波及全腹，可有肩、肩胛部放射性疼痛。

（3）可有恶心、呕吐等上消化道症状。

（4）可出现休克表现。

（5）急性痛苦面容，惧怕翻身活动及深呼吸。

（6）腹膜炎体征压痛、反跳痛、肌紧张，典型者为板状腹。

（7）腹式呼吸受限，胃泡鼓音区缩小或消失，肝浊音界缩小或消失，肠鸣音减弱或消失。

（8）立位腹平片可见膈下游离气体。

（9）腹腔穿刺可见黄色浑浊液体。

（10）可考虑应用水溶性造影剂行上消化道造影，发现造影剂外溢。

【治疗原则】

1.非手术治疗

(1)适应证：①症状轻。②空腹穿孔。③判断穿孔较小腹膜炎体征较轻,膈下游离气体少。

(2)方法：①禁食。②持续胃肠减压。③高坡卧位。④静脉营养支持。⑤抗生素广谱＋抗厌氧菌。

2.手术治疗

(1)适应证：①症状重,腹痛剧烈。②饱腹穿孔。③腹膜炎体征重。④非手术治疗后症状和体征无缓解,甚至加重。

(2)术前准备：①禁食。②胃肠减压。③抗生素治疗。

(3)术式：①单纯穿孔修补:原则上首选。②胃大部切除术:穿孔时间小于 12 小时,探查时发现腹腔污染轻,胃壁水肿轻或有出血或幽门梗阻。③术中冲洗腹腔要尽量彻底。④根据情况选择放置引流管。

(4)术后注意事项：①持续胃肠减压。②术后高坡卧位。③术后予 H_2 受体阻滞药或质泵抑制药。

三、溃疡病大出血

胃十二指肠溃疡大出血是指以大量呕血、黑便,表现出休克前期或休克,以及血红蛋白明显下降为主要临床表现的患者,不包括小量出血或仅有便潜血阳性的患者。

【诊断标准】

(1)呕血和(或)便血。

(2)可伴有失血性休克表现。

(3)腹部可有轻压痛,肠鸣音活跃。

(4)血红蛋白降低。

(5)急诊胃镜有助于诊断及判定出血部位。

(6)可行血管造影检查协助诊断及判断出血部位。

【治疗原则】

(一)非手术治疗

1.适应证

对于出血量相对少、生命体征可控制平稳或非持续性出血的患者可先试行非手术治疗。

2.方法

(1)禁食、胃肠减压:了解出血情况。

(2)止血药物:全身;局部:胃管注入。

(3)补充失血量:治疗休克可给予输血治疗。

(4)给予 H_2 受体阻滞药或质子泵抑制药。

(5)内镜治疗:①适应证:生命体征平稳,休克纠治良好的患者。②方法:利用药物、电凝、钛夹等方法。

(6)血管造影栓塞治疗:对于生命体征可控制平稳的患者。

(二)手术治疗

1.适应证

(1)失血速度快,迅速出现休克。

(2)快速输血输液休克仍无法改善。

(3)年龄大于 60 岁,有冠状动脉硬化症者。

(4)有溃疡病史,近期内已有多次出血。

(5)经非手术治疗后再次出现大出血。

(6)内镜检查明确出血部位,但无法止血者或止血处理后再次大出血。

(7)血管造影栓塞治疗无法止血或栓塞后再次大出血。

2.术前准备

(1)禁食。

(2)胃肠减压。

(3)积极治疗休克。

(4)备足血液制品。

(5)应用 H_2 受体阻滞药或质子泵抑制药。

3.术式选择

(1)胃切开止血:缝扎,局部切除。

(2)胃大部切除术。

四、急性胃扩张

急性胃扩张的临床表现为胃和十二指肠极度急性膨胀,腔内有大量液体滞存。以往认为主要是手术后的并发症,尤其是腹膜后的手术后易于发生。过度饱食后也可以发生此类情况,其严重性较手术后急性胃扩张为大,治疗上也有一定的区别。此外,长期仰卧床、糖尿病酮症酸中毒、低血钾等患者也可以发生此病。

【病理生理】

胃和十二指肠高度扩张,可以占据几乎整个腹腔,胃壁可能因为过度伸张而变薄,或因炎性水肿而增厚,或因血循环障碍而发生坏死穿孔。在大多数患者可以发现十二指肠横部受肠系膜上动脉的压迫,甚至十二指肠壁可能发生压迫性溃疡。在少数患者,全部十二指肠和空肠上端也呈现扩张。在晚期,胃黏膜上有小糜烂出血点。在病程中,大量液体继续不断分泌,积存于胃、十二指肠腔内,并且不能在胃、十二指肠内被吸收,因而造成体内脱水和电解质丢失,终于出现酸碱失衡以及血容量缩减和周围循环衰竭。胃壁坏死穿孔可以引起急性腹膜炎,导致休克。

【诊断和鉴别诊断】

1.症状与体征

初期患者仅感觉无食欲,上腹膨胀和恶心,很少有剧烈腹痛。随后出现呕吐,起初为小口,反逆出胃内积液,以后量逐渐增加。患者呕吐时似毫不费力,从无干呕现象。呕出液常具有典型特性,开始为深棕绿色浑浊液体,后呈咖啡渣样,为碱性或中性,隐血试验为强阳性,但不含血块,亦无粪便臭味。呕吐后腹胀不适并不减轻,此时若插入胃管,即发现胃内尚积存大量相同液体,甚至可达3~4L,说明所谓呕吐症状实际上是胃、十二指肠内积液过满后的溢出现象。此时检查可发现腹部呈不对称膨胀(以左上腹和中腹较明显)和水震荡声。全腹可能有弥散性轻度触痛,肠蠕动音减低或正常。如未能及时诊断和处理,则水和电解质紊乱症状逐渐出现,患者极度口渴,脱水征明显,脉搏快弱,呼吸短浅,尿量减少,终于因休克和尿中毒而死亡。

如在病程中突然出现剧烈腹痛,全身情况显著恶化,全腹有明显压痛,腹腔内有积水征,则表示胃发生坏死穿孔。

2.化验室及影像学检查

手术后初期或过分饱食后,如出现上述溢出性呕吐症状和具有上述特征的吐出物,并发现上腹部胀满、水震荡声,即应怀疑为急性胃扩张。应立即置入胃管,如吸出大量同样液体,诊断即可确定,不应等待大量呕吐和虚脱症状出现后,才考虑到这种可能。

化验检查可反映脱水和电解质紊乱程度,包括血红蛋白增高、低钠血症、低钾血症以及低氮血症。酸碱平衡紊乱决定于电解质丧失的比例,可出现酸中毒或碱中毒。体温升高和白细胞计数增多并不常见。

在创伤、感染后发生时,一般不易联想到急性胃扩张的诊断。如在腹部X线平片上见左上腹部弥散性一致阴影,胃气泡水平面增大,或侧位片上有充气扩大十二指肠时,应考虑到急性胃扩张可能。上腹部CT可明确诊断,可见扩张胃腔占据上腹部。

鉴别诊断应与弥散性腹膜炎、高位机械性肠梗阻、肠麻痹区别。在弥散性腹膜炎,体温常升高,腹膜刺激体征明显,肠腔呈普遍性气胀,肠蠕动音消失。在机械性高位肠梗阻,常有较明显的腹痛,肠蠕动音增强,呕吐物含小肠内容物,腹胀不显著。肠麻痹主要累及小肠下端,故腹胀是以腹中部最为明显。在这三种情况下,胃内一般没有大量液体积存,而且胃内积液吸空后,症状并不立刻减轻。

【预防和治疗】

在上腹部大手术后采用胃肠减压,至术后胃肠暂时性麻痹消失、蠕动恢复时停止,是预防急性胃扩张的有效措施。手术时避免不必要的组织创伤和手术后注意患者卧式的变换,也具有预防的意义。避免暴饮暴食,尤其在较长时期疲劳和饥饿后不过分饱食,对预防发生急性胃扩张很重要。

对手术后急性胃扩张一般常用的治疗有四方面措施。

(1)置入胃减压管吸出全部积液,用温等渗透水洗胃,禁食,并继续减压,至吸出液为正常性质为止,然后开始少量流质饮食,如无滞留,可逐渐增加。

2.经常改变卧位姿势以解除十二指肠横部的受压。如病情许可,可采用俯卧位,或将身体下部略垫高。

(3)静脉输入适量生理盐水和葡萄糖溶液以矫正脱水和补充电解质的损失,必要时输血。给予生长抑素抑制分泌,如有低钾性碱中毒,除补充水和氯化物外,还需补充钾盐。糖尿病酮症酸中毒控制血糖。每日记录水盐出入量,并作血化学检查(钠、钾、氯化物、二氧化碳结合力、非蛋白氮等)。维持尿量正常。

(4)暴饮暴食所致的胃急性扩张,胃内常有大量食物和黏稠液体,不易用一般胃减压管吸出,常需要用较粗胃管洗胃才能清除,但应注意避免一次用水量过大或用力过猛,造成胃穿孔。

如经减压或洗胃后,腹部膨胀未明显减轻,或大量食物不能吸出,则需考虑手术治疗,切开胃壁清除其内容物。对已有腹腔内感染、气腹或疑有胃壁坏死的患者,应在积极准备后及早手术治疗。手术方法以简单有效为原则,术后应继续胃管吸引减压,或做胃造口术。

五、胃肿瘤

(一)胃癌

胃癌是全球范围内常见的恶性肿瘤,中国胃癌的人口调整死亡率男性为 40.8/10 万,女性为 18.6/10 万,分别是欧美发达国家的 4.2~7.9 倍和 3.8~8.0 倍。我国胃癌发病率有明显的地区差异和城乡差别,城市地区是农村地区的 1.6 倍。由于胃癌及癌前期病变的症状隐匿且无特异性,因此早期胃癌很难发现,我国仅 5%~10%的胃癌能够早期诊断。胃癌可发生于任何年龄,以 40~60 岁多见,男多于女,约为 1.9∶1。发病原因目前尚不明确,可能与多种因素,如生活习惯、饮食种类、环境因素、遗传素质、精神因素等有关,也与慢性萎缩性胃炎、胃息肉、胃黏膜不典型增生和肠上皮化生、手术后残胃,以及长期幽门螺杆菌(HP)感染等有一定的关系。胃癌可发生于胃的任何部位,半数以上多见于胃窦部,尤其是胃小弯侧。其次在贲门胃底部,胃体区相对较少。病变仅局限于黏膜及黏膜下层者称为早期胃癌,早期胃癌中直径在 5~10mm 者称小胃癌,直径<5mm 称微小胃癌。癌性病变侵及肌层或全层称为进展期胃癌,通常伴有不同程度淋巴结及脏器转移。胃癌的转移途径包括直接播散、淋巴结转移及血行转移。

【诊断】

1.症状

早期胃癌 70%以上无明显症状,可表现为非特异性上腹部不适、食欲缺乏、消化不良、隐痛、反酸、嗳气等症状。病情进展后可出现上腹或左上腹痛,疼痛无规律,恶心、呕吐,体重下降、黑便、不明原因的乏力、消瘦或进行性贫血等。晚期可出现腹部包块、呕血、穿孔。

2.体检

早期体检多无阳性发现,随病情进展上腹部可触及压痛。晚期可触及腹部肿物、锁骨上淋巴结肿大,直肠指诊可触及直肠陷窝肿物。

3.实验室检查

半数患者可出现贫血、低蛋白血症,大便潜血阳性。血清肿瘤标志物 CEA、CA19-9、CA72-4、CA242、CA125 等可用于协助诊断及随诊。

4.辅助检查

X 线气钡双重对比造影可发现直径<1cm 的早期胃癌,检查准确率近 80%。纤维胃镜检查可发现直径<0.5cm 的早期胃癌并可进行病理诊断,是诊断胃癌最直接准确有效的方法。CT 及超声、内镜超声检查有助于肿瘤诊断及临床分期,可用于评估胃肿瘤侵犯情况、与周围脏器关系、周围实质性脏器有无转移、有无切除可能等。

【鉴别诊断】

应与胃炎、胃溃疡、胃肉瘤、胃良性肿瘤进行鉴别诊断,通过 X 线气钡双重对比造影、纤维胃镜检查即可确诊。

【治疗原则】

以手术为主的综合治疗。

1.手术方式(开腹或腹腔镜)

(1)胃癌根治术:胃切除范围应距肿瘤边缘≥5cm,推荐采用胃切除术联合 D2 淋巴结清扫术。

(2)胃癌姑息性切除术:适用于胃癌较大,侵犯周围脏器,无法完整切除者,或远处淋巴结转移者。

(3)短路手术:肿物浸润广泛、无法切除或患者一般状况极差,可行胃空肠吻合术。

(4)腹腔镜胃癌根治术:具有术中出血少、术后疼痛轻、恢复快、胃肠道功能恢复快、缩短患者住院时间的优势,但尚需大规模临床随机对照研究证实。

2.化学治疗

胃癌化疗主要目的包括胃癌切除术后的辅助化疗,用于消灭残存的微小肿瘤,防止复发;姑息性治疗,用于已经发生转移的难以治愈病例;术前新辅助治疗,提高手术切除率及综合治疗效果;术中化疗,提高综合治疗效果。

胃癌化疗常用药物包括 5-氟尿嘧啶、亚叶酸钙、丝裂霉素、表柔比星、顺铂、奥沙利铂、卡培他滨、紫杉特尔等,常用联合化疗方案包括 ECF、ELF、DCF、FOLFOX 和 XELOX 等。

(二)胃恶性淋巴瘤

胃恶性淋巴瘤是胃非癌恶性肿瘤中最常见的类型,原发于胃壁内淋巴滤泡的恶性肿瘤,可表现为局限的原发性病变,但也可以是全身性疾病的一个局部表现。男性患者稍多见,占胃部恶性肿瘤的 3%~5%。

【诊断】

1.症状

无特异性临床表现,可有上腹部疼痛不适、上腹饱胀、反酸、嗳气、呕血、黑便,食欲缺乏、体重下降等症状。

2.体检

上腹部压痛,部分患者腹部可触及包块。

3.实验室检查

可出现贫血、低蛋白血症,大便潜血阳性。

4.辅助检查

X 线气钡双重对比造影可显示典型"鹅卵石征"。胃镜检查提示多发浅表溃疡,并可取组织活检;超声胃镜可见侵犯深度及胃壁各层变化和了解胃周淋巴结和邻近组织器官的情况。CT 检查可进一步了解肿块部位、范围、大小、胃周围淋巴结有无肿大以及邻近脏器有无占位病变和肝、脾是否肿大。

【鉴别诊断】

胃癌:恶性淋巴瘤发病年龄较轻,病程较长,一般状况较好,梗阻、贫血和恶病质较少见。X 线气钡双重对比造影、纤维胃镜检查即可确诊。

【治疗原则】

根据肿瘤大小、部位,分期综合决定。对于ⅠE 期和Ⅱ1E 期的病变,因病灶较局限,以手术治疗为主。尽可能地根治性切除原发病灶及邻近的区域淋巴结,术后辅以化疗或放疗达到治愈的目的。Ⅱ2E、ⅢE 及Ⅳ期的患者则以联合化疗与放疗为主。若患者情况许可,应尽可能切除原发病灶,以提高术后化疗或放疗的效果,并可避免由此引起的出血或穿孔等并发症。可采用根治性胃次全切除术或全胃切除术,彻底切除原发肿瘤及周围淋巴结。术后应辅助化疗及放疗。

(三)胃肠间质肿瘤

胃肠间质瘤(GIST)是一类起源于胃肠道间叶组织的肿瘤,占消化道间叶肿瘤的大部分。GIST 与胃肠道肌间神经丛周围的 Cajal 间质细胞(ICC)相似,均有 C-KIT 基因、CD117、CD34 表达阳性。占胃肠道恶性肿瘤的 1%～3%,估计年发病率为 1/10 000～2/10 000,多发于中老年患者,40 岁以下患者少见,男女发病率无明显差异。GIST 大部分发生于胃(50%～70%)和小肠(20%～30%),结、直肠占 10%～20%,食管占 0～6%,肠系膜、网膜及腹腔后罕见。GIST 患者第一次就诊时有 11%～47%已有转移,转移主要在肝和腹腔。

【诊断】

1.症状

无特异性临床表现,GIST 的症状依赖于肿瘤的大小和位置,通常无特异性。胃肠道出血是最常见症状。贲门部 GIST 吞咽困难症状也很常见。部分患者因溃疡穿孔就诊,可增加腹腔种植和局部复发的风险。

2.体检

部分患者可触及上腹部活动肿块、表面光滑、结节或分叶状。

3.实验室检查

可出现贫血、低蛋白血症,大便潜血阳性。

4.辅助检查

X 线钡餐示边缘整齐、圆形充盈缺损,中央可有"脐样"溃疡龛影,或表现为受压、移位。胃镜可明确肿瘤部位、大小。超声内镜及 CT 胃三维重建对于外生性肿瘤可协助诊断 GIST 位置、大小、局部浸润状况、转移等。

5.病理诊断

GIST 确诊最终依赖病理切片及免疫组化结果。典型的 GISTs 免疫组化表型为 CD117 和 CD34 阳性。少数病例(5%～7%)CD117 阴性,此时胃肠间质肿瘤的诊断主要依靠基因突变类型检测,80%以上的胃肠道间质肿瘤的基因突变类型是 KIT 或者 PDGFRA 的突变。DOG1 是最近发现的一种在 GIST 中特异表达的一种细胞膜表面蛋白,目前被认为是一个特异性胃肠道间质肿瘤的诊断标准,尤其适用于 CD117 以及 KIT 和 PDGFRA 突变基因检测阴性的胃肠道间质肿瘤的诊断。

【鉴别诊断】

胃肠道平滑肌瘤/肉瘤:胃平滑肌肉瘤生长快,通常位于胃底,直径常大于 3cm,伴溃疡、大出血,或可伴严重贫血、血性腹腔积液。平滑肌瘤常位于胃体及胃窦部,纤维胃镜可协诊。临床表现、辅助检查有时与 GIST 难以鉴别诊断,诊断最终仍需依赖于病理切片及免疫组化结果。GIST 大多 CD117 和 CD34 弥散性阳性表达,SMA 不表达或为局灶性表达,而平滑肌瘤/肉瘤 CD117 和 CD34 阴性表达,SMA 弥散性阳性表达。

【治疗原则】

(1)手术切除是胃肠道间质肿瘤唯一能治愈的方法,可行局部切除或楔形切除,切缘距肿瘤边缘应超过 2cm。

(2)对于术后高度复发风险、手术难以切除或切除术后复发、转移患者,应接受甲磺酸伊马替尼药物治疗。甲磺酸伊马替尼可抑制酪氨酸激酶、C-KIT 受体、血小板衍化生长因子受体(PDGFR)等,甲磺酸伊马替尼原发性耐药或继发性耐药患者应接受舒尼替尼药物治疗。

(四)胃良性肿瘤

【诊断】

共分为两大类:一类来源于黏膜的良性上皮细胞瘤,如胃腺瘤、腺瘤性息肉、多见于胃窦部。另一类为良性间叶组织肿瘤,如平滑肌瘤、纤维瘤、脂肪瘤、血管瘤、神经纤维瘤等。

1.症状

通常无症状,剖腹术或钡餐检查时偶然发现,有时可出现上腹部不适、隐痛,贲门附近肿瘤可出现咽下困难、幽门部肿瘤可出现梗阻症状。

2.体检

部分患者可触及腹部肿物、活动、表面光滑或呈结节状,境界清晰。

3.辅助检查

X 线钡餐示边缘整齐圆形充盈缺损,中央可有溃疡龛影,或表现为受压、移位。胃镜及活检可明确肿瘤部位、大小及性质。

【鉴别诊断】

胃恶性肿瘤:可通过胃镜活检明确良恶性肿瘤,指导治疗方案。对于外生性肿瘤可通过 B 超及 CT 协助诊断。

【治疗原则】

(1)带蒂良性小腺瘤、息肉可行内镜下切除。

(2)较小肿瘤可行肿瘤基底黏膜或部分胃壁局部切除。较大肿瘤应行胃部分切除。行术中冰冻检查,除外恶性肿瘤。

六、肠炎性疾病

(一)急性出血性肠炎

本病为一种原因尚不明确的急性肠管炎症性病变,血便是临床主要症状之一。多见于儿童和青少年,也可以发生于任何年龄,男女患病比例为(2～3):1。由于在手术或尸检中可以观察到不同阶段的病变,发现有充血、水肿、出血、坏死等不同的病理改变,故又可称为"节段性出血坏死性肠炎"。

【诊断标准】

1.临床表现

(1)急性腹痛:阵发性绞痛或持续性疼痛伴阵发性加重,多在脐周或遍及全腹。

(2)多伴腹泻,80％的患者有血便,呈血水样或果酱样,有时为紫黑色血便,有部分患者腹痛不重而以血便症状为主。

(3)寒战发热,恶心呕吐。

（4）感染中毒性休克表现。

（5）不同程度的腹胀、腹肌紧张和压痛，出现肠管坏死或穿孔时有腹膜刺激征，肠鸣音减弱或消失。

2.诊断要点

（1）发病急骤，开始以腹痛为主，多在脐周或遍及全腹，为阵发性绞痛或持续性疼痛伴阵发性加重。

（2）腹泻和血便，呈血水样或果酱样，有时为紫黑色血便。

（3）往往伴有寒战发热和恶心呕吐。

（4）进展迅速，部分患者很快出现感染中毒性休克。

（5）查体有不同程度的腹胀，腹肌紧张及压痛，肠鸣音一般减弱。有时可触及压痛之包块。

（6）化验检查：白细胞计数中度升高，大便潜血往往为阳性。部分患者大便培养有大肠埃希菌生长，厌氧培养可见到产气荚膜杆菌。

（7）X线腹部平片检查可见小肠扩张充气并有液平，肠间隙增宽显示腹腔内有积液。

（8）腹腔穿刺可抽出血性液体。

【治疗原则】

1.本病应以非手术治疗为主

（1）禁食、胃肠减压，输液输血及适当的静脉营养。

（2）应用广谱抗生素及甲硝唑以抑制肠道细菌特别是厌氧菌的生长。

2.手术疗法

（1）手术指征：经非手术治疗，全身中毒症状不见好转且有休克倾向，局部体征加重者；有明显腹膜刺激征考虑肠坏死穿孔者；有肠梗阻表现经非手术治疗不见好转者；反复肠道大出血非手术治疗无法控制者。

（2）手术方式：①如肠管表现为充血和浆膜下出血，无坏死穿孔，亦无大量消化道出血，仅给予普鲁卡因肠系膜封闭即可。②有肠穿孔或有不可控制的消化道出血。病变部分可行一期切除吻合术。③病变广泛，远端肠管无坏死，可切除坏死肠段，行双腔造瘘，待恢复后再行二期吻合。也可行一期吻合后远端做导管造瘘，待肠功能恢复后再将导管拔除。

（二）假膜性肠炎

假膜性肠炎多发生在应用大量广谱抗生素的患者，主要表现为严重腹泻伴有明显的全身症状。轻症者停用抗生素可自愈，严重者可死亡。目前认为，假膜性肠炎主要致病菌是艰难梭状芽孢杆菌，该菌产生的毒素可以直接损伤肠壁细胞，使肠壁出血坏死。肠炎的病理变化主要在黏膜及黏膜下层，轻者只有黏膜充血水肿，严重者黏膜有广泛的糜烂和灶状坏死，其上有一层由坏死组织、纤维蛋白、炎性细胞、红细胞、黏液和细菌构成的假膜所覆盖，假膜呈片状分布，黄绿色或棕色，质软易脱落，因此称之为假膜性肠炎。

【诊断标准】

1.临床表现

（1）水样便或黄色蛋花样或浅绿色水样便，可见脱落的假膜。

（2）查体可见脱水及重病容。腹部膨胀，全腹肌抵抗和轻压痛，肠鸣音减弱。

（3）重型患者可出现高热、腹胀和明显的中毒症状，如精神迷乱、呼吸深促、手足发凉及出现休克。

2.诊断要点

（1）有大型手术应激、广谱抗生素应用或化疗的病史。

（2）突然出现高热、腹泻、排出大量黄绿色海水样或蛋花样水便，含有脱落的假膜。

（3）大便涂片做革兰染色发现阳性球菌相对增多而阴性杆菌减少。

（4）内窥镜检查见黏膜有急性炎症，上有斑块或已融合成假膜，活检见假膜内含有坏死上皮、纤维蛋白及炎性细胞。

（5）双酶梭状芽孢杆菌抗毒素中和法测定大便中有难辨梭状芽孢杆菌毒素的存在。

【治疗原则】

（1）立即停用正在使用的抗生素，使用万古霉素或甲硝唑。

（2）口服消胆胺，以利梭状牙孢杆菌毒素的排出。

（3）用正常人大便与等盐水混悬液保留灌肠。

（4）补充液体及电解质。

（5）如有中毒性休克，血容量恢复后不能维持血压时，可适当给予升压药物，同时给予肾上腺皮质激素以减少毒性反应。

七、肠梗阻

任何原因引起的肠内容物通过障碍统称肠梗阻。它是常见的外科急腹症之一。有时急性肠梗阻诊断困难，病情发展快，常致患者死亡。目前的死亡率一般为 5%～10%，有绞窄性肠梗阻者为 10%～20%。死亡的原因往往是由于诊断错误，延误手术时机，手术方式选择不当，水、电解质与酸碱平衡失调，以及患者年龄大合并心肺功能不全等。对肠梗阻的分类是为了便于对病情的认识、指导治疗和对预后的估计，通常有下列几种分类方法：

1.按病因分类

（1）机械性肠梗阻：临床上最常见，是由于肠内、肠壁和肠外各种不同机械性因素引起的肠内容通过障碍。

（2）动力性肠梗阻：是由于肠壁肌肉运动功能失调所致，并无肠腔狭窄，又可分为麻痹性和痉挛性两种。前者是因交感神经反射性兴奋或毒素刺激肠管而失去蠕动能力，以致肠内容物不能运行；后者系肠管副交感神经过度兴奋，肠壁肌肉过度收缩所致。有时麻痹性和痉挛性可在同一患者不同肠段中并存，称为混合型动力性肠梗阻。

（3）血运性肠梗阻：是由于肠系膜血管内血栓形成，血管栓塞，引起肠管血液循环障碍，导致肠蠕动功能丧失，使肠内容物停止运行。

2.按肠壁血液循环情况分类

（1）单纯性肠梗阻：有肠梗阻存在而无肠管血液循环障碍。

（2）绞窄性肠梗阻：有肠梗阻存在同时发生肠壁血液循环障碍，甚至肠管缺血坏死。

3.按肠梗阻程度分类

可分为完全性肠梗阻、不完全性肠梗阻和部分性肠梗阻。

4.按梗阻部位分类

可分为高位小肠梗阻、低位小肠梗阻和结肠梗阻。

5.按发病轻重缓急分类

可分为急性肠梗阻和慢性肠梗阻。

6.闭袢性肠梗阻

是指一段肠袢两端均受压且不通畅者,此种类型的肠梗阻最容易发生肠壁坏死和穿孔。

肠梗阻的分类是从不同角度来考虑的,但并不是绝对孤立的。如肠扭转既可是机械性、完全性,也可是绞窄性、闭袢性。不同类型的肠梗阻在一定条件下可以转化,如单纯性肠梗阻治疗不及时,可发展为绞窄性肠梗阻。机械性肠梗阻近端肠管扩张,最后也可发展为麻痹性肠梗阻。不完全性肠梗阻时,由于炎症、水肿或治疗不及时,也可发展成完全性肠梗阻。因此对肠梗阻早期治疗是很重要的。

(一)粘连性肠梗阻

【诊断】

1.临床表现

(1)以往有慢性梗阻症状和多次反复急性发作的病史。

(2)多数患者有腹腔手术、创伤、出血、异物或炎性疾病史。

(3)临床症状为阵发性腹痛,伴恶心、呕吐、腹胀及停止排气排便等。

2.体检

(1)全身情况:梗阻早期多无明显改变,晚期可出现体液丢失的体征。发生绞窄时可出现全身中毒症状及休克。

(2)腹部检查应注意如下情况:①有腹部手术史者可见腹壁切口瘢痕;②患者可有腹胀,且腹胀多不对称;③多数可见肠型及蠕动波;④腹部压痛在早期多不明显,随病情发展可出现明显压痛;⑤梗阻肠袢较固定时可扪及压痛性包块;⑥腹腔液增多或肠绞窄者可有腹膜刺激征或移动性浊音;⑦肠梗阻发展至肠绞窄、肠麻痹前均表现为肠鸣音亢进,并可闻及气过水声或金属音。

3.实验室检查

梗阻早期一般无异常发现。应常规检查白细胞计数,血红蛋白,血细胞比容,二氧化碳结合力,血清钾、钠、氯及尿便常规。

4.辅助检查

X线立位腹平片检查:梗阻发生后的4~6小时,腹平片上即可见胀气的肠袢及多数气液平面。如立位腹平片表现为一位置固定的咖啡豆样积气影,应警惕有肠绞窄的存在。

【鉴别诊断】

(1)术后麻痹性肠梗阻:在手术后两周内发生的早期粘连性肠梗阻,需与术后麻痹性肠梗阻相鉴别。术后麻痹性肠梗阻多发生在手术后3~4天,当自肛门排气排便后,症状便自行消失。发病情况为术后梗阻现象持续存在,表现为持续性胀满不适,腹胀明显,呕吐不显著。腹部检查示肠鸣音减弱消失。X线胃肠造影检查示整个肠道有严重胀气,肠积液较少,胃胀气明显,U形肠襻横过中腹,规则。

2.术后早期粘连性肠梗阻应注意与其他原因引起的机械性肠梗阻相鉴别,如胃大部切除毕Ⅱ式吻合术后的输入输出襻梗阻、吻合口梗阻、肠扭转、内疝、肠套叠等。在老年患者还应注意与假性结肠梗阻鉴别。术后远期粘连性肠梗阻需与肠道炎性疾病鉴别,一般并无困难。

【治疗原则】

用最简单的方法在最短的时间内解除梗阻,恢复肠道通畅,同时预防和纠正全身生理紊乱是治疗肠梗阻的基本原则。

1.非手术疗法

对于单纯性、不完全性肠梗阻,特别是广泛粘连者,一般选用非手术治疗;对于单纯性肠梗阻可观察 24~48 小时,对于绞窄性肠梗阻应尽早进行手术治疗,一般观察不宜超过 4~6 小时。

基础疗法包括禁食及胃肠减压,纠正水、电解质紊乱及酸碱平衡失调,防治感染及毒血症。还可采用中药及针刺疗法。

2.手术疗法

粘连性肠梗阻经非手术治疗病情不见好转或病情加重;或怀疑为绞窄性肠梗阻,特别是闭襻性肠梗阻;或粘连性肠梗阻反复频繁发作,严重影响患者生活质量时,均应考虑手术治疗。

手术方式和选择应按粘连的具体情况而定:

(1)粘连带或小片粘连行简单切断分离。

(2)小范围局限紧密粘连成团的肠襻无法分离,或肠管已坏死者,可行肠切除吻合术,如肠管水肿明显,一期吻合困难,或患者术中情况欠佳,可先行造瘘术。

(3)如患者情况极差,或术中血压难以维持,可先行肠外置术。

(4)肠襻紧密粘连又不能切除和分离者,可行梗阻部位远、近端肠管侧侧吻合术。

(5)广泛粘连而反复引起肠梗阻者可行肠排列术。

(二)绞窄性肠梗阻

【诊断】

1.临床表现

(1)腹痛为持续性剧烈腹痛,频繁阵发性加剧,无完全休止间歇,呕吐不能使腹痛腹胀缓解。

(2)呕吐出现早而且较频繁。

(3)早期即出现全身性变化,如脉率增快,体温升高,白细胞计数增高,或早期即有休克倾向。

(4)腹胀:低位小肠梗阻腹胀明显,闭襻性小肠梗阻呈不对称腹胀,可触及孤立胀大肠襻,不排气排便。

(5)连续观察:可发现体温升高,脉搏加快,血压下降,意识障碍等感染性休克表现,肠鸣音从亢进转为减弱。

(6)明显的腹膜刺激征。

(7)呕吐物为血性或肛门排出血性液体。

(8)腹腔穿刺为血性液体。

2.实验室检查

(1)白细胞增多,中性粒细胞核左移,血液浓缩。

(2)代谢性酸中毒及水电解质平衡紊乱。

(3)血清肌酸激酶升高。

3.辅助检查

X线立位腹平片表现为固定孤立的肠袢,呈咖啡豆状、假肿瘤状及花瓣状,且肠间隙增宽。

【鉴别诊断】

1.急性肠系膜上动脉闭塞

绞窄性小肠梗阻需与急性肠系膜上动脉闭塞相鉴别。急性肠系膜上动脉闭塞是肠缺血最常见的原因。无论是栓塞或血栓形成所引起的急性肠系膜缺血的症状,其临床表现是相同的。腹痛多为全腹痛或脐周痛。腹痛性质初因肠痉挛为绞痛,其后肠坏死转为持续性。半数以上的患者有呕吐,1/4患者可有腹泻,并可排出鲜红血便,大汗淋漓。极度痛苦面容,体征与症状不一致,患者的痛苦表情和剧烈程度往往超过腹部体征表现,此为肠缺血的特征。若有上述的症状和体征,50岁以上的患者,如存在心肌梗死史、心律失常、低血压等疾病的危险因素时,若突然出现剧烈腹痛,就应考虑到急性肠系膜缺血的可能性。选择性动脉造影可获得明确诊断。

2.妇科急腹症

女性绞窄性肠梗阻的患者,如肠梗阻的原因不明显,诊断性腹穿抽出血性腹腔积液,容易误诊为妇科急腹症如黄体破裂、宫外孕。详细询问病史,仔细的腹部及妇科检查,结合腹部与盆腔B超以及血和尿HCG水平,有助于正确诊断。

【治疗原则】

(1)绞窄性小肠梗阻,一经诊断应立即手术治疗,术中根据绞窄原因决定手术方法。

(2)如患者情况极严重,肠管已坏死,而术中血压不能维持,可行肠外置术方法,待病情好转再行二期吻合术。

(三)肠扭转

Ⅰ.小肠扭转

【诊断】

1.症状

(1)多见于重体力劳动青壮年,饭后即进行劳动,姿势体位突然改变等病史。

(2)临床表现为突发持续性剧烈腹痛,伴阵发性加重,可放射至腰背部,早期腹痛在上腹和脐周,肠坏死、腹膜炎时有全腹疼痛,呕吐频繁,停止排气排便。

2.体征

扭转早期常无明显体征,扭转肠袢绞窄坏死时出现腹膜炎和休克。

3.辅助检查

X线腹平片:全部小肠扭转,仅见胃十二指肠充气扩张,而小肠充气不多见,部分小肠扭转见小肠普遍充气,并有多个液平面,或者巨大扩张的充气肠袢固定于腹部某一部位,并且有很长的液平面。

【鉴别诊断】

小肠扭转应注意与胃十二指肠溃疡穿孔等其他急腹症鉴别。还需与其他原因如粘连性肠梗阻、肠套叠等病情进展所致的绞窄性肠梗阻鉴别。另外,应注意与结肠扭转如乙状结肠扭转和盲肠扭转鉴别。一般来讲,不论是全小肠扭转还是部分小肠扭转,术前往往只能做出绞窄性肠梗阻的诊断,它的确切病因只有在剖腹探查时才能明确。

【治疗原则】

(1)早期可先试用非手术疗法

1)胃肠减压:吸除梗阻近端胃肠内容物。

2)手法复位:患者膝胸卧位,按逆时针方向手法按摩。

(2)出现腹膜炎或非手术疗法无效应行手术,无小肠坏死,将扭转肠袢复位,同时观察血运,若肠袢坏死,切除坏死肠袢,并行小肠端端一期吻合。

Ⅱ.乙状结肠扭转

【诊断】

1.症状

(1)多见于有习惯性便秘的老年人,可以有过类似发作史。

(2)临床表现为中下腹急性腹痛,阵发性绞痛,无排气排便,明显腹胀是突出特点。

2.体检

见明显的不对称性腹胀,左下腹有明显压痛,扭转早期肠鸣音活跃;扭转肠袢绞窄坏死时出现腹膜炎和休克。

3.辅助检查

(1)X线腹平片:腹部偏左可见一巨大的双腔充气孤立肠袢自盆腔直达上腹或膈肌,降、横、升结肠和小肠可有不同程度的胀气。

(2)X线钡灌肠:可见钡液止于直肠上端,呈典型的"鸟嘴"样或螺旋形狭窄。

【鉴别诊断】

1.急性假性结肠梗阻

急性假性结肠梗阻(或称 Ogilvie 综合征)表现为急性广泛的结肠扩张而缺乏机械梗阻的证据。如果没有得到及时治疗,易于发生结肠穿孔而出现腹膜刺激征,有时与乙状结肠扭转不易鉴别。大多数急性假性结肠梗阻的患者在 50 岁以上,最明显的症状是进行性腹胀,持续3~4天。50%~60%的患者有恶心和呕吐。一些人可有顽固性便秘。绝大多数患者中可听到肠鸣音,一般无高调肠鸣音。典型的 X 线腹平片表现为盲肠、升结肠和横结肠明显扩张,远段结肠常缺乏气体。可以通过 hypaque 灌肠或结肠镜检查排除机械性肠梗阻而获得确诊。

2.缺血性结肠炎

缺血性结肠炎是一种由于肠系膜血管闭塞、狭窄或全身低血压引起结肠供血不足,肠壁缺血甚至梗死,继而并发细菌感染而引起的结肠炎。大部分坏疽型缺血性结肠炎起病急,腹痛剧烈,伴有严重的腹泻,便血和呕吐。临床表现与乙状结肠扭转相似。早期即可出现明显的腹膜刺激征。病变广泛的患者还可伴明显的麻痹性肠梗阻。结肠镜检查是诊断缺血性结肠炎最有效的检查方式。

【治疗原则】

1.非手术疗法

(1)禁食、胃肠减压。

(2)试用纤维结肠镜或金属乙状结肠镜通过梗阻部位,并置肛管减压。

(3)乙状结肠扭转经置管减压缓解后,应择期手术,切除过长的结肠。

2.手术疗法

(1)非手术疗法失败或疑有肠坏死,应及时手术。

(2)术中无肠坏死,可将扭转复位,对过长的乙状结肠最好不行一期乙状结肠切除和吻合,以后择期行乙状结肠部分切除术。

(3)已有肠坏死或穿孔,则切除坏死肠襻,近端外置造口,远端造口或缝闭,以后择期行吻合手术,多不主张一期吻合;手术经验丰富者,可视情况完成一期吻合。

Ⅲ.盲肠扭转

【诊断】

1.症状

中腹或右下腹急性腹痛,阵发性加重,恶心呕吐,不排气排便。

2.体检

右下腹可触及压痛,腹部不对称隆起,上腹部触及弹性包块,扭转早期肠鸣音活跃。

3.辅助检查

(1)X线腹平片:示单个卵圆形胀大肠襻,左上腹有气液平,可见小肠胀气,但无结肠胀气。

(2)X线钡灌肠:可见钡剂在横结肠或肝区处受阻。

【鉴别诊断】

1.急性阑尾炎

盲肠扭转的症状是中腹部或右下腹急性腹痛发作,为绞痛性质,阵发性加重,并伴有恶心呕吐。早期易误诊为急性阑尾炎。但是急性阑尾炎一般有转移性右下腹痛,右下腹压痛较局限、固定,白细胞计数增加较显著。

2.急性胃扩张

盲肠扭转X线腹平片显示单个卵圆形胀大肠襻,有气液面,其部位及形状提示有可能为胀大盲肠。位于上腹的游离盲肠当胀气积液重时,X线影像有可能被误认为是急性胃扩张。但经鼻胃管抽吸后,影像无改变。借此可以鉴别。

3.盲肠扭转仍需与急性假性结肠梗阻和缺血性结肠炎鉴别。

【治疗原则】

(1)盲肠扭转应及时手术。

(2)盲肠无坏死,将其复位固定,或行盲肠插管造口,术后两周拔除插管。

(3)盲肠已坏死,切除盲肠,做回肠升结肠或横结肠吻合,必要时加做回肠插管造口术。

八、小肠肿瘤

(一)原发性小肠恶性肿瘤

小肠肿瘤发病率低,仅占消化道肿瘤的5%,小肠恶性肿瘤仅占消化道恶性肿瘤的1%～

2%。原发性小肠恶性肿瘤以腺癌最为常见,大多位于十二指肠和空肠,其次为类癌,大多位于回盲部,小肠淋巴瘤仅次于腺癌和类癌,好发于回肠,表现为孤立病变或累及多段肠管。

【诊断标准】

1.临床表现

(1)腹痛:根据肿瘤部位和大小可表现为轻微腹痛,腹部不适或间断绞痛。

(2)便血、黑便。

(3)呕吐、腹胀、停止排气排便等肠梗阻症状。

(4)贫血、消瘦、乏力、营养不良等肿瘤消耗症状。

(5)黄疸:约 25％的十二指肠癌患者可出现黄疸。

(6)腹部包块,质硬,伴压痛,活动度好。

2.诊断要点

(1)腹痛、肠梗阻、消化道出血、腹部肿物等症状。

(2)查体可见贫血、消瘦、营养不良等肿瘤消耗表现,腹部查体偶可触及可移动的腹部肿物,质硬,常伴有压痛。

(3)全消化道造影,对小肠进行逐段检查,易于发现病变。

(4)纤维十二指肠镜,纤维小肠镜检查。

(5)血管造影:对以消化道出血为主要变现的富含血管的小肠肿瘤诊断有帮助。

(6)实验室检查:大便有血或潜血,血常规检查血红蛋白红细胞减少、贫血。

【治疗原则】

(1)行小肠恶性肿瘤根治切除术将肿瘤连同近肠管系膜及区域淋巴结一并整块切除。为清除区域淋巴结,小肠可做较广泛的切除,一般两端各距肿瘤不少于 10～15cm 为宜。

(2)如肿瘤已与周围组织浸润固定不宜切除时,短路(捷径分流)手术以缓解梗阻。

(3)十二指肠癌宜行胰十二指肠切除。

(4)术后根据情况给予化疗、放疗,以及中医中药治疗等。

(二)肠类癌

类癌是一种起源于 Liekerkuhn 隐窝颗粒细胞的低度恶性肿瘤,初起时肿瘤学行为表现为良性,后期表现为恶性肿瘤学行为,可发生肝脏、肺脏等远隔器官转移,以及一系列全身症状和体征。类癌好发于胃肠道,胃肠道中约 1/2 发生于阑尾,其他依次为小肠、直肠、十二指肠、胃、结肠和食道。肿瘤位于黏膜下,呈小的结节突向肠腔。类癌恶性肿瘤学行为发生率与肿瘤部位和大小有关,小于 1cm 的肿瘤转移发生率约 2％,1～2cm 的肿瘤转移发生率可达 50％,大于 2cm 的肿瘤转移发生率可达 80％～90％。类癌发生转移后出现一系列全身症状和体征时称为恶性或功能性类癌综合征。

【诊断标准】

1.临床表现

(1)十二指肠类癌:可有上腹痛、腹胀、呕吐等与胃癌相似症状,若生长于十二指肠乳头附近,可引起无痛性进行性黄疸等与壶腹癌相同的临床表现。

(2)小肠类癌:小肠类癌多见于回肠,特别是末端回肠,临床上可有慢性梗阻症状。末端回肠类癌可引起肠套叠,表现为间断腹部绞痛、右下腹或可触及包块。发生肝转移后可出现类癌综合征。表现为面色潮红、腹部绞痛、腹泻、哮喘、呼吸困难等症状。

(3)结肠类癌:大多位于盲肠或升结肠,小的肿瘤无症状,不易被发现。肿瘤增大后可有局部疼痛或可触及包块,此时大多有转移和类癌综合征表现。

(4)直肠类癌:直肠是胃肠类癌的常见部位,以单发为主。小的直肠类癌无症状,直肠指检偶然发现,长大破溃后可出现血便、里急后重等与直肠癌相似的临床表现。

2.诊断要点

(1)初起类癌多无症状,大多为偶然发现。随着肿瘤体积增大可出现肠梗阻、肠套叠、消化道出血等临床表现,查体可触及腹部肿物。

(2)肿瘤浸润或发生转移后出现类癌综合征,表现为面色潮红、腹部绞痛、腹泻、哮喘、呼吸困难等症状。

(3)实验室检查尿:5-羟吲哚乙酸(5-HIAA)测定:24小时尿内HIAA＞25mg为阳性,＞50mg有确诊意义。血清5-羟色胺(5-HT)测定:正常值0.1～0.3μg/ml,类癌高达0.5～3μg/ml。尿组织胺测定:类癌高达4.5mg/24h尿(正常值23～90μg/24h尿)。

(4)组织活检:通过纤维内镜或细针穿刺对可疑部位活检后进行病理诊断。

(5)腹部B超及CT检查有助于发现肝转移灶。

【治疗原则】

1.手术治疗

未发生转移者行局部切除即可。肿瘤肌层浸润应按恶性肿瘤行根治性切除。肝转移者应积极手术治疗,尽可能同时切除原发病变和转移灶,症状可明显缓解。

2.化疗

恶性类癌对于放疗及化疗均不敏感。行5-氟尿嘧啶、链脲霉素、阿霉素联合应用可有一定疗效,但不持久。

3.对症治疗

(1)5-HT合成抑制药:对氯苯丙氨酸可抑制色氨酸羟化酶,从而减少5-HTP和5-HT生成,有效地缓解恶心、呕吐、腹泻,减轻面颈潮红发作程度(但不能减少发作次数)。常用3～4g/d,分3～4次给予。

(2)5-HT拮抗药:①甲基麦角酰胺:6～24mg/d,口服。急性发作时可予1～4mg一次静脉注射,或用10～20mg加于100～200ml生理盐水中在1～2小时内静脉滴注,能较好地控制腹泻及支气管痉挛等类癌综合征。②赛庚啶:6～30mg/d,口服,疗效与甲基麦角酰胺相似,但控制潮红较后者为优。

(3)激肽释放酶抑制或对抗剂①抑肽酶:常用2.5万～12.5万U静脉注射,24小时内可达250万U。②氨基己酸:先以5g静脉滴注,继以1g/h维持。

(4)少数病例,可试用抗组胺类药物,皮质类固醇激素及甲基多巴,后者可250～500mg,1次/(6～8)小时,有助于缓解腹泻。

4.生长抑素

能有效控制类癌综合征,并可使肿瘤缩小。150～500μg皮下注射,2～3次/日,可使症状在短期内迅速得到控制。

5.支持疗法

高营养、高热量饮食,补充维生素和蛋白质。

6.放射治疗

对骨转移所致的疼痛有效,总量 40~45Gy。

九、结肠癌

结肠癌是常见的恶性肿瘤之一,近年来,随着人民生活水平的不断提高、饮食习惯和饮食结构的改变及人口老龄化,我国结肠癌的发病率和死亡率均呈上升趋势。

【诊断标准】

1.临床表现

(1)症状:早期结直肠癌可无明显症状,病情发展到一定程度才出现下列症状。①排便习惯改变。②大便性状改变(变细、血便、黏液便等)。③腹痛或腹部不适。④腹部肿块。⑤肠梗阻。⑥贫血及全身症状如消瘦、乏力、低热。

(2)体征:需进行一般状况评价,触诊全身浅表淋巴结情况。腹部查体检查有无肠型、肠蠕动波、腹部肿块。直肠指检:凡疑似结直肠癌者必须常规做肛门直肠指诊。需了解肿瘤大小、质地、占肠壁周径的范围、基底部活动度、距肛缘的距离、肿瘤向肠外浸润状况、与周围脏器的关系等。观察指套是否血染。

(3)实验室检查:血常规了解有无贫血。尿常规观察有无血尿,结合泌尿系影像学检查了解肿瘤是否侵犯泌尿系统。大便常规应当查有无红细胞、脓细胞。粪便隐血试验对消化道少量出血的诊断有重要价值。生化检查了解肝肾功能。血清肿瘤标志物检测在诊断、治疗前、评价疗效、随访时非常重要,必须检测癌胚抗原(CEA)、CA19-9;建议检测 CA242、CA72-4;有肝转移患者建议检测 AFP;有卵巢转移患者建议检测 CA125。

(4)内镜检查:直肠镜和乙状结肠镜适用于病变位置较低的结直肠病变。所有疑似结直肠癌患者均推荐纤维结肠镜或电子结肠镜检查,并进行病理活检。但以下情况除外:一般状况不佳,难以耐受;急性腹膜炎、肠穿孔、腹腔内广泛粘连及完全性肠梗阻;肛周或严重肠道感染、放射性肠炎;妇女妊娠期和月经期。

(5)影像学检查

1)结肠钡剂灌肠检查:特别是气钡双重造影检查是诊断结直肠癌的重要手段。但疑有肠梗阻的患者应当谨慎选择。

2)B超:超声检查可了解患者有无复发转移。

3)CT 检查:其作用在于明确病变侵犯肠壁的深度,向壁外蔓延的范围和远处转移的部位。

4)MRI 检查:推荐以下情况首选 MRI 检查:直肠癌的术前分期;结直肠癌肝转移病灶的评价;怀疑腹膜及肝被膜下病灶。

5)PET-CT:不推荐常规使用,但对于常规检查无法明确的转移复发病灶可作为有效的辅助检查。

6)排泄性尿路造影:不推荐术前常规检查,仅适用于肿瘤较大可能侵及尿路的患者。

2.诊断要点

(1)本病诊断要点

1)排便习惯改变和大便带血,腹部隐痛或胀气,贫血、消瘦等全身消耗性症状。部分患者可触及腹部肿块。中晚期可出现急性或慢性肠梗阻表现。右半结肠癌以贫血、消瘦等表现为主,而左半结肠癌则以肿瘤梗阻表现更为突出。

2)腹部偶可触及质硬、表面不光滑、活动度小的肿块。

3)大便潜血为阳性,CEA可升高。

4)钡剂灌肠可见结肠有充盈缺损、黏膜破坏、肠壁僵硬、肠腔狭窄等征象。

5)内镜检查和活检可明确诊断。

6)B超检查可初步了解有无腹部肿块及有无肝转移。

7)CT扫描可明确病变侵犯肠壁的深度,向壁外蔓延的范围和远处转移的部位。必要时MRI检查助诊。

(2)鉴别诊断要点:结肠癌应当主要与以下疾病进行鉴别。

1)溃疡性结肠炎:症状相似,纤维结肠镜检查及活检是有效的鉴别方法。

2)阑尾炎:回盲部癌可因局部疼痛和压痛而误诊为阑尾炎,特别是晚期回盲部癌,常诊断为阑尾脓肿,需注意鉴别。

3)肠结核:在好发部位在回肠末端、盲肠及升结肠。常见症状与结肠癌症状相似,但肠结核患者全身症状更加明显,如午后低热或不规则发热、盗汗、消瘦乏力。

4)结肠息肉:主要症状可以是便血,可有脓血样便,与结肠癌相似,钡剂灌肠检查可表现为充盈缺损,行纤维结肠镜检查并取活组织送病理检查是有效的鉴别方法。

5)血吸虫性肉芽肿:多见于流行区,目前已少见。结合血吸虫感染病史,粪便中虫卵检查,以及钡剂灌肠和纤维结肠镜检查及活检,与结肠癌进行鉴别。

6)阿米巴肉芽肿:可有肠梗阻症状或查体扪及腹部肿块与结肠癌相似。本病患者行粪便检查时可找到阿米巴滋养体及包囊,钡剂灌肠检查常可见巨大的单边缺损或圆形切迹。

【治疗原则】

(一)手术治疗

1.根治性切除术

本术适用于病变无远处转移者。

(1)右半结肠切除术:适用于盲肠、升结肠和结肠肝曲之肿瘤,切除范围应包括回肠末端、盲肠、升结肠肝区和部分横结肠,以及系膜、系膜供应血管根部周围的系膜淋巴结,成整块切除。

(2)左半结肠切除术:适用于结肠脾区、降结肠或乙状结肠之肿瘤。切除范围包括横结肠左半侧、降结肠和乙状结肠,以及系膜、系膜供应血管根部周围的系膜淋巴结,成整块切除。

2.姑息性切除术

(1)有周围脏器侵犯,肿瘤可完整切除时,可行联合脏器切除。

(2)有远处转移,但肿瘤局部尚未固定,可行肠切除吻合术或同时行转移灶切除。

(3)局部浸润粘连广泛,为预防或解除肠梗阻,可行造瘘或转流术。

（二）化疗

包括根治术后辅助化疗、可切除转移灶的新辅助化疗、晚期/转移性结肠癌化疗，局部/区域化疗。

（三）放疗

可用于转移性肿瘤（如肝、肺、骨）以控制肿瘤生长、改善症状。

（四）靶向药物治疗

用于晚期/转移性结肠癌治疗。

第五节　直肠、肛管疾病

一、痔

痔是一种常见病，是肛垫病理性肥大、下移，以及肛周皮下血管丛血液淤滞形成的团块儿。其中内痔以脱垂的程度分为4期：一期，只有出血无脱垂；二期，排便时痔脱出，但可自行还纳；三期，痔脱出后无法自行还纳，需手法还纳；四期，排便后即使以手还纳，但过后又复脱出者。而外痔则可分为静脉曲张性外痔、血栓性外痔及结缔组织性外痔。不同部位及程度的痔可表现为不同程度的出血、疼痛痔块脱出及肛门瘙痒等。

【诊断标准】

1.临床表现

（1）症状与体征

1）便血：无痛性少量便血，鲜红色，不与粪便相混杂或便后滴血，便后出血停止。

2）痔块脱出：排便时痔团脱出肛门外，数目不等，严重者呈环状脱出或需用手托回。

3）疼痛：单纯性内痔无疼痛，内痔合并炎症、静脉血栓形成和脱垂、嵌顿时可有不同程度的疼痛。

4）瘙痒：内痔常有分泌物流出，刺激肛门周围皮肤，出现瘙痒。

5）血栓性外痔时患者肛门出现暗紫色卵圆形肿块伴较重的疼痛，活动及排便时加重。肛诊可及较硬，触痛包块。

（2）辅助检查

1）肛门视诊：可见脱出的内痔，包括大小、数量。

2）直肠指诊：无血栓或纤维化的内痔不易扪出，但需除外直肠内其他病变。

3）肛门镜检：除外直肠内其他疾患，明确痔核的部位、大小与数目。

2.诊断要点

结合上述的临床表现及辅助检查结果通常可做出正确判断。但痔通常为便后坠胀及不同程度的胀痛，如为排便时刀割样疼痛需除外有肛裂的存在，排便习惯改变及大便形状改变、便频、里急后重、便中带黏液等需警惕肠道肿瘤存在的可能性，此时应考虑行结肠镜检查。

【治疗原则】

需要强调的是无症状的痔无须治疗，而有症状的痔也仅仅是不同程度地尽可能缓解存在的症状,根除的办法一般不妥。

1.一般性治疗

保持大便定时,软便,热水坐浴,肛门内使用消炎止痛、保护黏膜减轻水肿的栓剂。痔脱垂并有水肿及感染者,一般先行非手术疗法,适当应用镇静止痛药物,脱出的痔应尽可能尽早还纳。

2.硬化剂注射

适用无并发症的内痔,有炎症、溃疡、血栓形成者忌用,可分为经肛门镜硬化剂注射法及局麻下扩肛后硬化剂注射疗法 2 种。

3.液氮冷冻

液氮低温达−196℃,通过探头与痔块接触治疗,使痔组织冻结坏死、脱落而痊愈。

4.红外线照射疗法

通过红外线照射,产生黏膜下纤维化,减轻脱垂。

5.激光切除

6.手术治疗

(1)结扎法:在痔块深部贯穿结扎,使痔块缺血脱落。

(2)胶圈套扎疗法:以二期及三期的内痔最适宜,以胶圈套扎于痔核基底部,使痔缺血、坏死、脱落而痊愈。

(3)手术切除:适于反复脱出,症状较重的内痔及混合痔。可采用外剥内扎术。目前根据肛垫下移学说,对二期反复出血及三期以上痔可考虑行经吻合器法的直肠黏膜环形切除(PpH)或经肛双吻合器直肠切除术(STARR)手术,主要是恢复肛垫的原有尺寸及位置并固定,阻断部分痔静脉血流,从而达到治疗效果,该法最大优点为痛苦少、恢复快、创伤小、不良反应小。

(4)血栓性外痔急性期(1～3 天)在局麻下切开,取血栓减压,尔后每日换药并坐浴(高锰酸钾液)。较轻或非急性期以热敷、热水坐浴为主。

二、肛瘘

肛瘘是肛管或直肠与会阴皮肤相通的慢性感染性窦道,多由肛周脓肿破溃或引流后未完全愈合而形成。由两端的 1 个或多个内口、外口及中间的 1 个或多个炎性肉芽组织窦道组成。内口多位于齿线处,也可位于直肠。由炎性肠病等引起的肛瘘为特异性肛瘘,其余由普通感染所导致的则为非特异性肛瘘。按瘘管内外口及瘘管本身数量、位置及形状的不同可将肛瘘分为单口瘘、内外瘘、高位瘘、低位瘘、直瘘、弯瘘、马蹄型瘘、单纯瘘及复杂瘘等。临床经常被引用的 Parks 分类为括约肌间瘘、经括约肌瘘(高位或低位)、括约肌上瘘(高位)及括约肌外瘘(肛管直肠瘘)。其中以单纯低位直瘘较多见。

【诊断标准】

1.临床表现

(1)症状与体征

1)多有肛管直肠周围感染或肛旁脓肿病史。

2)肛周反复肿胀、疼痛、流脓或有分泌物,瘙痒感。肛旁皮肤瘘口有脓性分泌物或粪渣溢出,也可短时间封闭后再次破溃,外口闭合后局部可有红、肿、痛等炎症反应。

3)肛周可见 1 个或多个外口及肉芽组织。沿外口向肛门皮下可触及条索状物或硬结,挤压可有轻微疼痛,外口有分泌物溢出。

4)以探针自外口轻轻插入,经瘘管可能达内口处。

(2)辅助检查

1)直肠指诊:可触及硬索条状瘘管,有时能扪及内口。

2)探针检查:一般不用于诊断,容易穿破管壁,造成假道。

3)X 线造影:以碘油行窦道造影,可协助明确复杂瘘的瘘管走行和内口的位置。

2.诊断要点

结合上述临床表现及辅助检查通常可做出正确判断,但需问清是否有炎性肠病等病史以确定是否有特异性肛瘘存在,从而为治疗做好充分准备。

【治疗原则】

1.非手术治疗

包括局部理疗、热水坐浴,只适合脓肿形成初期和术前准备。

2.手术治疗

(1)挂线疗法:用于单纯性高位肛瘘,手术在局麻下进行,先明确瘘管与括约肌的关系,然后再挂线。

(2)瘘管切开术:用于单纯性低位肛瘘,手术在骶麻或局麻下进行,将瘘管全部切开,切除瘢痕组织,通畅引流。

(3)肛瘘切除术:用于单纯性低位肛瘘,将瘘管全部切除直至正常组织。切除肛瘘后遗留的创面,一般以开放换药为原则。简单的表浅性低位肛瘘,切除瘘管后可考虑将创口一期缝合。

对于复杂性肛瘘,须合并应用几种手术方法,如先使之成为单纯性肛瘘,再用挂线法处理。

三、肛裂

肛裂为肛管的纵行小溃疡性裂口。男性青壮年患者较多见。常由于解剖因素、外伤、慢性便秘、腹泻、感染等因素所造成。急性早期肛裂为较浅新鲜的裂口,而慢性长期的肛裂则可见纤维组织瘢痕形成处的裂口,常较深不易愈合。慢性肛裂可表现为典型的肛裂三联征,即肛乳头肥大、肛裂及前哨痔。

【诊断标准】

1.临床表现

(1)症状与体征。

1)疼痛:排便时剧烈疼痛,也常有便后由于内括约肌痉挛又产生剧痛。

2)便秘:患者因肛门疼痛不愿意排便,引起便秘,形成恶性循环。

3)出血:排便使肛裂创面受损而引起出血,附着在粪便表面或卫生纸上,为鲜红色。

(2)辅助检查。

1)肛门视诊:将肛门周围皮肤向两侧分开,肛门见一椭圆形或梭形肛管皮肤的溃疡创面,多为后正中位,其下缘可有皮垂,即"哨兵痔"。溃疡内侧可有肛乳头肥大,检查时可感到外括约肌痉挛。

2）肛门指诊：明确肛裂后，不宜再行指诊或肛门镜检查，以免引起剧痛。

2.诊断要点

肛裂常好发于肛管的正后方，也有一部分人可见肛管正前方的肛裂。但应注意发生于侧方的或不止 1 个的肛裂应认真检查，以除外直肠癌、炎性肠病、结核、肛管癌及梅毒性溃疡等，必要时应做活检。

【治疗原则】

1.非手术治疗

（1）保持大便通畅，口服缓泻药，纠正便秘的发生。

（2）局部热水坐浴，保持局部清洁。

（3）局麻下扩张肛管，去除括约肌痉挛。

（4）必要时给予镇静药或镇痛药止痛。

2.手术治疗

（1）肛裂切除术：在局麻或腰麻下，全部切除前哨痔、肥大的肛乳头、肛裂及周围不健康组织，必要时垂直切断部分外括约肌。

（2）内括约肌侧方切断术：在局麻下行侧位内括约肌或侧位皮下内括约肌切断术，解除由内括约肌痉挛引起的疼痛。

四、肛管、直肠周围脓肿

直肠肛管周围脓肿是指直肠肛管周围软组织内或其周围间隙发生的急性化脓性感染，并形成脓肿。肛周脓肿是肛肠疾病中的常见病，发病率较高，仅次于痔。发病高峰年龄在 20～40 岁，男性多于女性。肛周脓肿是肛腺受细菌感染后在肛门周围软组织引起的化脓性疾患。这些脓肿通常发生在直肠周围的各个间隙，并最终在肛门附近的体表形成肛管或直肠下段与会阴部皮肤相通的肉芽肿性管道，称为肛瘘。目前认为这种非特异性肛门周围脓肿和肛瘘是一个疾病发展的两个阶段：肛周脓肿是肛瘘的早期阶段，是急性发作期；肛瘘是肛周脓肿的后期，是炎症的慢性化阶段。

【病因和病理】

肛周脓肿是肠道细菌感染的结果，致病细菌的种类常是葡萄球状菌、链球菌及大肠埃希菌、魏氏梭形芽胞杆菌和其他厌氧菌，多为两种以上的混合感染。肛隐窝腺体感染学说的理论已被广泛接受，认为肛腺在肛门周围脓肿和肛瘘的病因方面扮演重要角色。位于齿线的开口于肛窦的肛腺有 6～8 个，腺管向外下方伸展于黏膜下层，有一部分腺管穿过内括约肌。由于肛窦内容易积存肠道细菌，是容易造成感染的条件。感染由肛腺管进入肛腺，并通过腺体的走行方向和穿行范围向周围扩散到肛管直肠周围间隙，形成各种不同部位的脓肿；肠道细菌通过肛腺引起括约肌间隙感染，这是一个始发病灶，向下沿向下走行的纵肌纤维引起低位括约肌间脓肿；向上沿向上走行的纵肌纤维引起高位括约肌间脓肿；向后，感染灶可以穿过肛管后部薄弱的 Minor 三角形水平位间隙形成肛门后部脓肿；并且可以在 Courtney 间隙形成深部脓肿，由于脓肿张力的关系，可向一侧或两侧坐骨直肠窝扩散而形成单侧或双侧坐骨直肠窝脓肿。以肛提肌为界将直肠肛管周围脓肿分为肛提肌下部脓肿和肛提肌上部脓肿：前者包括肛门周围脓肿、坐骨直肠间隙脓肿；后者包括骨盆直肠间隙脓肿、直肠后间隙脓肿、高位肌间脓肿、肛门周围脓肿。

直肠肛管周围脓肿也可继发于肛周皮肤感染、损伤、肛裂、内痔、药物注射、骶尾骨骨髓炎等。克罗恩病、溃疡性结肠炎及血液病患者易并发直肠肛管周围脓肿。

【临床表现】

肛周脓肿初发时只感到肛门直肠周围有一局限性肿硬区，疼痛轻。很快疼痛加重，肛周肿胀明显，皮肤潮红并有压痛。很少有波动感。若脓肿较大，可引发全身症状：轻则不适发热，重则恶寒高热，很快形成脓肿。由于脓肿的位置不同，临床表现也不尽一致。

1.低位肌间脓肿

最常见，全身症状轻微，局部疼痛显著，甚至有搏动性疼痛，红肿较局限，触痛明显，可有波动感。自溃或切开形成低位肛瘘。

2.坐骨肛管间隙脓肿

又称坐骨直肠窝脓肿，是肛提肌以下最深最大的脓肿，较常见。多是肌间感染引发肛管后部的 Courtney 间隙感染向单侧或双侧坐骨直肠窝扩散形成；也可能是低位肌间脓肿沿联合纵肌纤维组织伸入外括约肌的纤维间隔蔓延而形成。由于坐骨直肠间隙较大，形成的脓肿亦较大而深，容量为 60～90ml。发病时患侧出现持续性胀痛，逐渐加重，继而为持续性跳痛，坐立不安，排便或行走时疼痛加剧，可有排尿困难和里急后重；全身感染症状明显，如头痛、乏力、发热、食欲缺乏、恶心、寒战等。早期局部体征不明显，以后出现肛门患侧红肿，双臀不对称；局部触诊或直肠指检时患侧有深压痛，甚至波动感。如不及时切开，脓肿多向下穿入肛管周围间隙，再由皮肤穿出，形成弯曲瘘，有时形成蹄铁形瘘。

3.骨盆直肠间隙脓肿

又称骨盆直肠窝脓肿，较为少见，但很重要。脓肿位于肛提肌以上，顶部为盆腔腹膜，位置深，属高位肌间脓肿。多由肛腺脓肿或坐骨直肠间隙脓肿向上穿破肛提肌进入骨盆直肠间隙引起，也可由直肠炎、直肠溃疡、直肠外伤所引起。由于此间隙位置较深，空间较大，引起的全身症状较重而局部症状不明显。早期就有全身中毒症状，如发热、寒战、全身疲倦等不适。局部表现为直肠坠胀感，便意不尽，排便时尤感不适，常伴排尿困难。会阴部检查多无异常，直肠指诊可觉直肠内灼热，直肠壁饱满隆起，有压痛和波动感。可形成高位肌间肛瘘，脓肿偶可向肠腔破溃形成内瘘。诊断主要靠穿刺抽脓，经直肠以手指定位，从肛门周围皮肤进针。必要时做肛管超声检查或 CT 检查证实。

4.直肠后脓肿

少见。亦由肛窦和肛腺感染引起，括约肌间脓肿、直肠损伤、直肠狭窄、直肠炎、骶骨和尾骨炎症也可引起。以全身症状为主：畏寒、发热、乏力、食欲缺乏。直肠内常有重坠感，骶尾部有酸痛并放散至股部后方。指检发现尾骨与肛门之间有深压痛，直肠后壁隆起并有波动。

5.直肠黏膜下脓肿

位于直肠黏膜和肌层间结缔组织内，少见。一般较小，多位于直肠下部后方或侧方。肛门内有沉重坠胀感，排便、行走时加重。指检可及直肠壁上卵圆形隆起，有触痛。破溃形成内瘘。

【诊断】

依据症状和体征诊断并不困难。

【治疗】

1.非手术治疗

①抗生素治疗,选用对革兰阴性杆菌有效的抗生素;②温水坐浴;③局部理疗;④口服缓泻药或液状石蜡以减轻排便时疼痛。

2.手术治疗

脓肿切开引流是治疗直肠肛管周围脓肿的主要方法,一旦诊断明确,即应切开引流。手术方式因脓肿的部位不同而异。①肛门周围脓肿切开引流术在局麻下就可进行,在波动最明显处做与肛门呈放射状切口,无须填塞以保证引流通畅。②坐骨肛管间隙脓肿要在腰麻或骶管麻醉下进行,在压痛明显处用粗针头先做穿刺,抽出脓液后,在该处做一平行于肛缘的弧形切口,切口要够长,可用手指探查脓腔。切口应距离肛缘3～5cm,以免损伤括约肌。应置管或放置油纱布条引流。③骨盆直肠间隙脓肿切开引流术要在腰麻或全麻下进行,切开部位因脓肿来源不同而不同,脓肿向肠腔突出,手指在直肠内可触及波动,应在肛镜下行相应部位直肠壁切开引流,切缘用肠线缝扎止血;若经坐骨直肠间隙引流,日后易出现肛门括约肌外瘘。源于经括约肌肛瘘感染者,引流方式与坐骨肛管间隙脓肿相同,只是手术切稍偏肛门后外侧,示指在直肠内做引导,穿刺抽出脓液后,切开皮肤、皮下组织,改用止血钳分离,当止血钳触及肛提肌时,则遇到阻力,在示指引导下,稍用力即可穿破肛提肌达脓腔。若经直肠壁切开引流,易导致难以治疗的肛管括约肌上瘘。其他部位的脓肿,若位置较低,在肛周皮肤上直接切开引流;若位置较高,则应在肛镜下切开直肠壁引流。

五、直肠癌

直肠癌是发生在直肠乙状结肠交界至齿状线之间的上皮来源恶性肿瘤,是常见的消化道肿瘤。中国人直肠癌具有3个流行病学特点:①直肠癌比结肠癌发生率高,约1.5：1;②低位直肠癌所占的比例高,直肠指诊可触及绝大多数癌肿;③青年人直肠癌比例高。直肠癌根治性切除术后总的5年生存率在60%左右,早期直肠癌术后的5年生存率为80%～90%。

【病因与病理】

(一)病因

直肠癌的发病原因尚不清楚,目前认为是由环境、饮食、生活习惯等因素与遗传因素协同作用的结果。常见诱因包括高脂低纤维饮食,缺乏某些微量元素,吸烟饮酒等不良生活习惯,肥胖,心理精神因素等。

(二)病理

1.大体形态分型

分为溃疡型、肿块型、浸润型。

(1)溃疡型:多见,占50%以上,圆形或卵圆形,中心凹陷,边缘凸起,向周围浸润生长。早期易出血,此型分化程度低,易早期转移。

(2)肿块型:亦称髓样癌、菜花形癌。向肠腔内生长,分化程度高,向周围浸润小,预后较好。

（3）浸润型癌：亦称硬癌或狭窄型癌。癌肿环肠壁浸润，有显著的纤维组织反应，易引起肠腔狭窄和梗阻，分化程度低，转移早而预后差。

2.组织学分类

（1）腺癌：占大多数，癌细胞排列成腺管状结构或腺泡状，依分化程度可分为1、2、3级。3级分化最差，细胞排列呈片状或索条状。

（2）黏液癌：由分泌黏液的癌细胞构成，癌组织内有大量黏液为其特征，恶性度较高。

（3）未分化癌：癌细胞较小，呈圆形或不规则形，排列不规则，浸润明显，容易侵入小血管和淋巴管，预后差。

（4）印戒型细胞癌：由弥散成片的印戒细胞构成，胞核深染，偏于胞质一侧，似戒指样，恶性程度高，预后差。

从外科治疗的角度，临床上将直肠癌分为低位直肠癌（距齿状线5cm以内）；中位直肠癌（距齿状线5～10cm）；高位直肠癌（距齿状线10cm以上）。此分类对直肠癌根治手术方式的选择有重要的参考价值。

【临床表现】

直肠癌主要的临床表现为便血及排便习惯改变，多呈鲜血或暗红色血便，与大便不混合，可含有血块和坏死组织，伴大便变细。排便次数增加，甚至每日数十次之多，可伴有排便困难、肛门坠胀感及排便不尽感。晚期因侵犯骶前神经可出现骶尾部剧烈持续性疼痛。癌肿侵犯前列腺、膀胱，可出现尿频、尿痛、血尿。晚期出现肝转移时可有腹腔积液、肝大、黄疸、贫血、消瘦、水肿、恶病质等。

【诊断】

根据病史、体检、影像学和内镜检查不难做出临床诊断，准确率亦可达95％以上。多数患者常有不同程度的延误诊断，包括患者对便血、大便习惯改变等症状不够重视，也有医生警惕性不高的原因。具有可疑临床表现者均应考虑直肠癌可能，需进行进一步检查。

直肠癌的筛查应遵循由简到繁的步骤进行。

1.便隐血试验

简便、快速，可作为大规模普查或对高危人群作为结、直肠癌的初筛手段。阳性者再做进一步检查。每年1次便隐血试验检查可将直肠癌病死率降低33％。

2.直肠指诊

是诊断直肠癌最重要的方法，约80％的直肠癌患者于就诊时可通过自然直肠指检被发现。可触及质硬凹凸不平包块，晚期可触及肠腔狭窄，包块固定，指套血染。当患者出现便血、大便习惯改变、大便性状改变等情况时，均应行直肠指诊。指诊可了解癌肿部位、距肛缘的距离、癌肿的大小、范围、固定程度、与周围脏器的关系等。

3.内镜检查

包括直肠镜、乙状结肠镜和纤维结肠镜检查，门诊常规检查时可用直肠镜或乙状结肠镜检查，操作简便、不需肠道准备，但在明确直肠癌诊断需手术治疗时应行纤维结肠镜检查，除外多发癌可能。肠镜可直观显示肿瘤大小、形状、部位，并可取病理活检行组织学检查。

4.影像学检查

(1)钡剂灌肠检查:是结、直肠癌最简单安全的常规检查方法,对结、直肠癌诊断和早期发现有重要意义,可用以排除结、直肠多发癌和息肉病,但若要得到最终的明确诊断,仍需结肠镜检查。

(2)腔内B超检查:用腔内超声探头可检测癌肿浸润肠壁的深度及有无侵犯邻近脏器,内镜超声逐步在临床开展应用,可在术前对直肠癌进行术前分期,指导肿瘤及肿大淋巴结活检,还能够评价治疗效果和随访。

(3)MRI检查:具有多方位扫描和三维成像,软组织分辨率高,无离子辐射等优点,近年来随着快速屏气序列的开发、躯体与盆腔程控线圈的发展,解决了扫描时间长等缺点,MRI可显示肿瘤在肠壁内的浸润深度及肿瘤与周围组织器官的关系,对直肠癌的诊断及术前分期有重要价值。

(4)CT检查:不作为直肠癌诊断的首选检查,主要目的是对已知肿瘤进行分期,作为选择治疗方案的依据,可以了解直肠癌盆腔内扩散情况,有无侵犯膀胱、子宫及盆壁,是术前常用的检查方法,能对术后有无肿瘤残留、复发和转移提供客观信息。腹部CT扫描还可了解有无肝转移及腹主动脉旁淋巴结肿大。CT仿真肠镜能够以内镜图像为主的多种形式直观显示病灶的三维形态以及毗邻关系,但对肠道清洁度要求较高,对于扁平病变及炎症性病变存在局限性。

(5)正电子发射计算机断层显像检查(PET-CT):针对病程较长、肿瘤固定的患者,为排除远处转移及评价手术价值时,有条件者可进行PET-CT检查。该检查可发现肿瘤以外的高代谢区域,了解有无远处转移,有助于制订治疗方案。

(6)腹部B超检查:由于直肠癌确诊时有10%～15%同时存在肝转移,腹部B超或CT检查应列为常规。

5.肿瘤标志物

目前公认的在大肠癌诊断和术后监测有意义的肿瘤标志物是癌胚抗原(CEA)。ASCO专家不建议CEA用作筛查手段,主要应用于结、直肠癌的治疗、辅助预后判断、监测复发、评价治疗应答等方面。其他常用肿瘤标志物包括CA199、CA724、CA50及TPA。多种肿瘤标志物联合检测可提高诊断的敏感性。

6.其他检查

伴有腹股沟淋巴结肿大的患者,可行淋巴结活检。癌肿位于直肠前壁的女性患者应做阴道检查及双合诊检查。男性患者有泌尿系症状时应行膀胱镜检查,除外泌尿系统受侵。

【治疗】

直肠癌的治疗目前以综合治疗为主,手术切除仍是直肠癌的主要治疗方法。

(一)手术治疗

如无手术禁忌证,应尽早施行直肠癌根治术,切除的范围包括癌肿、足够的两端肠段、已受侵的全部或部分邻近器官、可疑受侵的组织及全直肠系膜。如不能进行根治性切除时,亦应进行姑息性切除,缓解症状。能切除的肝转移癌应同时切除。

手术方式的选择应结合癌肿所在部位、大小、活动度、细胞分化程度以及术前的排便控制能力等因素综合考虑。临床病理学研究提示,直肠癌向远端肠壁浸润的范围较小,只有不足 3%向远端浸润超过 2cm。

1.局部切除术

适用于早期、瘤体小、局限于黏膜或黏膜下层、分化程度高的直肠癌。手术方式主要有:经肛局部切除术和经后径路局部切除术。

2.腹会阴联合直肠癌根治术(Miles 手术)

适用于直肠下 1/3 段直肠癌,直肠癌术后复发。切除范围包括乙状结肠远端、全部直肠、肠系膜下动脉及其区域淋巴结、全直肠系膜、肛提肌、坐骨直肠窝内脂肪、肛管及肛门周围 3～5cm 的皮肤、皮下组织及全部肛门括约肌,同时行永久性乙状结肠单腔造口。

3.直肠低位前切除术(Dixon 手术)

应用最多的直肠癌根治术,适用于距齿状线 5cm 以上的直肠癌,亦有更近距离的直肠癌行 Dixon 手术的报道,但以根治性切除为前提,要求远端切缘距癌肿下缘 2cm 以上。若吻合口过于接近齿状线,术后患者一段时间出现便次增多,控便功能较差。

4.经腹直肠癌切除、近端造口、远端封闭手术(Hartmann 手术)

适用于全身情况差,不能耐受 Miles 手术或急性梗阻不宜行 Dixon 手术的直肠癌患者。

5.腹腔镜下直肠癌手术

具有创伤小、恢复快的优点,在肿瘤根治程度上可达到与开腹手术相同的效果。但对淋巴结清扫,周围被侵犯脏器的处理尚有争议。

6.联合脏器切除

直肠癌侵犯子宫时,可一并切除子宫,称为后盆腔脏器清扫;直肠癌侵犯膀胱,行直肠和膀胱(男性)或直肠、子宫和膀胱切除时,称为全盆腔清扫。

晚期直肠癌,当患者发生排便困难或肠梗阻时,可行乙状结肠双腔造口,缓解梗阻,改善症状。

(二)放射治疗

作为手术切除的辅助疗法可提高疗效。术前的新辅助放疗可以降低肿瘤分期、提高手术切除率,降低术后复发率。术后辅助放疗仅适用于晚期患者、手术未根治或术后局部复发的患者。

(三)化疗

化疗是直肠癌综合治疗的重要组成部分,是防治远处转移的主要手段。直肠癌的辅助化疗以氟尿嘧啶为基础用药。给药途径有动脉灌注、肝门静脉给药、静脉给药、术后腹腔置管灌注给药及温热灌注化疗等,其中以静脉化疗为主。应依据患者的情况、个人的治疗经验制定化疗方案。目前一线联合化疗药物的组成主要有 3 个方案。①FOLFOX 方案:奥沙利铂＋亚叶酸钙(CF)＋氟尿嘧啶,化疗第 1 天静脉滴注,后氟尿嘧啶持续 48h 滴注,每 2 周重复,共 10～12 个疗程。②XELOX 方案:奥沙利铂和 Xeloda 的联合用药方案,Xeloda 连服 2 周,停 1 周再重复,共 6～8 个疗程。③MAYO 方案:由氟尿嘧啶和 CF 配伍联合应用。经多中心大样本的临床研究表明,辅助化疗能明显提高直肠癌的 5 年生存率。

第六节 肝胆胰疾病

一、肝疾病

(一)原发性肝癌

原发性肝癌是我国常见的恶性肿瘤之一。发病中位年龄为40~50岁,男性多于女性。近年来发病率有增高趋势,我国肝癌年死亡率占肿瘤死亡率的第二位。

【病因和病理】

原发性肝癌的病因和发病机制尚不完全清楚。目前认为与肝硬化、肝炎病毒感染、黄曲霉素及其他有害食物(富含亚硝胺类)等化学致癌物质有关。

原发性肝癌的大体病理形态分三型:结节型、巨块型和弥散型。结节型最多见,常伴有肝硬化。巨块型常为单发,也可由众多密集结节融合而成,其肝硬化程度往往较轻。弥散型最少见,全肝满布无数灰白色点状结节,外观难与肝硬化区分。现在新分类法按肿瘤大小可分为:微小肝癌(直径≤2cm),小肝癌(2~5cm),大肝癌(5~10cm)和巨大肝癌(>10cm)。从病理学上可分为三类:肝细胞型、胆管细胞型和混合型。我国绝大多数原发性肝癌为肝细胞癌(约占91.5%)。

原发性肝癌极易侵犯门静脉分支,癌栓脱落由门静脉系统在肝内播散,甚至因阻塞门静脉主干而导致门静脉高压症。肝外血行转移最多见的是肺,其次为骨、脑等。淋巴转移至肝门淋巴结最多,其次为胰周、腹膜后、主动脉旁及锁骨上淋巴结。此外,直接蔓延至邻近器官如胆囊、结肠、胃以及腹腔内种植性转移也不少见。

【临床表现】

原发性肝癌早期症状不典型,病程发展较迅速,出现典型症状和体征常已是疾病中、晚期。常见临床表现为:

1.肝区疼痛

大部分患者以此为首发症状。多为持续性钝痛、刺痛或胀痛,主要由于肿瘤增长迅速使肝包膜张力增加所致,以夜间或劳累后加重。如肿瘤位于肝右叶顶部,累及横膈,疼痛可牵涉至右肩背部。如突发右上腹剧痛、腹膜刺激征和休克,则多有肝癌破裂出血可能。

2.肝大

为中、晚期肝癌最常见的主要体征。出现进行性不对称性肿大,质地坚硬、压痛,边缘不规则,表面不平呈大小结节或巨块。肿瘤可使膈肌抬高,肝浊音界上移。常因患者无意扪及右上腹肿大包块来院就诊,而成为肝癌首发症状。

3.黄疸

一般在肿瘤晚期出现,常因肝细胞受损害,或由肿块压迫或侵犯肝门附近胆管,或癌组织和血块脱落引起胆道梗阻所致。

4.全身和消化道症状

主要表现为乏力、食欲减退、腹胀、恶心、呕吐、腹泻等。晚期出现发热、消瘦、贫血、腹腔积液、下肢水肿、皮下出血等表现。有少数患者由于癌本身代谢异常,出现伴癌综合征,以自发性低血糖症、红细胞增多症较常见,其他还可有高血钙、高血脂、高胆固醇血症等。

5.转移灶表现

如发生肺、骨、脑等转移,可出现相应临床症状。

原发性肝癌并发症,主要是肝性脑病、上消化道出血、癌肿破裂出血及继发感染。

【辅助检查】

肝癌一旦出现典型症状,诊断不困难,但已非早期。因此,凡有肝病史的中年以上患者,如出现原因不明的肝区疼痛、消瘦、进行性肝大者,应及时做详细检查。

1.肝癌血清标志物检测

(1)血清甲胎蛋白(AFP)测定:对诊断肝细胞癌有相对的专一性。目前多用放射免疫法(RIA)或 AFP 单克隆抗体酶免疫(EIA)快速测定法检测。放射性免疫法测定持续血清 AFP≥400μg/L,并能排除妊娠、活动性肝病、生殖腺胚胎源性肿瘤等,即可考虑肝癌的诊断。临床上约 30%肝癌患者 AFP 为阴性,如同时检测 AFP 异质体,可使肝癌的诊断率提高。

(2)血液酶学及其他肿瘤标志物检查:肝癌患者血清中 γ-谷氨酰转肽酶及其同工酶、异常凝血酶原(APT)、碱性磷酸酶、乳酸脱氢酶同工酶等可高于正常。但由于缺乏特异性,多作为辅助诊断,与 AFP、AFP 异质体等联合检测,结合 AFP 分析,有助于提高肝癌的确诊率。

2.影像学检查

(1)超声检查:为首选影像学检查。分辨率高的 B 型超声显像仪可显示肿瘤的大小、形态、所在部位以及肝静脉或门静脉有无癌栓等,能发现直径 1.0cm 左右的微小癌灶,常作为高发人群的普查工具。彩色多普勒血流成像可分析测定进出肿瘤的血液流量,有助于鉴别肿瘤性质,如肝血管瘤及转移性肝癌等。

(2)CT 检查:具有较高的分辨率,对肝癌的诊断符合率可达 90%以上,可检出直径 1.0cm 左右的微小癌灶。应用动态增强扫描可提高分辨率并有助于鉴别血管瘤。应用 CT 动态扫描与动脉造影相结合的 CT 血管造影(CTA),可提高小肝癌的检出率。

(3)磁共振成像(MRI):对良、恶性肝内占位病变,尤其与血管瘤的鉴别优于 CT,并可进行肝血管和胆道的重建成像,可显示这些管腔内有无癌栓。可协助医生设计手术方式。

(4)选择性腹腔动脉或肝动脉造影检查:属于创伤性检查,常用于血供丰富的肿瘤检查及小肝癌的定位诊断,当上述检查确诊困难时才考虑采用。

(5)放射性核素肝扫描:放射性核素肝扫描,不易发现直径小于 3cm 的肿瘤。放射性核素发射计算机体层扫描(ECT)可提高诊断符合率,能分辨 1～2cm 的病变。

肝穿刺活检多采用在 B 超引导下行细针穿刺细胞学检查,适用于经过各种检查仍不能确诊,但又高度怀疑或已不适合手术而需定性诊断以指导下一步治疗者。必要时还可行微创腹腔镜检查或剖腹探查。

【诊断与鉴别诊断】

对原发性肝癌的临床诊断及对普查发现的亚临床肝癌的诊断可参考以下标准执行:

1.非侵入性诊断标准

常依据实验室血清学检查和影像学检查。

(1)影像学标准：两种以上影像学检查均显示有≥2cm的肝癌特征性占位性病变。

(2)影像学结合AFP标准：一种影像学检查显示有≥2cm的肝癌特征性占位病变，同时伴有AFP≥400μg/L（排除妊娠、生殖系胚胎源性肿瘤、活动性肝炎及转移性肝癌）。

2.组织学诊断标准

肝组织学活体病理检查证实原发性肝癌。对影像学尚不能确定诊断的≤2cm的肝内结节，可通过肝穿刺活检以证实原发性肝癌的组织学特征。

3.鉴别诊断

原发性肝癌主要应与肝硬化、继发性肝癌、肝良性肿瘤、肝脓肿相鉴别。其中继发性肝癌较原发性更为多见，多经血液、淋巴转移或直接浸润肝脏，病情进展相对较缓，AFP阴性；B超显示肝内多个大小相近的类圆形结节，但无肝硬化征象。继发性肝癌一般可在肝外找到原发癌灶。

【治疗】

定期筛查、早期诊断、综合治疗是提高疗效的关键。早期手术切除仍是目前首选的、最有效的治疗方法。

1.外科治疗

(1)常规外科手术切除治疗手术适应证：①患者全身状况较好，无明显心、肺、肾等重要脏器器质性病变；②肝功能正常，或肝功能分级属于A级，或经短期护肝治疗后，肝功能可从B级恢复到A级；③癌肿局限，常位于某一肝叶内，尚未侵犯肝门及下腔静脉；④无肺、脑等转移。

根治性肝切除术适应证：①单发的微小肝癌；②单发的小肝癌；③单发的向肝外生长的大肝癌或巨大肝癌，表面较光滑，周围界限较清楚，受肿瘤破坏的肝组织少于30%；④多发性肿瘤，肿瘤结节小于3个，且局限在肝的一段或一叶内。

姑息性肝切除术适应证：①局限于相邻2~3个肝段或半肝内的3~5个以内的多发性肿瘤；②左半肝或右半肝的大肝癌或巨大肝癌，边界较清楚，第一、二肝门未受侵犯；③位于肝中央区的大肝癌，无瘤肝组织代偿性增大，达全肝的50%以上；④Ⅰ或Ⅳ段的大肝癌或巨大肝癌；⑤肝门部有淋巴结转移者，如原发肿瘤可切除，应做肿瘤切除，同时进行肝门部淋巴结清扫，淋巴结难以清扫者，术后可进行放射治疗；⑥周围脏器受侵犯，如原发肿瘤可切除，则将受侵犯脏器一并切除；远处脏器单发转移性肿瘤，可同时做原发肝癌切除和转移瘤切除。

(2)对不能切除的肝癌的外科治疗：可根据术中具体情况，分别采用肝动脉结扎、肝动脉栓塞、肝动脉置泵灌注化疗、射频、液氮冷冻、微波热凝、激光气化等治疗。

(3)术后复发肝癌的外科治疗：术后对患者定期随诊，监测AFP及B超等影像学检查，早期发现复发，如患者一般情况良好、肝功能正常、病灶局限，可施行再次切除。

(4)肝癌破裂出血的外科治疗：可行肝动脉结扎或动脉栓塞术，也可做射频或冷冻治疗，或仅做填塞止血。如全身情况较好、病变局限、技术条件允许，可行急诊肝叶切除术。对于出血量小，患者生命体征平稳，而估计肿瘤不可切除者，可在严密观察下输血、应用止血药物等非手术治疗。

原发性肝癌为肝移植手术指征之一，但目前临床应用及远期疗效尚不理想。

2.B超引导下经皮穿刺肿瘤行射频、微波或注射无水乙醇治疗及体外高能超声聚焦疗法

适用于瘤体较小,但不能或不宜手术切除者,特别是肝切除术后早期肿瘤复发者,有些患者可获得较好治疗效果。

3.化学药物治疗

原则上不做全身化疗。剖腹探查发现肿瘤无法切除,或作为肿瘤姑息切除的后续治疗,可行肝动脉和(或)门静脉插管置泵做区域化疗栓塞;对未经手术而估计不能切除者,可行放射介入治疗。常用化疗药物有:氟尿嘧啶、阿霉素,丝裂霉素 C、甲氨蝶呤等。4～6 周为一个疗程,需治疗 4～5 个疗程。有一定的姑息治疗效果,可使肿瘤缩小。

4.放射治疗

适用于一般情况较好,肝功能尚好,不伴有肝硬化,无黄疸、腹腔积液,无脾功能亢进和食管静脉曲张,癌肿较为局限,尚无远处转移,但又不适合手术切除或术后复发者。

5.生物和免疫治疗

常用的有免疫核糖核酸、白细胞介素-2、卡介苗、干扰素、胸腺肽等。

6.中医中药治疗

采取辨证施治、祛邪扶正、攻补兼施的方法,常为其他治疗措施的辅助治疗。用于提高机体免疫力,改善症状,减轻放、化疗的不良反应。

(二)肝脓肿

当患者的抵抗力低下、细菌循各种途径侵入肝脏发生化脓性感染时,可形成细菌性肝脓肿。

【病因病理】

常见感染途径:①胆道:胆管结石及胆道蛔虫症导致胆管炎时,细菌可沿胆管逆行感染,为细菌性肝脓肿的主要原因。②肝动脉:机体出现化脓性感染时,如化脓性骨髓炎、痈等并发菌血症时,细菌可入肝。③门静脉:坏疽性阑尾炎、菌痢等,细菌可沿门静脉入肝。④淋巴系统:毗邻病灶如膈下感染,细菌经淋巴回流侵入。开放性肝损伤时,细菌直接入肝引起感染,形成脓肿。常见致病菌有大肠埃希菌、金黄色葡萄球菌、厌氧链球菌。脓肿可为单发,也可为多发,直径在数毫米至数厘米之间大小不等。

【临床表现与诊断】

1.临床表现

寒战、高热、肝区疼痛和肝大等。肝区疼痛为持续性胀痛或钝痛,可伴有右肩放射痛,高热时体温波动在 39～40℃。可出现非特异性的消化道症状,如恶心、呕吐、食欲缺乏、乏力等。查体:肝大、压痛,右下胸和肝区叩击痛;有时可见右季肋部呈饱满状态或局部隆起,或有局部皮肤的凹陷性水肿;严重或并发胆道梗阻者,可出现黄疸。

2.辅助检查

(1)实验室检查:白细胞计数升高、左移,长期患者可有贫血。

(2)影像学检查:B超检查能发现直径 2cm 大小病灶,并因能确定病变的性质、部位和有无液化,常作为首选。在 B 超引导下穿刺抽出黄白色脓液即可明确诊断。

(3)X 线检查:可发现因肝大致使右膈肌抬高、活动受限及右侧反应性胸膜炎或胸腔积液。

(4)CT 和 MRI:对诊断和鉴别诊断有重要作用。

肝右叶脓肿可破溃出现膈下脓肿,向上穿破膈进入右侧胸腔可形成脓胸,向下可发生急性腹膜炎,肝左叶脓肿偶可穿入心包。胆管性肝脓肿腐蚀血管,可出现胆道大量出血。

【鉴别诊断】

1.原发性肝癌

病程较缓,肝硬化较明显,无明显压痛。AFP 检测常为阳性。B 超、CT 检查可鉴别。

2.胆道感染

表现为右上腹绞痛及黄疸,Murphy 征阳性,或有 Charcot 三联征,肝大不明显。B 超可鉴别。

3.右膈下脓肿

多继发于腹腔内感染或腹部大手术后,深吸气可加剧右肩部疼痛,X 线检查可见膈下有液气平,B 超可鉴别。

【治疗】

细菌性肝脓肿是一种常见的严重疾病,必须早诊断、早治疗。

1.全身支持治疗

给予充分营养,纠正和预防水电解质平衡失调,必要时还可多次少量输注全血及血浆。

2.抗感染治疗

肝脓肿常为厌氧菌与需氧菌混合感染,在细菌培养药敏试验结果未报告前,可给予大剂量广谱抗生素,首选青霉素、氨苄西林加氨基糖苷类抗生素,或头孢菌素类、甲硝唑等药物。然后根据药敏试验结果用药。

3.穿刺或切开引流

对于单个较大脓肿可在 B 超定位下,经皮肝穿刺置管引流,并可用生理盐水(可加抗生素)冲洗脓腔及注入抗生素。待治疗到冲出液体清亮及 B 超检查脓腔<2cm,即可拔管。当脓腔较大,可能或已经穿破时,行切开引流术。

4.中药治疗

可配合手术、抗生素使用柴胡解毒汤及金银花等予以清热解毒治疗。

二、门静脉高压症

门静脉高压症是指由于门静脉血流受阻,血液淤滞时,门静脉压超过 25.5mmH$_2$O(2.5kPa)。临床表现为充血性脾大,脾功能亢进,食管、胃底静脉曲张,呕血及腹腔积液等,称之为门静脉高压症,以并发上消化道大出血为其突出特征。

在我国,门静脉高压症的主要原因是肝炎后肝硬化引起,血吸虫性肝硬化亦为常见。而慢性酒精中毒肝硬化、胆汁性肝硬化等较少见。至于肝外门静脉阻塞在我国比较少见。肝炎后肝硬化因肝细胞坏死,肝小叶纤维组织增生和再生细胞团,挤压肝小叶内的肝窦,使其变窄或闭塞。这种肝窦和窦后的阻塞使门静脉的血流受阻,门静脉的压力随之增加。同时小动脉血液经异常开放的交通支流入门静脉,加剧门静脉内压升高;血吸虫时因虫卵沉积与其周围肉芽肿性反应使门静脉分支阻塞,称为(肝)窦前性阻塞。门静脉压力可自正常的 13~24mmH$_2$O(1.27~2.35kPa)上升达 30~50mmH$_2$O(2.94~4.90kPa);从而出现充血性脾大,脾髓细胞增生,破坏血细胞的功能增强;由于交通支扩张,门静脉没有静脉瓣,受阻的门静脉血反流而使胃底、食管下端交通支等显著扩张,由于胃底、食管下端交通支距门静脉主干较近、压力差最大,因而扩张、曲张出现早且严重。因胃酸的腐蚀或食物的损伤易致大出血;门静脉压力增高使其毛细血管床的滤过压升高,加上肝功能不良引起的低蛋白血症、激素代谢障碍,导致腹腔积液形成。

【临床表现】

1.多为缓慢起病,有原发病史。

2.脾大、脾功能亢进

可在左肋下摸到肿大的脾脏。早期肿大的脾质软,活动度多;晚期因脾内纤维组织增生而变硬,脾周围粘连而活动度减少。巨脾(常大至脐下)多为血吸虫病所致。常伴有不同程度的脾功能亢进,白细胞计数低于 $3.0×10^9/L$,血小板低于 $70×10^9/L$,并逐渐出现贫血。

3.消化道出血

表现为呕血或(和)黑便。胃底、食管静脉破裂可突发凶险的急性大出血,血色鲜红,出血不易自止,容易发生肝性脑病,约 25% 的出血患者在第一次出血时死亡,停止后再发出血的可能性也很大。

4.腹腔积液

是肝功能损害的表现。腹腔积液患者常伴腹胀、食欲差、倦怠等。

5.可伴有黄疸、腹前壁静脉曲张等体征。

【诊断要点】

(1)有原发病史,如肝炎、血吸虫病等。

(2)脾大、脾功能亢进。

(3)上消化道出血。

(4)腹腔积液。

(5)血常规检查可见白细胞数和血小板明显减少。

(6)肝功能检查可见血浆清蛋白降低而球蛋白增高,清蛋白与球蛋白比例倒置。在肝炎活动期,血清转氨酶和胆红素常增高。

(7)食管 X 线钡剂造影检查。可显示食管静脉曲张。

(8)B 超检查可了解肝硬化、脾大及腹腔积液情况。

(9)纤维胃镜检查可提供有关阳性发现。

【治疗】

门静脉高压症外科治疗的目的主要是制止急性大出血与防止再出血,对肝硬化无帮助。

1.非手术治疗

对已有黄疸、大量腹腔积液或肝功能很差的患者,发生大出血时急症手术死亡率太高,应采用输血、注射垂体后叶素、血管活性药等药物治疗。同时应用三腔二囊管压迫止血。近年来采用经内镜套扎止血取得良好效果。也可选用经内镜注射硬化剂至曲张的静脉内,有较好的近期疗效,但再出血率较高。

2.手术治疗

适用于肝功能较好,没有黄疸和明显腹腔积液的大出血患者。应争取即时制止出血。手术不但可以防止再出血,而且是预防发生肝性脑病的有效措施。对无出血患者的预防性手术是否必要还有争议。手术方式有断流术和分流术两大类。

(1)断流术:即切除脾脏,同时切断、结扎冠状静脉的所有分支,阻断门静脉与奇静脉间的异常血流。止血效果较好,对肝脏血液供应影响不大,肝性脑病发生较少。

(2)分流术:即将门静脉和腔静脉之间的血管直接吻合或间接连通,使压力高的门静脉血经这一通道流入腔静脉,降低门静脉压力而控制出血。再出血率较低,但未经肝脏处理的门静脉血直接流入腔静脉易并发肝性脑病。临床上使用的分流手术方式很多,各有利弊及适应范围。

(3)除了制止急性大出血外,严重的脾功能亢进亦应手术治疗。尤其是我国南方血吸虫病所致巨脾伴脾亢者,手术切除脾脏,并行贲门周围血管离断(门静脉奇静脉断流中最常用的一种)常能收到良好的效果。

(4)经利尿药等药物治疗无效的顽固性腹腔积液可采用静脉转流术或微型转流装置治疗。但目前应用不多。

【注意事项】

90%以上的门静脉高压症由肝硬化引起,而肝硬化主要归内科治疗。外科仅处理继发于肝硬化的门静脉高压,目的在于抢救和防止上消化道出血,切除肿大伴有功能亢进的脾脏,使顽固性腹腔积液消退。

(1)禁食、卧床休息,有躁动者应给予地西泮(安定)10mg肌内注射,以达到镇静。忌用吗啡、巴比妥、氯丙嗪等对肝脏有损害的药物。

(2)维护肝功能,可用葡萄糖、维生素B族、维生素C,肌苷、能量合剂等药物。

(3)有休克者,应快速扩容,适当使用血管活性药物及给氧等,使血压维持在比正常稍低的水平,血压不宜骤升,否则易引起再出血。若需输血,应选用新鲜血液,且用量不宜太多。

(4)积极防治肝性脑病,肠内积血经细菌分解产氨,吸收后血氨增高,易诱发肝性脑病。口服新霉素1g或庆大霉素8万U抑制细菌,每4~6h1次;并服用50%硫酸镁20ml,每日1~2次;加速排出肠内积血。一旦出现肝昏迷的前驱症状,常用谷氨酸钠、谷氨酸钾各20~40ml,或γ-酪氨酸2~4g,加入10%葡萄糖溶液1000ml内静脉滴注。

(5)出血较多,恢复期患者应多补充营养物质。在医师指导下逐步进行体能锻炼。

三、胆道疾病

(一)胆石症

【概述】

(1)包括发生在胆囊和胆管的结石。

2.胆石按其化学组成成分的不同分为三类。

【胆囊结石】

主要为胆固醇性结石或以胆固醇为主的混合性结石。成年女性常见,尤以经产妇和服用避孕药者常见。

1.基本致病因素

胆汁的成分和理化性质发生改变,导致其中的胆固醇呈过饱和状态,易于沉淀析出和结晶而形成结石。

2.临床表现

(1)部分患者可终生无症状,在其他检查、手术或尸解时被偶然发现,称为静止性胆囊结石。

(2)有症状型胆囊结石的主要临床表现为

1)消化不良等胃肠道症状:进油腻食物后,上腹部或右上腹部隐痛不适。

2)胆绞痛是其典型表现:饱餐、进食油腻食物后,或睡眠时体位改变时,呈阵发性。

3)Mirizzi 综合征:持续嵌顿和压迫胆囊壶腹部和颈部的较大结石,可引起肝总管狭窄或胆囊胆管瘘,以及反复发作的胆囊炎、胆管炎及梗阻性黄疸,称 Mirizzi 综合征。解剖学变异,尤其是胆囊管与肝总管平行是发生本病的重要条件。

4)胆囊积液:胆囊结石长期嵌顿但未合并感染时,胆汁中的胆色素被胆囊黏膜吸收,并分泌黏液性物质,而致胆囊积液。积液呈透明无色,称为"白胆汁"。

3.诊断

(1)临床病史和体检。

(2)确诊需依靠影像学检查。B 超检查发现胆囊结石可确诊,是首选方法。

4.治疗

胆囊切除是治疗胆囊结石的首选方法。

(1)对于无症状的胆囊结石,不需立即行胆囊切除。

(2)以下情况应及时手术

1)口服胆囊造影胆囊不显影。

2)结石直径超过 2～3cm。

3)合并瓷化胆囊。

4)合并糖尿病者在糖尿病已控制时。

5)有心肺功能障碍者。

后两种情况,行急诊手术,危险性大。对年轻人积极手术,对老年人采取保守态度。

(3)腹腔镜胆囊切除术:适用于无手术禁忌证的所有胆囊良性疾病。

其禁忌证包括:

1)疑有胆囊癌者。

2)合并原发性胆管结石及胆道狭窄者。

3)肝硬化并门静脉高压者。

4)有凝血机制障碍及出血倾向者。

5)腹腔内严重感染及腹膜炎者。

6)妊娠合并胆石症者。

7)Mirizzi 综合征。

8)合并胆肠瘘。

9)严重心肺功能障碍及不能耐受气管插管全身麻醉者。

10)腹腔内广泛而严重粘连者。

11）不宜建立人工气腹者。

【胆管结石】

（1）原发性和继发性。原发性胆管结石系指在胆管内形成的结石，主要为胆色素结石或混合性结石。继发性胆管结石为胆囊结石排至胆总管者，主要为胆固醇结石。

（2）肝外胆管结石和肝内胆管结石。肝外胆管结石多发生胆总管下端；肝内胆管结石可广泛分布于两叶肝内胆管，或局限于某叶胆管，其中以左外叶和右后叶多见。

1.肝外胆管结石

指发生于左、右肝管汇合部以下的胆管结石。

（1）病理变化：①胆管梗阻；②继发感染；③肝细胞损害；④胆源性胰腺炎。

（2）临床表现

1）平时无症状，当结石梗阻胆管并继发感染时，其典型的临床表现为 Charcot 三联征，即腹痛、寒战高热和黄疸。①腹痛：剑突下及右上腹部绞痛，阵发性，或持续性疼痛阵发性加剧，可向右肩背部放射，常伴恶心、呕吐。②寒战高热：弛张热，体温高者可达 39～40℃。③黄疸：程度、发生和持续时间取决于胆管梗阻的程度，是否并发感染，有无胆囊等因素。完全性梗阻，合并感染时，黄疸明显，呈进行性加深。有胆囊且功能良好者，多在 48～72h 才出现黄疸；胆囊已切除或有严重病变，则在梗阻后 8～24h 内发生黄疸。胆石梗阻所致黄疸多呈间歇性和波动性。

2）体格检查：剑突下和右上腹部深压痛。胆囊可肿大可被触及，有触痛。

3）实验室检查：①白细胞计数及中性粒细胞升高。②血清胆红素值及 1min 胆红素比值升高，血清转氨酶和（或）碱性磷酸酶升高。③尿中胆红素升高。尿胆原降低或消失。④粪中尿胆原减少。

4）影像学检查：首选 B 超检查，可发现胆管内结石及胆管扩张影像。

（3）诊断：如仅有 Charcot 三联征中 1～2 项表现，则需借助实验室和影像学检查以明确诊断。

鉴别诊断：

1）肾绞痛：始发于腰或胁腹部，可向股内侧或外生殖器放射，伴血尿，无发热，腹软，无腹膜刺激征，肾区叩痛明显。腹部平片多可显示肾、输尿管区结石。

2）肠绞痛：以脐周为主。如为机械性肠梗阻，则伴有恶心、呕吐，腹胀，不排气排便。腹部可见肠型，肠鸣音增多，并有高音调；腹部平片显示有阶梯状液气平面。

3）壶腹癌和胰头癌：腹痛轻或仅有上腹部不适。一般不伴寒战高热，腹软无腹膜刺激征；晚期可有腹腔积液及恶病质表现。ERCP 或 MRCP 和 CT 检查有助于诊断。

（4）治疗：以手术治疗为主。

1）手术治疗的原则是：①术中尽可能取尽结石。②解除胆道狭窄和梗阻，去除感染病灶。③术后保持胆汁引流通畅，预防胆石再发。

2）常用手术方法：①胆总管切开取石加"T"管引流术：适用于单纯胆管结石，胆管上、下端通畅，无狭窄或其他病变者。若伴有胆囊结石和胆囊炎，可同时行胆囊切除术。②胆肠吻合术亦称胆肠内引流术，适用于：a.胆总管扩张≥2.5cm，下端有炎性狭窄等梗阻性病变，且难以用手术方法解除者,但上段胆管必须通畅无狭窄;b.结石呈泥沙样不易取尽,有结石残留或结石复发者。常用的是胆管空肠 Roux-en-Y 吻合术。③Oddi 括约肌成形术:适应证同胆肠吻合术。④经内镜下括约肌切开取石术:适用于胆石嵌顿于壶腹部和胆总管下端良性狭窄,尤其是已行胆囊切除者。结石数超过 5 个,或大于 1cm,或狭窄段过长者,宜行开腹手术。⑤围手术期处理:一般来说,胆管结石宜行择期性手术治疗。如合并感染宜先用抗生素等非手术治疗,控制后再行择期手术。如感染不能控制,病情继续恶化,则应及时采用手术治疗。

2.肝内胆管结石

(1)病因病理

1)左叶明显多于右叶,右叶以右后叶多见。

2)常合并肝外胆管结石,除具有肝外胆管结石的病理改变外,还有:①肝内胆管狭窄;②胆管炎;③肝胆管癌。

(2)诊断:B 超、PTC 检查对确定诊断和指导治疗有重要意义。

PTC 的 X 线特征有:

1)肝总管或左右肝管处有环形狭窄,狭窄近端胆管扩张,其中可见结石阴影。

2)左右肝管或肝内某部分胆管不显影。

3)左右叶肝内胆管呈不对称性、局限性、纺锤状或哑铃状扩张。

CT、MRCP 对于并发胆汁性肝硬化和癌变者有重要诊断价值。

(3)治疗:宜采用以手术方法为主的综合治疗。

1)手术治疗,关键是解除狭窄。手术方法是:①高位胆管切开及取石。②胆肠内引流。③去除肝内感染性病灶。

2)中西医结合治疗。

(二)胆道感染

按发病部位分为胆囊炎和胆管炎。按发病急缓和病程经过分为急性、亚急性和慢性炎症。胆道感染与胆石症互为因果关系。

【急性胆囊炎】

胆囊发生的急性化学性和(或)细菌性炎症。约95%的患者合并有胆囊结石,称结石性胆囊炎;5%的患者未合并胆囊结石,称非结石性胆囊炎。

1.急性结石性胆囊炎

(1)病因

1)胆囊管梗阻。

2)细菌感染:主要为革兰阴性杆菌,其中以大肠杆菌最常见。

(2)病理病变

1)急性单纯性胆囊炎→急性化脓性胆囊→坏疽性胆囊炎。

2)坏疽胆囊常发生穿孔,穿孔多发生在胆囊底部及颈部。

(3)临床表现

1)女性多见。多数患者发作前曾有胆囊疾病的表现。

2)急性发作的典型发病过程:突发右上腹阵发性绞痛,饱餐、进油腻食物后,或在夜间发作,常放射至右肩部、肩胛部和背部,伴恶心、呕吐、厌食等消化道症状。

3)常有轻度发热,如出现明显寒战高热,表示病情加重或已发生并发症,或合并有急性胆管炎。可出现轻度黄疸,若黄疸较重且持续,表示有胆总管结石并梗阻可能。

4)体格检查:右上腹不同程度、不同范围的压痛、反跳痛及肌紧张,Murphy 征阳性。

5)实验室检查:①轻度白细胞升高$(1.2\sim1.5)\times10^9/L$。②血清转氨酶升高,AKI 升高较常见。③部分患者血清胆红素,血清淀粉酶升高。

6)影像学检查:①B 超检查,可显示胆囊增大,囊壁增厚甚至有"双边"征,胆囊内结石光团。②^{99m}Tc-EHIDA 检查,胆囊不显影。

(4)诊断及鉴别诊断

1)根据典型的临床表现,结合实验室及影像学检查诊断。

2)与消化性溃疡穿孔、急性胰腺炎、高位阑尾炎、肝脓肿、结肠肝曲癌或憩室穿孔,以及右侧肺炎、胸膜炎和肝炎等疾病鉴别。

(5)治疗

1)非手术疗法:支持疗法、有效抗生素、对症处理。

2)手术治疗为最终治疗,急诊手术适用于:①发病在 48～72h 内者。②经非手术治疗无效且病情恶化者。③有胆囊穿孔、弥散性腹膜炎、急性化脓性胆管炎、急性坏死性胰腺炎等并发症者。

手术方法:胆囊切除术和胆囊造口术。

2.急性非结石性胆囊炎

(1)临床表现与诊断。

1)男性多见。临床表现与急性结石性胆囊炎相似,但疼痛等症状体征常为原发疾病、手术后疼痛或使用镇痛药所掩盖。饱餐、油腻食物可诱发本病的急性发作。

2)凡急危患者,严重创伤、手术后及较长时间使用 TPN 的患者,出现右上腹疼痛,不明原因发热时应考虑本病。右上腹有压痛及腹膜刺激征,或扪及肿大胆囊,有助于早期诊断。

(2)治疗:应及早手术治疗,根据患者情况可选用胆囊切除或胆囊造口术。

【慢性胆囊炎】

急性胆囊炎反复发作的结果,多合并胆囊结石。

1.临床表现

多有胆绞痛病史,之后有厌食油腻、腹胀、嗳气等消化道症状,出现右上腹部和肩背部隐痛。体格检查时右上腹胆囊区有轻压痛和不适感,Murphy 征可呈阳性。

2.诊断

(1)B 超检查显示胆囊缩小,胆囊壁增厚,排空功能减退或消失,或显出结石影。

(2)口服胆囊造影表现为胆囊显影淡薄或不显影,收缩功能减低。如双剂量法胆囊造影仍不显影,则可明确诊断。

(3)需与消化性溃疡、胃炎等鉴别,纤维胃镜检查、上消化道钡餐检查有助于鉴别诊断。

3.治疗

对伴有胆石者均应行胆囊切除术。

【急性梗阻性化脓性胆管炎】

如急性胆管炎胆道梗阻未能解除,感染未被控制,病情进一步发展,则可发生急性梗阻性化脓性胆管炎(AOSC)。急性胆管炎和 AOSC 是同一疾病的不同发展阶段。

1.病因

我国最常见病因是胆管结石,其次为胆道蛔虫和胆管狭窄。

2.病理

(1)基本病理改变是胆管完全性梗阻和胆管内化脓性感染。

(2)血液中的细菌主要为革兰阴性菌(大肠杆菌、克雷伯菌、变形杆菌、假单孢菌)和革兰阳性菌(粪链球菌、肠球菌);合并厌氧菌感染者常见。

3.临床表现

(1)多有胆道疾病发作史和胆道手术史。发病急骤,病情进展快。

(2)除 Charcot 三联征外,还可出现休克、神经中枢系统受抑制表现,即 Reynolds 五联征。

(3)体格检查:①体温常持续升高达 39～40℃或更高。②脉搏快而弱,120 次/分以上,血压降低,急性重病容,可出现皮下淤斑或全身发绀。③剑突下及右上腹部有压痛或腹膜刺激征。

(4)实验室检查:①白细胞计数升高,多大于 $20×10^9$/L,中性粒细胞升高,胞质内可出现中毒颗粒。②血小板计数降低,凝血酶原时间延长,肝肾功能受损。

(5)影像学检查:B 超最实用,能及时了解胆道梗阻的部位和病变性质,以及肝内外胆管扩张等情况。

4.诊断

(1)结合临床典型的五联征表现、实验室及影像检查常可做出诊断。

(2)不具备典型五联征者,体温持续在 39℃以上,脉搏＞120 次/分,白细胞＞$20×10^9$/L,血小板降低时,即应考虑为 AOSC。

5.治疗

紧急手术解除胆道梗阻并引流,及早而有效地降低胆管内压力。

(1)非手术治疗既是治疗手段,又可作为术前准备。一般应控制在 6h 内。

(2)手术治疗:首要目的在于抢救患者生命。胆总管切开减压、T 管引流。

(3)非手术方法胆管减压引流:PTCD、ENAD。

(三)胆道蛔虫病

这是常见的外科急腹症,多发生在青少年和儿童,农村发病率高。

【病因】

蛔虫寄生于人体中下段小肠内,喜碱厌酸。当其寄生环境发生变化时可上窜至十二指肠,如有 Oddi 括约肌功能失调,蛔虫即可钻入胆道。

【临床表现】

(1)突发性剑突下阵发性钻顶样剧烈绞痛,可向右肩背部放射。

(2)疼痛发作时患者辗转不安,大汗淋漓,可伴有恶心、呕吐或呕吐蛔虫。疼痛可突然缓解,间歇期宛如常人。疼痛可反复发作,持续时间不一。

(3)体格检查:剑突下或稍右方有轻度深压痛。有并发症时,出现相应的体征。

(4)B超检查是本病的首选检查方法,显示为胆管内有平行强光带,有确诊价值。

【诊断】

(1)剧烈的腹部绞痛与腹部体征轻微的不相称。

(2)结合 B 超和 ERCP 检查可明确诊断。

【治疗】

以非手术治疗为主,仅在非手术治疗无效或出现严重并发症时才考虑手术治疗。

1.非手术治疗

①解痉止痛;②利胆驱蛔;③抗感染;④ERCP 取虫。

2.手术治疗

(1)手术指征。

1)经积极治疗 3d 以上,症状无缓解或反有加重者。

2)进入胆管内蛔虫较多,难用非手术疗法治愈者,或蛔虫与结石并存者。

3)合并严重并发症,如重症型胆管炎、急性坏死性胰腺炎、肝脓肿、胆汁性腹膜炎。

(2)手术方式:无并发症者可采用胆总管探查取虫及 T 管引流。

(四)胆道肿瘤

【胆囊息肉和良性肿瘤】

1.胆囊息肉

(1)向胆囊腔内突出或隆起的病变,多为良性。分为两大类:

1)肿瘤性息肉,包括腺瘤和腺癌。

2)非肿瘤性息肉,大部分为此类。

(2)诊断主要依靠 B 超。

(3)恶性病变的危险因素:①直径超过 1cm;②年龄＞50 岁;③单发病变;④息肉逐渐增大;⑤合并胆囊结石。

(4)治疗:有明显症状者在排除胃十二指肠和其他胆道疾病后,宜行手术。

2.胆囊腺瘤

胆囊常见的良性肿瘤,多见于中、老年女性。是胆囊癌的癌前病变,宜手术切除。

【胆囊癌】

胆道最常见的恶性病变,女性多见。

1.病因病理

(1)胆囊结石长期的物理刺激,黏膜慢性炎症、感染细菌的产物中有致癌物质等因素综合作用的结果。

(2)多发生在胆囊体部和底部。腺癌占 82%。

(3)沿淋巴引流方向转移较多见,肝转移也常见。

2.临床表现

(1)早期无特异性症状。

(2)侵犯至浆膜或胆囊床,出现定位症状,最常见为右上腹痛,放射至肩背部,食欲可下降,胆囊管受阻时可触及肿大的胆囊。

(3)能触及右上腹肿物时往往已到晚期,伴腹胀、体重减轻或消瘦、食欲差、贫血、肝大,甚至出现黄疸、腹腔积液、全身衰竭。

(4)实验室检查:CEA、CA19-9、CA125升高,细针穿刺行肿瘤标志物检查有诊断意义。

(5)影像学检查:B超、CT检查显示胆囊壁增厚不均匀,腔内有位置及形态固定的肿物,或能发现肝转移或淋巴结肿大;B超导引下的细针抽吸活检,有助于获得诊断。

3.治疗

首选手术切除。手术方式:①单纯胆囊切除术;②胆囊癌根治性切除术;③胆囊癌扩大根治术;④姑息性手术。

【胆管癌】

发生在肝外胆管,即左、右肝管至胆总管下端的恶性肿瘤。

1.部位

分为上段、中段、下段胆管癌。

(1)上段胆管癌(肝门部胆管癌),位于左右肝管至胆囊管开口以上,占50%～75%。

(2)中段胆管癌位于胆囊管开口至十二指肠上缘。

(3)下段胆管癌位于十二指肠上缘至十二指肠乳头。

2.病理

组织学类型95%以上为腺癌,主要是高分化腺癌。

3.临床表现和诊断

(1)黄疸,逐渐加深,大便灰白,可伴有厌食、乏力、贫血。

(2)胆囊肿大,病变在中、下段的可触及肿大的胆囊,Murphy征可能阴性。

(3)肝大,肋缘下可触及肝脏;晚期患者可并发肝肾综合征,出现尿少、无尿。

(4)胆道感染出现典型的胆管炎表现:右上腹疼痛、寒战高热、黄疸,甚至出现休克;感染细菌最常见为大肠杆菌、粪链球菌及厌氧性细菌。

(5)实验室检查:血清总胆红素、直接胆红素、ALP和γ-GT显著升高,凝血酶原时间延长。

(6)影像学检查:首选B超检查。

4.治疗

主要采取手术治疗,手术方式:

(1)胆管癌切除手术应争取作根治性切除,即使姑息性切除也比单纯引流疗效好。

(2)扩大根治术。

(3)减黄手术:解除胆道梗阻,可行各种肝管空肠吻合术。

(4)胃空肠吻合术。

四、胰腺疾病

(一)胰腺炎

【急性胰腺炎】

按病理分类可分为水肿性和出血坏死性。

1.致病危险因素

(1)梗阻因塞:最常见梗阻原因是胆结石。

(2)过量饮酒:西方主要与过量饮酒有关。

(3)十二指肠液反流。

(4)创伤因素。

(5)胰腺血循环障碍。

(6)其他:饮食因素、感染因素、药物因素以及代谢、内分泌和遗传因素等。

国内以胆道疾病为主,称胆源性胰腺炎。少数急性胰腺炎找不到原因,称特发性胰腺炎。

2.病理生理

基本病理改变是胰腺呈不同程度的水肿、充血、出血和坏死。

(1)急性水肿性胰腺炎病变轻,多局限在体尾部。

(2)急性出血坏死性胰腺炎病变以胰腺实质出血、坏死为特征。

3.临床表现

(1)腹痛:这是本病的主要症状,饱餐和饮酒后突然发作,腹痛剧烈,多位于左上腹,向左肩及左腰背部放射。病变累及全胰时,疼痛范围较宽并呈束带状向腰背部放射。

(2)腹胀与腹痛同时存在:是腹腔神经丛受刺激产生肠麻痹的结果。

(3)恶心、呕吐:与腹痛伴发,剧烈频繁。呕吐胃十二指肠内容物,吐后腹痛不缓解。

(4)腹膜炎体征:水肿性,压痛多只限于上腹部,常无明显肌紧张。出血坏死性,压痛明显,并有肌紧张和反跳痛,范围较广或延及全腹。

(5)其他:合并胆道感染者常伴有寒战、高热。胰腺坏死伴感染时,持续性高热。若有结石嵌顿或胰头肿大压迫胆总管可出现黄疸。坏死性胰腺炎患者出现脉搏细速、血压下降,乃至休克。有胰性脑病者可引起中枢神经系统症状。

少数严重患者可因外溢的胰液经腹膜后途径渗入皮下溶解脂肪造成出血,在腰部、季肋部和腹部皮肤出现大片青紫色淤斑,称 Crey-Turner 征;若出现在脐周,称 Cullen 征。

4.诊断

(1)实验室检查

1)胰酶测定:血清、尿淀粉酶测定最常用,但其升高幅度和病变严重程度不成正相关。

①血清淀粉酶发病数小时开始升高>500U/dl,24h 达高峰,4~5d 后逐渐降至正常;②尿淀粉酶 24h 开始升高>300U/dl,48h 到高峰,1~2 周恢复正常;③淀粉酶清除率与肌苷清除率比值大于 5 时有诊断价值;④血清脂肪酶明显升高(正常值 23~300U/L)。

2)其他:白细胞增高、高血糖、肝功能异常、低血钙、血气分析及 DIC 指标异常。

诊断性腹腔穿刺若抽出血性渗出液,所含淀粉酶值高对诊断很有帮助。

(2)影像学诊断

1)腹部 B 超,可发现胰腺肿大和胰周液体积聚。

2)胸、腹部 X 线片:左肺下叶不张,左侧膈肌抬高,左侧胸腔积液;十二指肠环扩大、充气明显以及结肠中断征。

3)增强 CT 扫描:在胰腺弥散性肿大的背景上若出现质地不均、液化和蜂窝状低密度区,则可诊断为胰腺坏死。

4）MRI：可提供与 CT 相同的诊断信息。

（3）临床分型

1）轻型急性胰腺炎：或称水肿性胰腺炎，上腹痛、恶心、呕吐；腹膜炎限于上腹，体征轻；血、尿淀粉酶增高；经及时的液体治疗短期内可好转。

2）重症急性胰腺炎：或称出血坏死性胰腺炎，腹膜炎范围宽，体征重，腹胀明显，肠鸣音减弱或消失，可有腹部包块。腹腔积液呈血性或脓性。可伴休克，可并发脏器功能障碍和严重的代谢障碍。

实验室检查：白细胞增多（$16 \times 10^9/L$），血糖升高，血钙降低，血尿素氮或肌酐增高，酸中毒；可出现 ARDS，甚至出现 DIC、急性肾衰竭等。死亡率高。

早期合并多器官功能障碍的特重型胰腺炎称暴发性胰腺炎，死亡率很高。

5.急性胰腺炎的局部并发症

①胰腺坏死；②胰腺脓肿；③急性胰腺假性囊肿；④胃肠道瘘。

6.治疗

（1）非手术治疗：全身反应期、水肿性胰腺炎及尚无感染的出血坏死性胰腺炎。

1）禁食、胃肠减压。

2）补液、防治休克。

3）镇痛解痉。

4）抑制胰腺分泌及胰酶抑制剂。

5）营养支持。

6）抗生素的应用及中药治疗。

7）腹腔灌洗。

（2）手术治疗

1）手术适应证：①不能排除其他急腹症时。②胰腺和胰周坏死组织继发感染。③虽经合理支持治疗，而临床症状继续恶化。④暴发性胰腺炎经过短期（24h）非手术治疗多器官功能障碍仍不能得到纠正。⑤胆源性胰腺炎。⑥病程后期合并肠瘘或胰腺假性囊肿。

2）手术方式：最常用的是坏死组织清除加引流术。

3）胆源性胰腺炎的处理：伴有胆道下端梗阻或胆道感染的重症患者，应该急诊或早期（72h 内）手术。

【慢性胰腺炎】

各种原因所致的胰实质和胰管的不可逆慢性炎症，其特征是反复发作的上腹部疼痛伴不同程度的胰腺内、外分泌功能减退或丧失。

1.病因

最主要的是长期酗酒，我国以胆道疾病为主。

2.临床表现

（1）腹痛最常见。位于上腹部剑突下或偏左，放射到腰背部，呈束腰带状，持续时间长。

（2）通常将腹痛、体重下降、糖尿病和脂肪泻称之为慢性胰腺炎的四联征。

3.诊断

(1)粪便检查可发现脂肪滴,胰功能检查有功能不足。

(2)B超、CT检查可见胰腺局限性结节,胰管扩张,囊肿形成,胰肿大或纤维化。

(3)腹部X线平片可显示胰腺钙化或胰石影。

(4)ERCP可见胰管扩张或不规则呈串珠状,可见钙化或结石影,囊肿。

4.治疗

(1)非手术治疗:①病因治疗;②镇痛;③饮食疗法;④补充胰酶;⑤控制糖尿病;⑥营养支持。

(2)手术治疗:目的主要在于减轻疼痛,延缓疾病的进展,不能根治。

1)纠正原发疾病:若并存胆石症应行手术取出胆石。

2)胰管引流术。

3)胰腺切除术:适用于有严重胰腺纤维化而无胰管扩张者。

(二)胰腺囊肿

【胰腺假性囊肿】

1.发病机制

由于胰管破裂,胰液流出积聚在网膜囊内,刺激周围组织及器官的浆膜形成纤维包膜,但囊内壁无上皮细胞,故称为假性囊肿,多位于胰体尾部。

2.临床表现和诊断

(1)多继发于胰腺炎或上腹部外伤后,上腹逐渐膨隆,腹胀,恶心、呕吐。下腹部触及半球形、光滑、不移动、有囊性感的肿物,合并感染时有发热和触痛。

(2)B超、CT检查确定囊肿部位和大小。X线钡餐检查发现胃、十二指肠和结肠受压移位。

3.治疗

手术指征:①持续腹痛不能忍受;②囊肿增大(≥6cm)出现压迫症状;③合并感染或出血等并发症。

【滞留性囊肿】

胰管阻塞的结果,多位于胰尾部。其内衬覆一般的导管上皮,但由于伴发炎症、出血,可无上皮,囊内可含多种胰酶。

(三)胰腺内分泌瘤

此肿瘤来自于胰岛,血清激素水平正常又无临床症状的肿瘤称为无功能性胰腺内分泌瘤。

【胰岛素瘤】

来源于胰岛B细胞,在胰腺内分泌瘤中却最常见,多为良性。

1.诊断

(1)临床表现

1)Whipple三联征:①低血糖症状;②发作时血糖低于2.8mmol/L;③给予葡萄糖后症状缓解。

2)典型症状为清晨自发性低血糖。

3）临床表现分两类：①低血糖诱发儿茶酚胺释放症：表现为心悸、发抖、苍白、出汗、心动过速和饥饿等。②神经性低血糖症：人格改变、精神错乱、癫痫发作和昏迷等。

（2）实验室检查

1）反复测定空腹血糖可低至 2.2mmol/L 以下。

2）葡萄糖耐量试验可呈低平曲线。

3）禁食后发生的症状性低血糖常伴有血清胰岛素水平升高大于 $25\mu U/ml$。

4）患者经一夜禁食，胰岛素/血糖比值（胰岛素释放指数）大于 0.4。

（3）影像学检查

1）术中 B 超检查简单易行，定位准确。

2）B 超、增强 CT 扫描、MRI、PTPC 及腹腔动脉造影等均有助于诊断和定位。

2.治疗

一经确诊应行手术切除，术中应监测血糖，恶性胰岛素瘤还应切除转移灶。

【胃泌素瘤（促胃液素瘤）】

又称佐林格-埃利森综合征，来源于 C 细胞，部分肿瘤位于胰腺外，好发于十二指肠。

1.诊断

（1）临床表现：主要为消化性溃疡的症状和腹泻。溃疡最常见于十二指肠球部。

有下列情况应疑为本病：

①溃疡病术后复发；②溃疡病伴腹泻，大量胃酸分泌；③溃疡病伴高钙血症；④多发溃疡或远端十二指肠、近端空肠溃疡；⑤有多发性内分泌瘤病家族史等。

（2）实验室检查

1）胃液分析：无胃手术史者 BAO 超过 15mmol/h，胃大部切除术后 BAO 超过 5mmol/h 或 BAO/MAO＞0.6。

2）促胃液素（胃泌素）水平测定：空腹血清促胃液素超过 1000pg/ml。

3）促胰液素刺激试验：促胃液素水平较试验前增高 200pg/ml。

（3）定位诊断：术前内镜超声诊断、术中 B 超、γ 照相、放射性核素标记、生长抑素术中定位。

2.治疗

（1）控制胃酸的高分泌。

（2）切除促胃液素瘤。

第二章 神经外科疾病

第一节 颅内压增高

颅内压系颅内容物在颅腔内产生的压力,常以脑脊液压代表。一般当新生儿脑脊液压高于 $80mmH_2O$,婴幼儿高于 $100mmH_2O$,3 岁以上至成人高于 $200mmH_2O$ 即为颅内高压。颅内压增高是临床上神经系统多种疾病所共有的一种综合征,是因颅内容物(脑、脑脊液、脑血容量)的体积增加,或颅内有占位性病变等因素引起,尤以神经外科疾病最为常见。延误其诊治,将导致严重后果。

【临床表现】

头痛、呕吐与视盘水肿是颅内压增高"三主征"。但急性颅内压增高仅有头痛与呕吐。视盘水肿一般要在颅内压增高 48h 后才出现。急性病例随颅内压迅速增高很快出现昏迷。

1.头痛

发生率约为 60%,皆因脑膜、脑血管或神经受牵扯或挤压所致。常表现为持续性头痛,阵发性加剧,常因咳嗽或排便等用力动作而加重,颅内某一部位的病变可产生远离部位的头痛。但如肿瘤或炎症直接侵犯脑膜或血管,则头痛的部位有一定的定位。小儿因颅缝未闭,颅压增高时使颅缝分开,故可无头痛,只觉头晕。

2.呕吐

常出现于头剧痛时,典型表现为喷射性呕吐。严重者不能进食,食后即吐。患者常因此而严重失水、体重锐减。呕吐是因位于延髓的呕吐中枢受刺激所致。小儿患者常只有反复发作的呕吐为其唯一的症状。

3.视盘水肿

乃颅内压增高的重要客观体征。系颅内压增高致眼底静脉回流受阻之故。时间较长的视盘水肿可致视神经萎缩,最后导致失明。

4.其他表现

常见脉搏徐缓和血压升高。还可引起两眼外展神经麻痹、复视、视力减退、黑矇、头晕、意识模糊、昏迷、智力减退、情绪淡漠、大小便失禁等现象。

【诊断】

颅内压增高综合征根据头痛、呕吐、视盘水肿等症状,诊断不难,必要时要借助腰穿测压以确定诊断,颅骨 X 线平片对婴幼儿及儿童患者的诊断有较大价值。诊断颅内压增高主要解决 3 个问题:①有无颅内压增高;②增高的程度如何;③是什么原因引起的。为解答这些问题首先应从病史及体检入手,其次需与下列疾病进行鉴别。

1.偏头痛

头痛呈周期性,常为跳痛,先有闪光暗点、飞蝇幻视或眼花等先兆,剧烈时可出现呕吐,吐后头痛缓解,偶尔尚可有脑神经麻痹体征。本病病期长者,头痛每次持续数小时至数日,不发作时无头痛,检查无眼底视盘水肿,腰穿压力正常,不难鉴别。

2.视神经炎

可有头痛、视盘充血、水肿,类似颅内高压综合征,但早期即有显著视力下降,腰穿压力不高,故亦可鉴别。

3.神经官能症

常诉头痛,有时有恶心、呕吐,但一般病史较长,而且尚有头晕、失眠、记忆力下降、注意力不集中等官能性症状,且无视盘水肿,一般鉴别不难,必要时宜跟踪观察。

【治疗】

1.一般处理

头抬高15°～30°,以利静脉回流,可使颅内压有所降低,但一般仅能维持2h左右。特别重要的是应保持呼吸道通畅,血压平稳,体温正常,情绪安定,维持代谢平衡,预防或控制癫痫发作,还要保持大便通畅等。消除任何使颅内压进一步增高的因素。

2.降低颅内压

按具体情况,可使用脱水利尿药如20％甘露醇250ml/次,静脉注射,在30min内滴完,每6～8h 1次;地塞米松10～20mg/d,肌内注射或加入静脉注射液体中;碳酸酐酶抑制药醋氮酰胺250mg/次,每日3次,口服;冬眠低温和巴比妥类药物,还可使用过度换气,高压氧疗法、脑室外引流或内引流等措施降低颅内压。

3.病因治疗

如切除肿瘤,清除颅内血肿或脓肿,根据具体情况还可同时行去骨瓣减压等。

第二节　颅内肿瘤

颅内肿瘤又称脑瘤,包括原发性与继发性两大类。前者源于颅内各种组织,如脑膜、脑组织、脑神经等;后者源于身体其他部位经血液等途径转移至颅内或源于颅腔附近结构直接向颅内侵犯的恶性肿瘤。本病可见于任何年龄,但青壮年发病最多。恶性肿瘤是小儿最常见的脑瘤之一,占同期全部脑瘤的19％。

【临床表现】

临床表现繁杂,可因肿瘤的类型、部位、生长速度与患者的年龄及全身状况不同而异。但概括起来可分为两大类,即颅内压增高及局灶性神经受损表现:

1.颅内压增高

引起颅内压增高的原因是:

(1)肿瘤体积超过颅内的空间代偿能力;

(2)肿瘤周围脑水肿;

（3）脑脊液循环通路受阻；

（4）肿瘤压迫使颅内静脉回流障碍。头痛、呕吐、视盘水肿为颅内压增高"三主征"。此外还可出现双侧外展神经麻痹、复视、视力减退、智力下降、癫痫、意识障碍和生命体征变化等。

2.局灶性症状

不同部位的肿瘤产生不同的局灶性症状，是由于肿瘤刺激、压迫或破坏有关脑组织或脑神经使其功能遭受损害的结果。这些症状出现较早，对颅内肿瘤的诊断具有重要意义，有定位诊断的价值。

（1）额叶肿瘤

1）精神症状和进行性智能障碍：患者智力低下，表情淡漠，反应迟钝，衣着不整，不修边幅，随地大小便。

2）运动障碍：表现为对侧局灶性癫或对侧单瘫、轻偏瘫。

3）运动性失语：为左侧（优势侧）半球受损所致。

4）额叶性共济失调。

5）强握及摸索反射、同向偏斜也是额叶的常见症状。额叶底面病变，可出现同侧视神经萎缩和对侧视盘水肿，称 FosterKennedy 综合征。

（2）顶叶肿瘤

1）以感觉障碍为主。如为刺激性病变，则出现对侧局限性感觉性癫痫，如为破坏性病变，则为对侧肢体皮层复合感觉障碍。

2）左侧顶叶病变可以引起失读、失写、失认，左右分辨不能，称 Gerstmann 综合征。

（3）颞叶肿瘤

1）海马钩回发作：即发作性不自主咀嚼、吞咽、嗅幻觉、味幻觉等。

2）精神运动性癫痫：表现自动症，记忆障碍，情感障碍。

3）感觉性失语及视野改变（对侧同向偏盲或象限盲）。

（4）枕叶肿瘤：主要表现为视觉障碍，可为对侧同向偏盲或以视幻觉为先兆的癫痫发作。

（5）脑干肿瘤：出现典型的交叉性感觉障碍和（或）交叉性运动障碍及同侧颅神经损害表现。

（6）小脑肿瘤：主要症状为共济失调，小脑半球肿瘤表现为同侧肢体共济失调；小脑蚓部肿瘤以躯干共济失调为主，下肢较重。

（7）桥小脑角肿瘤：产生Ⅴ、Ⅶ、Ⅷ脑神经受累及小脑症状，此区听神经瘤最常见。

（8）蝶鞍部肿瘤：引起视交叉受压和内分泌症状，表现为双颞侧偏盲，视力减退和原发性视神经萎缩。内分泌症状主要有闭经不孕、肢端肥大或巨人症、侏儒症，肾上腺皮质功能亢进等，多见于垂体肿瘤和颅咽管瘤。

【诊断要点】

经详尽的病史和体格检查常可做出初步诊断。然后根据具体情况可选用如下常用检查：

1.颅骨 X 线

可发现颅内压增高的征象和肿瘤直接侵犯所致颅骨骨质改变及肿瘤的病理性钙化等。

2.CT 扫描

是目前应用最广的无创性检查方法,对颅内肿瘤的定位与定性均有重要价值。

3.磁共振成像(MRI)

对诊断颅内肿瘤具有高度敏感性,在显示组织学改变方面优于 CT,所显示的解剖学关系在多层面多方位上均十分清晰,而且在形态学改变之前即可显示组织异常。

4.脑血管造影(DSA)

有助于了解肿瘤血运状况及其与颅内重要血管的相对关系,对设计手术方案有重要参考价值。

5.电生理检查

脑干诱发电位对诊断听神经瘤有一定的价值。另外,大脑半球尤其与皮质关系紧密的肿瘤可显示脑电图异常。

6.内分泌检查

对诊断垂体腺瘤有重要价值。

7.与下列疾病相鉴别

(1)良性颅内高压:又称假脑瘤。有明显颅压增高,但无定位征,多见于中年女性。病因不清,可能与内分泌代谢障碍或感染中毒有关,造成脑脊液生成过多,吸收缓慢。必须随访观察,排除其他引起颅内高压的疾病。本病预后较好,可获缓解。

(2)脑血管意外:起病急,常有高血压病史,多见于中老年人,前驱症状不明显,可做 CT 检查以资鉴别。

(3)蛛网膜炎:颅后窝及视交叉蛛网膜炎常导致颅压增高,可通过脑脊液检查、CT 或 MRI 检查做出鉴别。

(4)脑脓肿:前期常有感染病灶如慢性胆脂瘤性中耳炎、肺脓肿、败血症、皮肤痈疖、拔牙或感冒样病史等。起病时常有发热,并可有脑膜刺激征,周围血常规有白细胞增高,脑脊液内有炎症细胞等均有助于鉴别,CT 或 MRI 可明确诊断。

(5)脑寄生虫病:均有颅内压增高症状及抽搐发作。但脑寄生虫病患者常与感染源有接触史,如在大小便、痰液检查中发现寄生虫卵,则有助于鉴别。

【治疗】

总体上采用以手术治疗为主的综合性治疗。颅内良性肿瘤若能经手术完全切除,基本上可望根治。恶性肿瘤则虽经各种综合治疗,仍难以取得满意的疗效,有待进一步研究。

1.手术治疗

(1)生长于可以用手术摘除部位的肿瘤,一般应首先考虑手术治疗。

(2)有脑疝征象的病例,应紧急手术。

(3)对于特殊部位的肿瘤,如脑干肿瘤,可采用姑息手术,如减压术、脑脊液分流术、脑室引流术等,以缓解颅内压增高。

2.放射治疗

可以分为立体放射治疗及普通放射治疗两类,前者如伽玛刀等。对于直径小于 3cm,又没有重要结构受累的某些肿瘤,伽玛刀治疗亦可作为首选方案;普通放射治疗主要用作手术辅助治疗或不能手术肿瘤的姑息治疗。

(1)对各种胶质瘤、垂体腺瘤、生殖细胞瘤、脊索瘤及一部分转移瘤有一定疗效。

(2)放射治疗具有一定不良反应,可见局部脑血管栓塞,胶质细胞增生,神经元退化等。

3.化学治疗

化疗是脑瘤综合治疗中的一环。目前首选的是亚硝脲类的卡莫司汀(卡氮芥,BCNU)、洛莫司汀(环己亚硝脲,CCNU)和司莫司汀(甲环亚硝脲,MeCCNU)。后者更优,能通过血-脑屏障,毒性反应较小,对细胞增生、分裂时相均有作用。化疗的缺点是不良反应大,应加以注意。

4.对症治疗

(1)对于颅内压增高的脑瘤患者,如不能立刻接受手术治疗,可选用脱水药物以暂时降压。如:①20%甘露醇;②50%葡萄糖;③30%尿素等静脉快速滴注。对于细胞毒性水肿,在应用脱水药物的同时,加用糖皮质激素静脉滴注,效果较好。

(2)对有癫痫发作患者可选用抗癫痫药物,如苯妥英钠、丙戊酸钠、卡马西平、苯巴比妥等。

第三节 头皮损伤

一、头皮血肿

头皮血肿多因钝器伤所致,可按解剖层次分为皮下血肿、帽状腱膜下血肿和骨膜下血肿三种。

1.皮下血肿

特点为小、圆、痛,可自行吸收,一般不需特殊处理。

2.帽状腱膜下血肿

由于帽状腱膜下组织疏松,血肿可蔓延至全头部。小儿及体弱者可导致休克或贫血。巨大的血肿可能需4~6周才吸收。采用局部适当加压包扎,有利于防止血肿的扩大。为避免感染,一般不采用穿刺抽血。若血肿较大,则应在严格皮肤准备下,无菌穿刺抽吸,再做加压包扎。若继发感染化脓,则切开引流,防止感染向颅内发展。

3.骨膜下血肿

多见于初生儿,由产伤所致。血肿以骨缝为界,中央有波动感,边缘因血块和骨膜增厚稍隆起,形似凹陷性骨折。诊断时应注意是否伴有颅骨骨折,甚至脑损伤的可能。处理原则与帽状腱膜下血肿相似,但颅骨骨折者不宜强力加压包扎。

二、头皮裂伤

头皮裂伤可由锐器或钝器伤所致。头皮裂伤时,若帽状腱膜已破,头皮伤口将全部裂开;帽状腱膜未破,头皮伤口仅部分裂开。由于头皮血管丰富,出血较多,可引起失血性休克。处理时须着重检查有无颅骨和脑损伤,对头皮裂伤本身除按照压迫止血、清创缝合原则外,尚应注意:①检查伤口深处有无骨折或碎骨片,如果发现有脑脊液或脑组织外溢,须按开放性脑损伤处理;②头皮血供丰富,一期缝合的时限允许放宽至伤后24小时。

三、头皮撕脱伤

头皮撕脱伤多因发辫受机械力牵扯,使大块头皮自帽状腱膜下层或连同颅骨骨膜被撕脱所致,它可导致失血性或神经性休克。治疗应在压迫止血、防治休克、清创、抗感染的前提下,行中厚皮片植皮术,对骨膜已撕脱者,需在颅骨外板上多处钻孔至板障,待肉芽组织生长后植皮。条件允许时,应采用显微外科技术行小血管吻合、头皮原位缝合。

第四节　颅骨骨折

颅骨骨折是指颅骨受暴力作用所致颅骨结构改变。颅骨骨折按骨折部位分为颅盖与颅底骨折;按骨折形态分为线形、星形、粉碎性与凹陷性骨折;按骨折与外界是否相通,分为开放性与闭合性骨折。引起颅骨骨折的暴力,常足已损伤脑组织,故关键是及时诊治脑合并伤。

一、颅盖骨折

(一)诊断

主要依靠颅骨正侧位 X 线摄片,对疑有凹陷性骨折者,尚需加摄切线位片,以确定凹陷的深度。

(二)治疗

1.线形或星形骨折

不必特别处理。当骨折线跨过硬脑膜中动脉沟或静脉窦时,要警惕硬脑膜外血肿的发生,需严密观察或 CT 检查。

2.粉碎性骨折

一般不需处理。如果碎骨片刺入脑组织,特别是开放伤,则需手术摘除,缝合硬脑膜。

3.凹陷性骨折

下陷较轻,未引起脑受压,可不处理;凹陷范围大于 3～5cm,深度超过 1cm,伴颅内压增高,尤其位置相当于运动区或语言中枢时,须手术将下陷骨片撬起复位。静脉窦附近的凹陷性骨折,可伤及窦壁,但因骨片压堵未发生出血,如无症状,不做复位;必须复位者,要做好充分止血、输血准备,否则可引起术中大出血。

二、颅底骨折

颅底的线形骨折多为颅盖骨折的延伸,也可由间接暴力所致,几乎都合并脑损伤,且大多数为开放性颅脑损伤。

(一)诊断

可依据外伤史,耳、鼻出血或脑脊液漏,皮下淤斑,脑神经损伤等做出初步诊断。X 线检查意义不大,CT 对骨折的诊断有帮助,还可了解有无脑损伤。

1.颅前窝骨折

累及眶顶和筛骨,可有鼻出血、眶周广泛淤斑("熊猫眼"征),以及广泛球结膜下淤斑等表现。若脑膜、骨膜均破裂,则合并脑脊液鼻漏(脑脊液漏提示开放性颅脑损伤)。若筛板或视神经管骨折,可合并嗅神经或视神经损伤。

2.颅中窝骨折

如累及蝶骨,可有鼻出血或合并脑脊液鼻漏,脑脊液经蝶窦由鼻孔流出。若累及颞骨岩部,脑膜、骨膜及鼓膜均破裂时,则合并脑脊液耳漏;若鼓膜完整,脑脊液则经咽鼓管流至鼻咽部,可误认为鼻漏。常出现同侧面瘫、耳聋、耳鸣等。

3.颅后窝骨折

累及颞骨岩部后外侧时,多在伤后 1～2 天出现乳突部皮下淤斑(Battle 征)。若累及枕骨基底部,可在伤后数小时出现枕下部肿胀及皮下淤斑。枕骨大孔附近骨折,可合并舌咽神经、迷走神经、副神经、舌下神经损伤。

(二)治疗

颅底骨折本身无须特别治疗,应着重观察有无脑损伤及处理脑脊液漏、脑神经损伤等并发症。合并脑脊液漏时,需使用抗生素预防颅内感染,不可堵塞或冲洗,禁忌腰穿,取头高位卧床休息,避免用力咳嗽、打喷嚏和擤鼻涕。绝大多数漏口会在伤后 1～2 周自愈。如超过 1 个月仍未停止漏液,可考虑手术修补硬脑膜以封闭瘘口。对伤后视力减退,疑为碎骨片挫伤或血肿压迫视神经者,应争取在 12 小时内行视神经探查减压术。

第五节 脑损伤

脑损伤分为原发性和继发性两大类。原发性脑损伤指暴力作用于头部时立即发生的脑损伤,主要有脑震荡、脑挫裂伤等。继发性脑损伤指受伤一定时间后出现的脑受损病变,主要有脑水肿和颅内血肿。脑水肿继发于脑挫裂伤;颅内血肿因颅骨、硬脑膜或脑的出血而形成,与原发性脑损伤可相伴发生,也可单独发生;继发性脑损伤因产生颅内压增高或脑压迫而造成危害。原发性脑损伤如果有症状或体征,在受伤时立即出现,并且不再继续加重。同样的症状或体征,如果不在受伤时出现,而是在伤后过一段时间出现,且有进行性加重趋势;或受伤当时已出现的症状或体征,在伤后呈进行性加重趋势,皆属于继发性脑损伤表现。区别原发性和继发性脑损伤有重要临床意义,原发性脑损伤无须开颅手术,其预后主要取决于伤势轻重;继发性脑损伤,尤其是颅内血肿多需及时开颅手术,其预后与处理是否及时、正确有密切关系。

按脑组织是否与外界相通,脑损伤还分为开放性和闭合性脑损伤两类。凡硬脑膜完整的脑损伤均属闭合伤;硬脑膜破裂,脑组织与外界相通者则为开放伤。

造成闭合性脑损伤的作用力可概括为两种:①接触力:物体与头部直接碰撞,由于冲击、凹陷骨折或颅骨的急速内凹和弹回,而导致局部脑损伤。②惯性力:来源于受伤瞬间头部的减速或加速运动,使脑在颅内急速移位,而导致多处或弥散性脑损伤。受伤时头部若为固定状态,则只受接触力影响;运动中的头部突然受阻于固定物体,除有接触力作用外,尚有因减速引起的惯性力起作用。仅由接触力造成的脑损伤,其范围可较为固定和局限,可无早期昏迷表现;而由惯性力引起的脑损伤则分散和广泛,常有早期昏迷表现。通常将受力侧的脑损伤称为冲击伤,其对侧者称为对冲伤。

一、脑震荡

(一)临床表现与诊断

脑震荡表现为一过性的脑功能障碍,主要症状是受伤当时立即出现短暂的意识障碍,可为神志不清或完全昏迷,常为数秒或数分钟,一般不超过半小时。清醒后大多不能回忆受伤当时乃至伤前一段时间内的情况,称为逆行性遗忘。较重者在意识障碍期间有皮肤苍白、出汗、血压下降、心动徐缓、呼吸浅慢、肌张力降低、各生理反射迟钝或消失等表现,但随着意识的恢复很快趋于正常。此后可能出现头痛、头昏、恶心、呕吐等症状,短期内可自行好转。神经系统检查无阳性体征,脑脊液检查无红细胞,CT检查颅内无异常发现。

(二)治疗

单纯脑震荡无须特殊治疗,可卧床休息一周,酌用镇静、止痛药物。同时进行心理治疗,消除患者的恐惧心理,一般可在2周内恢复正常,预后良好。

二、脑挫裂伤

(一)病理

脑挫裂伤是外力造成的原发性脑器质性损伤,既可发生于着力部位,也可在对冲部位。轻者仅见局部软膜下大脑皮质散在点片状出血;重者可有大脑皮质及白质广泛挫伤、破裂、局部出血和水肿,进一步发展可形成血肿。脑挫伤指脑组织遭受破坏较轻,软脑膜尚完整者;脑裂伤指软脑膜、血管和脑组织同时有破裂,伴有外伤性蛛网膜下隙出血。两者常同时并存,临床上又不易区别,故常合称为脑挫裂伤。

(二)临床表现与诊断

1.意识障碍

是脑挫裂伤最突出的症状之一。受伤当时立即出现,其程度和持续时间与脑挫裂伤的程度、范围直接相关,可持续数分钟至数小时、数日、数月,但绝大多数在半小时以上,重症者可长期持续昏迷。

2.头痛与恶心、呕吐

可能与颅内压增高、自主神经功能紊乱或外伤性蛛网膜下隙出血等有关,后者还可有脑膜刺激征、脑脊液检查有红细胞等表现。

3.局灶症状与体征

受伤当时立即出现与伤灶相应的神经功能障碍或体征,如运动区损伤出现锥体束征、肢体抽搐或偏瘫,语言中枢损伤出现失语等。发生于"哑区"的损伤,则无局灶症状或体征出现。

4.颅内压增高与脑疝

为继发脑水肿或颅内血肿所致,使早期的意识障碍或瘫痪程度加重,或意识好转、清醒后又变为模糊,同时有血压升高、心率减慢、瞳孔不等大以及锥体束征等表现。

5.CT检查

为最常用最有价值的检查。伤灶表现为低密度区内有散在的点、片状高密度出血灶影及周围脑水肿,严重者脑室受压可见中线结构移位等情况。

(三)治疗

1.病情观察

(1)意识:意识观察最重要,意识分为意识清楚、意识模糊、浅昏迷、昏迷和深昏迷五个级别。临床广泛应用的是 Glasgow 昏迷评分法,从睁眼、言语和运动三方面的积分评估意识障碍程度。最高为 15 分,表示意识清楚,8 分以下为昏迷,最低为 3 分。

按 Glasgow 昏迷评分法,昏迷时间在 30 分钟以内,处于 13～15 分者为轻度脑损伤;昏迷时间为 30 分钟至 6 小时,处于 8～12 分者为中度脑损伤;昏迷超过 6 小时,处于 3～7 分者为重度脑损伤。

(2)瞳孔:注意瞳孔变化出现的迟早、有无继续加剧以及有无间接对光反应等。

(3)神经系体征:原发性脑损伤引起的偏瘫等局灶体征,在受伤当时已经出现;继发性脑损伤则在伤后逐渐出现。

(4)生命体征:注意呼吸、脉搏、心率、心律、血压、体温以及颅内压等改变。

(5)其他:剧烈头痛或烦躁不安等症状可能为颅内压增高或脑疝预兆。

2.一般处理

(1)体位:意识清醒者抬高床头 15°～30°,以利颅内静脉血回流。昏迷患者宜取侧卧位或侧俯卧位,以免呕吐物误吸。

(2)保持呼吸道通畅:清除呼吸道分泌物,短期不能清醒者应早做气管切开。

(3)营养支持:早期可采用肠外营养,一般 3～4 天肠蠕动恢复后,可经鼻胃管肠内营养。长期昏迷患者考虑胃造瘘术。

(4)对症治疗:对躁动不安者,如为疼痛、尿潴留、颅内压增高引起,予以相应处理;如癫痫发作,予以抗癫痫药物联合控制;对高热者,如排除感染因素后,中枢性高热给予冬眠低温治疗。

(5)复苏治疗:巴比妥类药物有清除自由基、降低脑代谢率作用,可改善脑缺血缺氧。神经节苷脂、盐酸纳洛酮、胞二磷胆碱、乙酰谷酰胺等药物和高压氧治疗对患者苏醒有帮助。

3.防治脑水肿

控制脑水肿和脑肿胀是治疗脑挫裂伤最为重要的环节之一。

4.手术治疗

手术方法包括脑挫裂伤灶清除、额极或颞极切除、颞肌下减压或骨瓣切除减压等。

三、颅内血肿

颅内血肿是颅脑损伤中最常见最严重的继发病变,按出血部位分为硬脑膜外血肿、硬脑膜下血肿和脑内血肿。颅内血肿的一般临床特点是伤后发生进行性颅内压增高。按血肿引起颅内压增高或早期脑疝症状所经历的时间分类:3 日内发生者为急性型;3 日后至 3 周内发生者为亚急性型;3 周后发生者为慢性型。

(一)硬脑膜外血肿

1.形成机制

与颅骨损伤有密切关系,骨折或颅骨的短暂变形撕破位于骨沟内的硬脑膜动脉或静脉窦引起出血,或骨折的板障出血。血液积聚于颅骨与硬脑膜之间。由于颅盖部的硬脑膜与颅骨易于分离,故硬脑膜外血肿多见于颅盖部。引起颅内压增高与脑疝所需的出血量,一般成人小脑幕上达 20ml 以上,小脑幕下达 10ml 时,即可引起,绝大多数属急性型,出血来源以脑膜中动脉最常见。少数由静脉窦或板障出血形成的血肿出现症状较迟,可表现为亚急性或慢性型。血肿最常见于颞区,多数为单个血肿,少数可为多个。

2.临床表现与诊断

(1)外伤史:颅盖部,特别是颞部的直接暴力伤,局部有伤痕或头皮血肿,颅骨 X 线摄片发现骨折线跨过脑膜中动脉沟。或枕部受伤,颅骨 X 线摄片发现骨折线跨过横窦沟。

(2)意识障碍:血肿本身引起的意识障碍为脑疝所致,通常在伤后数小时至1～2天发生。因受原发性脑损伤的影响,意识障碍的类型有三种:①原发脑损伤轻,伤后无原发昏迷,待血肿形成后开始出现意识障碍(清醒→浅昏迷);②原发脑损伤略重,伤后一度昏迷,随后完全清醒或好转,但不久又陷入昏迷(昏迷→中间清醒或好转→昏迷);③原发脑损伤较重,伤后昏迷进行性加重或持续昏迷。因为硬脑膜外血肿患者的原发性脑损伤一般较轻,所以大多表现为①、②种情况。

(3)颅内压增高:患者在昏迷前或中间清醒(好转)期常有头痛、恶心、呕吐等颅内压增高症状,伴有血压升高、呼吸和脉搏缓慢等生命体征改变。

(4)瞳孔改变:形成小脑幕切迹疝时,患侧瞳孔一过性缩小→患侧瞳孔散大→双侧瞳孔散大;对光反应由迟钝→消失。

(5)锥体束征:早期出现的一侧肢体肌力减退,如无进行性加重表现,系脑挫裂伤等原发脑损伤的局灶体征。但血肿增大引起小脑幕切迹疝时,可出现对侧肌张力增高的锥体束征。脑疝发展至脑干严重受压时,出现去大脑强直。

(6)CT 检查:颅骨内板与硬脑膜之间有双凸镜形或弓形密度增高影。CT 检查还可明确定位、计算出血量、了解脑室受压及中线结构移位,以及脑挫裂伤、脑水肿、多个或多种血肿并存等情况。

3.治疗

(1)手术治疗:急性硬脑膜外血肿原则上一经确诊立即手术。多采用骨瓣或骨窗开颅,清除血肿,妥善止血。

(2)非手术治疗:伤后无明显意识障碍,病情稳定,CT 扫描血肿量＜30ml,中线结构移位＜1cm者,可在密切观察前提下保守治疗。

(二)硬脑膜下血肿

1.形成机制

硬脑膜下血肿是指出血积聚于硬脑膜下腔,是颅内血肿中最常见者,常呈多发性或与别种血肿合并发生。按是否伴有脑挫裂伤而分为复合性血肿和单纯性血肿。急性和亚急性硬膜下血肿多为复合性血肿,出血的来源多为脑挫裂伤所致的脑皮质血管破裂,也可由脑内血肿穿破皮层流到硬脑膜下腔。太多由对冲性脑挫裂伤所致,好发于额极、颞极及其底面,可视为脑挫裂伤的一种并发症。慢性硬脑膜下血肿好发于老年人,多有轻微头部外伤史。

2.临床表现与诊断

(1)急性和亚急性硬脑膜下血肿:①脑挫裂伤较重,血肿形成较快一,表现为意识障碍进行性加深;②脑挫裂伤较轻,血肿形成较慢,可有意识好转期存在;③CT 检查于颅骨内板与脑表面之间可见高密度、等密度或混合密度的新月形或半月形影。

(2)慢性硬脑膜下血肿:①慢性颅内压增高症状,如头痛、恶心、呕吐和视盘水肿等;②血肿压迫所致的局灶症状和体征,如偏瘫、失语和局限性癫痫等;③脑萎缩、脑供血不全症状,如智力障碍、精神失常和记忆力减退等;④CT 表现为颅骨内板下低密度的新月形、半月形影,其特点为血肿常有厚薄不一的包膜包绕。

3.治疗

急性和亚急性硬脑膜下血肿的治疗原则与硬脑膜外血肿相仿。慢性硬脑膜下血肿患者凡有明显症状者立即手术,首选钻孔置管引流术。

(三)脑内血肿

1.形成机制

脑内血肿比较少见,常与枕部着力时的额、颞对冲性脑挫裂伤同时存在。脑内血肿有两种类型:浅部血肿的出血均来自脑挫裂伤灶,血肿位于伤灶附近或伤灶裂口中,部位多与脑挫裂伤的好发部位一致;深部血肿多见于老年人,血肿位于白质深部,脑表面可无明显挫伤。

2.临床表现与诊断

以进行性意识障碍加重为主,其意识障碍过程受原发性脑损伤程度和血肿形成的速度影响。CT 检查可在脑挫裂伤灶附近或脑深部白质内见到圆形或不规则高密度血肿影,同时可见血肿周围的低密度水肿区。

3.治疗

行开颅血肿清除或钻孔引流术。预后较差,病情发展较快,死亡率高达 50% 左右。

第六节　脊髓损伤

脊髓损伤在平时或战时都不少见,它给国家、社会、家庭、个人所造成的经济及身心损失,颇为严重。其发病率的统计中,并不包括早期死亡和未能入院的病例。根据有关资料,本病的总发病率介于 11.5～23.0/(百万人口·年)。损伤多见于年轻的成人,60% 的患者年龄介于16～30岁,大约 85% 的患者是男性,15% 是女性。病死率为 4.4%～16.7%。

所有致伤原因中 40% 是交通意外事故所引起;25% 是暴力引起;21% 是坠落引起;10% 与潜水有关;另外 4% 为工作及运动相关的损伤。

脊髓损伤最常见的受损水平是中低颈髓。其次是胸腰交界处,受损节段的分布不同与损伤时的具体情况和患者的年龄很有关系,而且常伴有明显的骨与软组织的改变。在婴儿及年幼儿童,由于其生物力学原因、骨及软组织的成分原因、脊椎关节面方向及头颅与躯干比例不对称等,其枕颈交界及颈胸交界处是最易受损的部分。而在老年人由于退行性改变及缺乏柔韧性,很易使受伤邻近的脊髓受损。

一、分类

按照与外界的沟通情况,脊髓损伤可分为开放性与闭合性。前者指有蛛网膜下隙与外界相通;后者则无。

按照着力点与损伤的关系,分为直接性与间接性。前者指外力直接作用于脊髓,损伤部位与外力作用部位一致;后者指外力作用使脊柱发生过伸、过屈及扭转等再影响到脊髓,损伤点一般在外力作用的远端。与脊髓血供有关的损伤也属于间接性损伤。

按照作用力的形式,分为:

(1)外力作用于头顶或与脊柱纵轴平行的方向,引起脊柱的过伸或过屈动作,各椎体互相挤压而致压缩性骨折,后纵韧带和棘上韧带可断裂,上一椎体向前移位,脊髓被压于上一椎板与下一椎体后缘之间而损伤。或使脊柱呈"折刀样"向前屈曲,导致椎体的压缩性骨折,碎骨片突入椎管,压迫脊髓。

(2)外力作用方向使脊柱过伸,使增厚的黄韧带皱折突入椎管,脊髓被挤于黄韧带与增生的椎体后缘之间。

(3)外力作用与脊髓垂直,引起椎板骨折塌陷,关节突骨折,前后纵韧带撕裂。脊髓可因椎板的塌陷而致伤,亦可被压于上下两脱位的椎体之间而致伤。

(4)外力牵拉脊髓,如臀位生产时的产伤,牵拉时易使脊髓受损。

按照损伤程度,一般可以分为:完全性及不完全性。区分这两种损伤的主要目的在于不完全性损伤有着更好的预后。美国脊髓损伤协会(ASIA)的损伤评分:A:完全性损伤,无运动及感觉功能存留;B:不完全性损伤,感觉功能保存,无运动功能;C:不完全性损伤,损伤水平以下的运动功能保存,但其主要肌力小于 3 度;D:不完全性损伤,损伤水平以下的运动功能保存,其主要肌力大于或等于 3 度;E:正常,运动及感觉功能正常。

二、诊断

(一)临床表现

脊髓损伤后的共同性表现有:

1.脊髓休克

脊髓受损后损伤平面之下完全性迟缓性瘫痪,各种反射、感觉及括约肌功能消失,数小时内开始恢复,2～4 周完全恢复。在较严重的损伤也有脊髓休克的过程,一般在3～6周后才逐渐出现受损水平以下的脊髓功能活动。在脊髓休克期很难判断脊髓受损是功能性的还是器质性的。但受伤当时或数小时内即有完全性的感觉丧失,特别是肢体瘫痪伴有震动觉的丧失,提示有器质性损伤。脊髓休克时间越长,说明脊髓损伤越严重。

2.感觉障碍

脊髓完全损伤者受损平面以下各种感觉均丧失;部分损伤者则视受损程度不同而保留部分感觉。

3.运动功能

在脊髓休克期过后,受损平面以下的运动功能仍完全消失,但肌张力高,反射亢进;部分损伤者则在休克期过后逐步出现部分肌肉的自主活动。脊髓损伤后出现受损节段支配肌肉的松弛、萎缩及腱反射消失等下运动神经元损伤的体征时,有定位诊断的意义。

4.反射活动

休克期过后,受损平面以下肢体反射由消失逐渐转为亢进,张力由迟缓转为痉挛。脊髓完全性损伤为屈性截瘫,部分性损伤呈现出伸性截瘫。有时刺激下肢可引起不可抑制的屈曲与排尿,称总体反射。

5.膀胱功能

脊髓休克期为无张力性神经源性膀胱;脊髓休克逐渐恢复后表现为反射性神经源性膀胱和间隙性尿失禁;脊髓恢复到反射出现时,刺激皮肤会出现不自主的反射性排尿,晚期表现为挛缩性神经源性膀胱。

6.自主神经功能紊乱

常可出现阴茎异常勃起、Horner 综合征、麻痹性肠梗阻、受损平面以下皮肤不出汗及高热等。

7.其他

有部分患者脊髓损伤后有特定的表现或综合征对于诊断有帮助。1985 年,人们提出 Brown-Sequard 综合征,典型的这种损伤是由贯穿伤或刺入伤引起解剖上一侧脊髓的切断,虽然单纯以这种形式的损伤临床并不多见,但常有患者出现类似的症状,功能上脊髓半切。以下是另外几个较常见的综合征:

(1)脊髓中央损伤综合征:是最常见的颈椎综合征,主要见于年龄较大者尤其是中老年男性,损伤通常是过伸性的。除了一些脊椎肥大等原发改变外,在 X 线上多无或很少有异常表现。临床表现为四肢瘫,但上肢的瘫痪要重过下肢,上肢为迟缓性瘫,下肢为痉挛性瘫。开始时即有排便及性功能障碍。大多数患者能恢复,并逐渐进步使神经功能达到一个稳定水平。恢复过程中,下肢先恢复,膀胱功能次之,上肢较慢尤其是手指。

(2)前脊髓损伤综合征:由于过屈或脊椎轴性负荷机制所引起。常伴有脊椎骨折和(或)脱位及椎间盘脱出。CT、脊髓造影或磁共振常可显示椎管前部及脊髓受压。临床表现为受伤水平以下总的运动功能丧失,及侧束感觉功能(疼痛及温度)丧失,而后束功能(本体感觉及位置觉等)不受影响。其预后要比脊髓中央损伤综合征差。

(3)圆锥综合征:圆锥综合征常伴有胸腰段脊髓损伤。其特点是脊髓与神经根合并受累(如圆锥与马尾受损),同时存在上运动神经元及下运动神经元的损伤。圆锥成分的损伤与较上水平的脊髓损伤的预后相似,即完全性损伤预后差,不完全性损伤预后较好。马尾神经根损伤的预后较好。

(4)马尾综合征:圆锥综合征的受伤常是从 T_{11} 至 L_1 水平,而马尾综合征见于从 L_1 到骶水平损伤,这些患者表现为单纯的下运动神经元损伤,不但下肢反射降低而且肠及膀胱反射也降低。临床上常呈现出不完全性及不对称性,并有好的预后。

(5)急性 DeJerine 洋葱皮样综合征:这类损伤位于高颈位,由于三叉神经脊髓束受损所致。面及额部麻木,感觉减退及感觉缺失环绕于口鼻部呈环状。躯体的感觉减退水平仍于锁骨下,四肢有不同程度的瘫痪。

(6)Bell 交叉麻痹综合征:损伤延、脊髓交界处的锥体束交叉。由于上肢的运动纤维交叉在先,在相当于延髓下端水平已交叉完毕,而下肢的运动纤维在颈 1～2 段交界处才交叉完毕。在寰椎枕部或寰枢椎间有损伤时可引起本综合征。其特点为四肢有不同程度的选择性瘫痪,上肢瘫痪较重,但一侧重于另一侧;两下肢的瘫痪较轻,但与上肢相反,另一侧重于一侧。

（二）辅助检查

作整个脊椎的前后位片及侧位 X 线片，有时须作颈椎张口位片。CT 可以较好地显示骨，磁共振显示软组织的解剖及病理改变。X 线片、CT 及磁共振对于脊髓损伤不仅是诊断需要，而且还有监护及判断预后的作用。

三、治疗

（一）院前急救

医务人员在事故现场建立了足够气道、通气及输液后，应仔细搬运受伤的患者，即搬运时应将患者放置于正中平卧位，并固定在一个合适的脊髓平面，头两侧放置沙袋，前额用绷带固定，使气道保持通畅。有作者提出作至少颈伸 15° 的 Trendelenburg 体位（即头低足高仰卧位），以减少误吸与休克。怀疑有颈椎损伤患者可以用颈托。对于可疑或意识不清的患者，采用多人搬运及木板运送方法，并用固定带固定头颈部及伤部。

（二）院内治疗

1.医院内初步处理外伤患者生命抢救的步骤

①基础生命的抢救（气道、呼吸及心跳，简称 ABC）；②复苏；③其他抢救；④妥善的护理。

有学者扩大了基础生命抢救的 ABC 至 ABCDE，新的 D 为：disability（神经功能的评价），E 为：exposure（除去被检查者所有衣裤）。在检查脊髓损伤患者时应注意常有多系统的损伤出现。如患者不能吐出或吞下分泌物、呼吸不规则，应及时气管插管，插管应在喉镜介导下经鼻或口腔作气管插管而不能活动头及颈。在脊髓损伤急性期，患者膀胱及胃肠道张力低下，以及损伤水平以下对于伤害性刺激的反应消失，应给予导尿管及胃管。

2.牵引疗法

X 线检查后，最先考虑的是用颈牵引来达到重建头及颈的正常排列。在有颈髓神经功能损害而在 X 线上无明显异常或仅有软组织损伤的患者，可给予 5 kg 的牵引力，但是有明显脱位或骨折的患者，牵引力应适量增加，但一般不宜超过 10 kg。

3.手术治疗及相关处理

在手术前应预防使用抗生素及皮质类固醇。手术治疗的目的为：①矫正及固定脊柱的骨折移位；②解除脊髓压迫，阻止脊髓中央出血性坏死的进展，促进神经功能障碍的早日恢复。

（1）手术适应证

1）开放性脊髓损伤者，应尽早作清创术。目的在于去除压迫脊髓的碎骨片、枪弹、弹片、异物、血块及突出的椎间盘等，促使伤口一期愈合，变开放伤为闭合伤。

2）闭合性脊髓损伤患者的神经体征进行性加重，应尽早作椎板切除术，椎管探查及减压。

3）腰椎穿刺示蛛网膜下隙阻塞，经短期治疗无效者。

4）脊柱 X 线片示椎管内有碎骨片陷入者。

5）脊髓过屈性损伤并有颈椎间盘突出者，椎体压缩性骨折或骨折脱位引起前脊髓损伤综合征，经非手术治疗无效者。

6）对不能肯定的脊髓完全性损伤，可考虑做手术探查。

（2）不适合手术者

1）完全性的神经功能丧失而蛛网膜下腔通畅的患者。

2)急性颈脊髓中央损伤综合征。

3)悬吊性骨折。

4)有损伤性休克者。

5)医院条件不完善者。

(3)临床分类及处理：患者经过基本评价，包括病史、体格检查、神经功能检查及放射学检查，脊髓外伤患者应分为以下几类：

1)无脊髓外来压迫、无脊椎骨折或不稳定的患者：这类患者进行非手术治疗及观察。

2)无脊髓外来压迫，但有脊椎不稳定的患者：这类患者固定于治疗床上开始非手术治疗及观察，当症状稳定后作脊柱融合手术。

3)有脊髓外来压迫，而不能作牵引（胸或腰段）或减压失败（颈段）的患者：这些患者应在24小时内进行，手术重建患者椎管通畅及脊柱的复位。

4)有颈、胸或腹部的贯通伤，且威胁生命的脏器损害要重于神经功能障碍的患者：这些患者应先由普通外科医师作初步治疗，然后本科医师在适当时候再作手术，或与普通外科手术同时进行。

5)患者有脊柱及周围软组织贯通伤，但没有威胁生命的重要脏器损害，不须做手术探查。

6)有脊髓中央出血性坏死的患者，应予以手术。通过脊髓背面正中部切开，清除出血及排除儿茶酚胺类物质，并同时用低温盐水反复冲洗。

4.非手术治疗

(1)脱水治疗：常用的有20%甘露醇、高渗葡萄糖等。

(2)低温治疗。

(3)激素治疗：常用的有甲泼尼龙及地塞米松。

(4)其他：神经营养药如GM1等，抗纤溶制剂、抗5-羟色胺制剂、抗去甲肾上腺素制剂；高压氧等。

5.并发症及其治疗

急性脊髓损伤最常见的并发症仍是累及呼吸系统，由于肋间肌的瘫痪引起肺功能的改变，在多发外伤患者中可以出现肋骨及肺实质的直接外伤。对于高位四肢瘫患者常给予预防性气管插管，在动脉血氧不够或呼吸窘迫时应给予氧气，作气管插管应尽量经鼻气管插入，避免气管切开。在 C_{1-4} 损伤的四肢瘫患者如无自主呼吸应及早作气管切开，并做好慢性气道支持。

急性脊髓损伤患者并发消化道出血时常可致命，故应静脉给予氢离子拮抗剂，放置胃管，维持胃分泌物低压引流，每4小时测试 pH。颈椎水平的急性脊髓损伤患者常有神经源性休克，这类伤员常表现为交感神经切除样综合征，如胃酸分泌增加，胃肠道相对缺血及无力，很易引起应激性溃疡。

急性脊髓损伤患者的另一主要死亡原因，是泌尿道感染伴败血症。密切的尿量输出监测，注意有无大体及显微镜下血尿，有导尿管的患者每4天应作一次尿细菌培养。另外，在 ICU 还有许多侵入性插管，如静脉插管、动脉插管、甚至心脏插管和颅骨牵引钳等，都有高并发脓毒血症的危险，因此各种诊疗措施均应严格无菌操作，并执行有关的护理常规。

患者通常出现分解代谢状态，故所有急性脊髓损伤患者入院后24小时，应给予中央静脉高营养支持,直到肠鸣音恢复后给予口服或鼻饲流质,以后逐渐改变,直至尽可能快地达到正常饮食。

四肢瘫的患者,失去皮肤感觉及主动翻身能力,久卧后凡骨突出的部位容易引起压疮,故应予以气垫床或胶垫,每2小时翻身一次,骨突部位皮肤保持清洁干燥。

第七节　三叉神经痛和舌咽神经痛

三叉神经痛是指三叉神经分布区的发作性剧烈疼痛。年发病率为 1/10 万,多见于老年人,70～79 岁的年发病率为 33.7/10 万,小于 40 岁年发病率则为 0.2/10 万。女性略多于男性。

三叉神经痛可分为原发性和继发性两种。继发性三叉神经痛指有明确病因,如肿瘤、血管病变、多发性硬化或颅底畸形等,压迫或刺激三叉神经而引起面痛。舌咽神经痛是指局限于舌咽神经或者迷走神经的耳咽支分布区的发作性剧烈疼痛。舌咽神经痛少见,与三叉神经痛之比为 1：100 。

一、诊断

(一)临床表现

大多数的三叉神经痛和舌咽神经痛患者有典型的病史和症状,是诊断本病的主要依据。医师要耐心、详细地询问病史,可请患者用手指点出面痛的发生部位,扩散范围,描述疼痛的性质,持续时间,疼痛的诱发原因、触发点、缓解过程以及相关症状等。

1.典型三叉神经痛的临床表现

(1)阵发、短暂而剧烈的疼痛,每次发作时间由数秒钟到几分钟。呈电灼、针刺、刀割、撕裂样,常伴面部肌肉抽搐,口角牵向一侧。

(2)疼痛间歇期如常人。睡眠时发作较少,但严重者可通宵发作,不能入眠或痛醒。发病早期,次数较少,间歇期较长,以后逐渐加重,发作频繁,甚至数分钟发作一次。可周期性发作,每次发作期可持续数周至数月,缓解期可由数天至数年不定。

(3)疼痛 90% 为单侧性,以右侧多见,按三叉神经分布,疼痛剧烈时可向颞部放射,但绝不扩散过中线。双侧疼痛仅为 5%,多为单侧起病,另一侧起病较晚,一般为两侧各自发作。双侧发作往往合并多发性硬化。疼痛最常见于下颌支和上颌支。

(4)患侧三叉神经分布区常有触发点,如上、下唇、鼻翼、口角、门齿、犬齿、齿根、颊、舌等,稍加触动即可引起疼痛发作,饮水、刷牙、洗脸和刮须等也可诱发,严重者影响正常生活,患者常不敢进食、大声说话,甚至洗脸。

(5)患者因不敢洗脸、刮须、刷牙、进食,面部和口腔卫生常很差,营养不良,面色憔悴,精神抑郁,情绪低落。

(6)面部皮肤较粗糙,眉毛脱落,有时会出现角膜水肿、浑浊,麻痹性角膜炎,虹膜脱出,白内障,甚至咬肌萎缩。

(7)神经系统检查正常,因局部皮肤粗糙,面部触痛觉可轻度减退。

2.舌咽神经痛的临床表现

(1)男性较女性多见,起病年龄多在 35 岁以后。

(2)疼痛局限于舌咽神经及迷走神经耳支、咽支支配区,即咽后壁、扁桃体窝、舌根和外耳道深部等,可向耳朵、下颌和齿龈放射。

(3)一般为单侧性,双侧仅占 2%。疼痛如刀割、针刺、触电样,骤发,程度剧烈,历时数秒至 1 分钟不等,每日发作从几次至几十次。在大多数病例有明显的发作期和静止期,有时静止期长达 1 年以上。但不会自愈。

(4)通常由吞咽诱发,其他诱因有咳嗽、咀嚼、喷嚏等。

(5)约 10% 的病例可发展为迷走舌咽性晕厥,即发作时出现心动过缓、心律失常、低血压、晕厥、抽搐甚至心脏停搏。

(6)约 10% 的舌咽神经痛合并三叉神经痛。

(二)鉴别诊断

由于引起颜面部疼痛的疾病很多,因此在诊治时,应注意与下列主要疾病或病变鉴别。

1.颅外疾病

(1)牙痛:多为炎症所致,如急性牙髓炎、牙周炎、根尖周围炎、龋齿等。不分性别、年龄都可发生。牙痛发作常常沿三叉神经分布区放射至同侧上、下牙龈及头面部,易与三叉神经痛混淆。但是,典型的牙痛表现为牙龈及颜面部阵发性疼痛,后期为持续性胀痛或跳痛。牙齿对冷热敏感,刺激时能诱发剧烈的疼痛。口腔检查可见牙龈红肿,张口受限,叩痛等。详细牙科检查可明确诊断,治疗患牙,疼痛可消失。

(2)颞下颌关节痛:多因颞下颌关节功能紊乱、颞下颌关节炎等所致。疼痛多限于颞下颌关节区域,一般为自发性、持续性,与下颌骨运动有关。颞下颌关节部位可肿胀,左右不对称,有压痛,下颌运动受限,张口有弹响。若为炎症,白细胞计数一般升高。类风湿所致者血沉及抗"O"可增加。X 线片可见颞下颌关节间隙模糊、狭窄及骨质疏松等。

(3)偏头痛:为血管舒缩失衡所造成的单侧头痛。多见于青、中年女性,常有头痛史或明确家族史。发作前多有视觉先兆,如视力模糊,眼前出现黑点等。疼痛位置深在,范围可越出三叉神经分布区域。多为搏动性跳痛或钝痛。持续时间长,一般持续数小时,有的长达 1 天才能缓解,发作时往往伴有恶心、呕吐及颜面部运动紊乱等。服用麦角胺类药物可预防疼痛发作。某些剧烈疼痛在眼部及颞部,常夜间痛醒,伴患侧流泪,结膜充血、瞳孔缩小及鼻塞等,呈系列或丛集发生,称之为丛集性头痛。某些偏头痛发作后,可出现同侧眼肌麻痹,称之为眼肌麻痹性偏头痛。

2.脑神经痛

(1)蝶腭神经节痛:又称 Sluder 病,病因不详,可能与鼻窦感染有关。疼痛位于颜面深部,可由牙部发出,放射至鼻根、颧、上颌、眼眶、乳突、耳、枕、肩及手部等处,眼眶可有压痛。疼痛呈烧灼样,阵发性或持续性,无一定规律。发作时患侧鼻黏膜充血、阻塞、流泪等。行蝶腭神经节封闭可减轻疼痛。

(2)不典型面部神经痛:可能与血管运动障碍有关,也可能与交感神经系统障碍有关。多见于青壮年,疼痛分布不沿神经分布,往往超出三叉神经的分布范围。疼痛多由颜面开始,向额、顶、枕部甚至颈肩部放射。较弥散、深在,不易定位,无"扳机点",持续时间较长。发作时常常有同侧的自主神经系统症状如流泪、潮红、鼻黏膜充血。用普鲁卡因阻断神经传导不能抑制疼痛发作。而用血管收缩或镇痛药物常有效,组胺脱敏疗法也有一定疗效。

(3)膝状神经节痛:病因不清楚,可能与病毒感染有关。为发作性耳部疼痛,咀嚼、讲话和吞咽时不疼痛,但叩击面神经可诱发疼痛。

(4)三叉神经炎:可由流感、上颌窦炎、额窦炎、下颌骨骨髓炎、伤寒、疟疾、糖尿病、痛风、酒精中毒、铅中毒、食物中毒等引起。疼痛呈持续性,压迫神经分支疼痛加剧。三叉神经区感觉减退或过敏,可伴有运动支功能障碍。

3.颅内及鼻咽部肿瘤所致的颜面部疼痛

(1)脑桥小脑角肿瘤:以胆脂瘤最多见,其他有听神经瘤、脑膜瘤、血管瘤等。发病年龄较轻,持续时间较长。有面部痛觉减退或其他脑神经受累症状,如耳鸣、眩晕、听力降低、面瘫,当肿瘤刺激或浸润迷走或舌咽神经时伴有后组脑神经损伤的体征。头颅 CT 或 MRI 检查是诊断的重要依据。

(2)颅底恶性肿瘤(如鼻咽癌,其他转移癌等):因肿瘤侵犯颅底,骨质破坏或肿瘤浸润引起。多为持续性剧痛,可伴有颈部淋巴结肿大。若癌肿经破裂孔向颅内蔓延,侵犯第Ⅱ、Ⅲ、Ⅳ、Ⅴ、Ⅵ脑神经,患者除颜面部疼痛,还可出现面部麻木、复视、视物模糊、面瘫、眼肌麻痹、甚至眼球固定或失明等。颅底摄片或 CT 检查有骨质破坏,鼻咽部检查可发现原发性癌肿。

(3)三叉神经半月节或神经根部肿瘤:常为发作性剧痛。颅底摄片或 CT 骨窗位可见岩尖部骨质吸收或破坏,圆孔和卵圆孔扩大等。CT 或 MRI 检查有助诊断。

(4)其他需鉴别的疾病:有动脉瘤、蛛网膜炎、茎突过长、茎突韧带钙化、椎动脉粥样硬化、扁桃体炎和岩骨炎症等,详细的病史和体检,结合 CT 或 MRI 检查可与之鉴别。

二、治疗

原发性三叉神经痛和舌咽神经痛的治疗原则:明确诊断后,首选药物治疗,药物治疗无效方选用非药物治疗。继发性三叉神经痛主要是根治病因。

1.药物治疗

三叉神经痛和舌咽神经痛的药物治疗相同,必须正规用药。药物治疗无效或仅部分有效时,必须考虑诊断是否正确。如果诊断正确,用药方法得当或药物毒不良反应大,则可改用它药。

(1)卡马西平:1962 年 Blom 首先报道应用卡马西平治疗面部疼痛。目前仍是首选药物。其机制是降低神经元对刺激的反应。初服 200 mg,每天 1~2 次,症状不能控制,每天增加 100 mg,直至疼痛缓解或出现不良反应。最大剂量每天为 1 000~1 600 mg。不良反应约见于 30% 的病例,其中剂量依赖性的,有头晕、嗜睡、眼球震颤等。非剂量依赖性的有药物性肝炎、骨髓抑制、低钠血症、充血性心力衰竭、皮疹等。妊娠妇女忌用。周期性监测血常规非常必要,开始 2 个月每周一次,以后每年 4 次。剂量调整以临床症状的缓解程度和是否出现不良反应为主要依据,血药浓度测定没有帮助。

(2)巴氯芬(baclofen):作为卡马西平过敏患者的替代药物。为 γ 氨基丁酸(GABA)的衍生物,作用机制可能是在 GABA 受体突触前与之结合,抑制兴奋性氨基酸的释放以及单突触反射和多突触反射,缓解痉挛状态。一次 5 mg,每日 3 次,逐渐增加剂量。常见的不良反应有恶心、皮疹、头昏、嗜睡、肝功能影响、诱发癫痫等。

(3)苯妥英钠:1942 年 Bergouignan 首先运用苯妥英钠治疗面部疼痛。其机制也可能是降低神经元对刺激的反应。目前仅用于复发或不能耐受卡马西平的病例。每日 200～500 mg。与抗癫痫治疗不同,血药浓度与疼痛控制的效果不相关。不良反应有皮疹,肝脏损害,骨髓抑制等。

(4)七叶莲:为木通科野木瓜属又名假荔枝的一种草药。止痛疗效达 60% 左右。口服每次 0.4 g,每日 4 次。无严重不良反应,少数可有口干、中上腹不适,食欲减退、轻微头昏等,停药后可恢复。与苯妥英钠、卡马西平合用可提高疗效。

2.手术治疗

(1)三叉神经痛的微血管减压手术

1)适应证:①药物或经皮穿刺治疗失败者;②不能接受其他方法治疗后出现面部麻木者;③三叉神经第一支疼痛者;④患者一般状况较好,无严重器质性病变,能耐受手术;⑤排除多发性硬化或桥小脑角肿瘤等病变。

2)手术方法

患者体位:全身麻醉,侧卧位,患侧朝上,头向对侧旋转约 10° 并前屈,下颌离胸骨 2 横指,患侧肩用布带向下牵拉,使颈肩夹角大于 100°。

切口:二腹肌沟延长线与枕外粗隆至外耳道连线的交点为横窦与乙状窦的交角。在耳后发际内做 5～7 cm 皮肤直切口,下端略向内斜。若患者颈部短而粗,切口易加长,并向中线弯,以利暴露和操作。切口在交角上 1/3,交角下 2/3。

骨窗形成:快速静脉滴注甘露醇 250 mL。分层切开皮肤、肌层,直达颅骨,放置自动拉钩,暴露枕骨鳞部外侧部和乳突后部。形成骨窗约 3 cm×3 cm,外上缘必需暴露横窦和乙状窦起始部,这是获得良好暴露三叉神经根的重要标志。乳突气房打开,可用骨蜡封闭。在横窦下方 0.5 cm 处弧形剪开硬脑膜,并在外侧硬脑膜上作附加切口,使其尽量靠近横窦和乙状窦连接处,以便悬吊外侧硬脑膜,使横窦尽量向外上方牵开。

暴露三叉神经和微血管减压:经枕大池或桥小脑池释放脑脊液,用宽 1 cm 的脑压板翻起小脑外上部,在手术显微镜下锐性剪开岩静脉上的蛛网膜。如岩静脉不影响暴露,应尽量保留,进一步翻出小脑,首先暴露第Ⅶ和Ⅷ脑神经,在其上方和深部,可见三叉神经根和脑桥。蛛网膜常增厚,常需打开蛛网膜才能看清楚三叉神经的全长与周围结构的关系。锐性剪开三叉神经表面的蛛网膜。通常可发现邻近脑桥 1 cm 以内的三叉神经根受血管压迫。最常见的是小脑上动脉。判断神经受压的标准如下:距脑桥 0.5～1 cm 的三叉神经根上,血管与神经接触,神经上有压痕,并被推移或扭曲。由于侧卧位可引起小脑诸动脉移位,因此凡距三叉神经根 1～2 mm 内的血管可视为与神经有接触。要注意发现多发血管的压迫,特别是位于三叉神经根前部的血管易被忽略。小心地把压迫神经的血管游离和推开,先用小块吸收性明胶海绵垫于神经根后面。根据血管与神经的关系,可选用涤纶片单纯隔离法、血管包裹法或神经包裹法。不管用何种方法,关键是三叉神经根部减压必须"完全、彻底和可靠"。我们主张采用神经包裹法,即用涤纶片(1 cm×0.5 cm)包绕在进脑桥的三叉神经根上,如同"领套",有时可用一枚银夹夹住涤纶片两端。最后用吸收性明胶海绵覆盖在三叉神经蛛网膜破口上,以防涤纶片移动。如果是静脉压迫,可用双极电凝器凝固后切断,再按上法放置涤纶片。有下列情况时应做三叉神经感觉根切断术:多发性硬化斑压迫,应在硬化斑的近心端切断神经;血管与神经根粘连太紧,不能分离;必需牺牲供应脑桥的分支才能游离动脉;脑桥固有静脉压迫;未找到肯定压迫病因。手术方法:用 45°微神经钩或剪,从下后侧开始割断脑桥旁三叉神经感觉根。如为第 3 支痛,割断感觉根 50%;第 2～3 支痛,割断 80%,三支全痛,割断全部感觉根。

关闭伤口:仔细止血后,清点棉片。用庆大霉素生理盐水冲洗术野,严密缝合硬脑膜。分层缝合肌层、皮下组织和皮肤。

术后处理:硬脑膜外置引流条 24 小时。头抬高 30°卧床,2～3 天后可活动。全身用抗生素 2～3 天。

3)疗效和并发症:1 204 例三叉神经痛微血管减压术后,5 年随访率 91%,10 年随访率 87%。术后 1 周,疼痛完全缓解 82%,部分缓解 16% ,2%没有效果。术后 1 年,疼痛完全缓解 75%,部分缓解 9%。10 年后,疼痛完全缓解 64%,部分缓解 4%。术后 5 年内疼痛的复发率为 2% ,10 年内为 1%。常见的并发症有:脑脊液漏、听力障碍、面部麻木和脑膜刺激征等。

(2)舌咽神经痛的微血管减压术:

1)适应证:药物治疗无效的病例;排除继发于肿瘤的舌咽神经痛者。

2)手术方法麻醉和体位:同三叉神经痛微血管减压术。切口和骨窗同面肌痉挛微血管减压术,但皮肤切口和骨窗均偏下,接近颅后窝底。

舌咽神经的暴露:剪开硬脑膜后,用脑压板抬起小脑外下部,打开小脑延髓池侧角,从下向上依次辨认副神经、迷走神经和舌咽神经。颈静脉孔处舌咽神经位最上面(近内耳孔),其外形较细,为 2 条或几条小的神经纤维组成,其下为迷走神经,两者间有一狭窄的间隙或硬脑膜间隔。迷走神经比舌咽神经更细小,由多支纤维组成。再下方为副神经。在延髓下端,面神经根下方,橄榄核背侧 2～4 mm 处,舌咽神经进入脑干。舌咽神经的感觉根较粗大,位于运动根的背侧。

舌咽神经减压:压迫神经的血管多为小脑后下动脉及其分支、椎动脉等。采用"领套"法将舌咽神经入脑干段与周围血管隔离。舌咽神经和迷走神经第一支切断:用于找不到压迫血管或微血管减压无效者。用剥离子把颈静脉孔处的舌咽和迷走神经头端 1～2 根分支分别挑起,微剪切断。单纯切断舌咽神经止痛效果不佳。切断舌咽神经时少数患者可有血压增高,切断迷走神经分支可引起心脏期外收缩和血压下降。

关颅和术后处理:同三叉神经微血管减压。

3)疗效和并发症:手术后早期疗效,79%病例疼痛完全消失,10%部分消失,10%无效。经 6～170 个月随访,76%的病例疼痛完全消失,15%部分有效,8%疼痛仍然存在。绝大多数患者术后疼痛立即消失。少数有复发。术后常见的并发症主要是舌咽神经和迷走神经受损,约 20%出现吞咽困难和呛咳,其中大部分为暂时性的,少数有永久的声嘶或饮水呛咳等,其他并发症如伤口感染、脑脊液漏等少见。死亡率低。

(3)三叉神经痛的经皮穿刺射频毁损术:1932 年 Kirschner 报道经皮穿刺射频毁损三叉神经节治疗三叉神经痛,后 White 和 Sweet 等(1969 年)规范了此治疗方法,并加以改进。治疗机制主要根据 Letcher Goldring 的研究发现，即与传导触觉的 Aalpha 和 Adelta 类纤维不同，传导痛觉的 Adelta 和 C 类纤维的动作电位可被较低的温度所阻断。射频治疗应用合适的温度，选择性地毁损三叉神经 Adelta 和 C 类纤维，达到治疗疼痛并保存面部触觉的目的。

1)适应证：①药物治疗无效或不能耐受药物不良反应者；②高龄或一般情况差，不能耐受开颅手术者；③合并多发性硬化者。

2)手术方法术前准备：患者可门诊手术或短期住院治疗。如术前患者全身情况较差，应先纠正。抗凝治疗者应暂停用抗凝剂。术前 6 小时禁食，常规术前用药。体位和穿刺部位标记：仰卧位。疼痛不论是左侧，还是右侧，右利手的手术者总站在患者的右侧。在患者面部标记 3 个解剖标志点：外耳道前 3 cm；瞳孔内侧下方；口角外侧 2.5 cm。前两点是卵圆孔的位置，第三点是针穿刺下颌皮肤的位置。

进针：消毒后，局麻下，口角外 2.5 cm 处进针（21 号腰穿针），手术者的示指放在翼突外侧的下方，防止刺破口腔黏膜，并将针导入卵圆孔的中部。在患者口内放置通气道，防止咬伤。在左右方向上，对准同侧瞳孔的内侧；在前后方向上，对准外耳道前 3 cm。在侧位 X 线透视下，在鞍底下方 5～10 mm，对准岩骨和斜坡的交角。进入卵圆孔时，患者突然感到疼痛，咬肌收缩。针芯拔除后三叉神经池的脑脊液会流出。进针必须在侧位 X 线透视监测下。避免进入其他骨孔，如眶上裂、颈静脉孔、颈内动脉管等。穿刺深度不得超过斜坡边缘后方 8 mm，否则可能损伤 Dorello 管内的展神经或刺入颞叶。若针尖偏向前靠近海绵窦，可能损伤滑车神经和动眼神经。避免损伤颈内动脉，穿到动脉时，针管会有搏动或发现监测节律性温度变化。

有三个点易损伤动脉：①破裂孔处，穿刺针偏内后方，会刺破动脉表面的软骨，刺到动脉；②下颌支腹侧的 Meckel 囊处，此处动脉无骨质保护，穿刺时偏后外方，并进入岩骨易入此处；③海绵窦处，穿刺偏前内侧，会损伤动脉。一旦穿到动脉，必须立即拔出针，用手压迫颈部颈内动脉片刻。留观 1～2 天。

射频治疗：电极直径 1 mm，表面绝缘，尖端裸露。在透视下，电极经导管放入，头端外露 5 mm。电极尖的位置再用电刺激进一步确定。刺激参数是：方波、50 Hz、0.2～0.3 V、间隔 1 毫秒。刺激引起疼痛或感觉异常，表示电极位置正确。射频毁损初始温度 60～70℃/60 s。患者面部出现与毁损神经分布一致区域的泛红，提示定位准确。重复检查患者面部感觉，当疼痛消失，触觉开始减退时，应停止治疗。如效果不明显时，温度可增加 5℃，增加 20～30 秒，增加毁损点。当获得预期治疗效果后，暂停毁损，15 分钟后，检查毁损灶是否固定不变。治疗结束后应观察患者 4 小时。术后注意保护角膜，经常用眼药水，注意口腔卫生。术后 1 周软食，避免咬硬物，逐渐活动锻炼下颌。

3)疗效和并发症：总结文献大组病例共 6 205 例，平均随访 6 年（2 个月至 33 年），疼痛缓解率为 98%（术后即刻），复发率为 23%，并发症发生率 0.2%，主要为面部麻木、角膜溃疡和咀嚼困难等。其他少见的并发症为颅内出血、脑梗死、脑膜炎、复视、颈内动脉海绵窦瘘、颞叶脓肿、癫痫。死亡率 0.03%。

(4)舌咽神经痛的经皮穿刺射频毁损术

1)适应证：年龄较大不适宜开颅手术的患者。

2)解剖基础：颈静脉孔在颅底形成直角三角形，顶点指向前内侧。自底面观察颅底发现颈静脉孔位于卵圆孔的正后方,其前外侧壁是颞骨,后内侧壁是枕骨。一条纤维或骨性带将颈静脉孔分成两部分。前内侧部较小,是神经部位,含舌咽神经。后外侧部较大,是静脉部位,含颈静脉球、迷走、副神经,偶有脑膜后动脉。这两部分通常是完全分开的。尸体解剖发现 6% 的舌咽神经行于骨管中,Andersch 最上神经节,在 2/3 病例中位于颈静脉孔或颅外,在 1/3 病例中位于颅内。

3)手术方法:手术准备同三叉神经痛的经皮穿刺射频治疗。徒手穿刺针方向与穿刺卵圆孔的方向位于同一水平位,但向后夹角为 14°。在透视下颈静脉孔位于颞下颌关节后方,枕骨髁前方,距离鞍底 27～33 mm。先选用 1 ms、10～75 Hz、100～300 mV 的电流或者 40℃ 低温刺激,会引起患者耳和喉部疼痛,说明电极位置正确。应用 60℃ 射频毁损 90 秒,以后增加 5℃ 重复毁损,直到咽部疼痛消失。术中必须密切监护,如果刺激或损伤迷走神经,会发生严重的并发症,如高血压、低血压、心动过缓、晕厥、甚至心脏停搏。

4)疗效和并发症:90% 以上病例疼痛缓解。常见的并发症有声音嘶哑、一侧声带麻痹和言语困难等。精确的定位、毁损时严密的观察和检查、选用较小的毁损电极可减少并发症,近来已经有报道应用立体定向方法,定位精确,以提高疗效,减少并发症。

(5)伽马刀放射外科治疗:1970 年 Leksell 等应用伽马刀毁损三叉神经感觉神经根,以三叉神经节为靶点,治疗三叉神经痛。1993 年 Hakanson 和 Lindquist 等报道选择三叉神经接近脑桥的神经根的位置作为靶点,取得较好的疗效。近来 Lunsford 和 Kondziolka 报道了应用高磁场的 MRI 定位,治疗 80 例三叉神经痛的经验。对舌咽神经痛尚无应用伽马刀治疗的报道。

1)适应证:①药物治疗无效或不能耐受药物不良反应者;②其他治疗无效或复发者;③合并多发性硬化者;④身体情况差或年迈不能耐受手术或不能因手术而停用某些药物(如抗凝剂)治疗者。

2)定位和靶点:CT 不能显示病灶,必须选用 MRI 定位。采用水平位和冠状位的增强的 T_1 加权,层厚 1 mm 扫描,一般在脑桥中段的 3～6 张图像上,可以显示从脑桥至 Meckel 囊的三叉神经根。靶点是三叉神经的中点,一般在神经与脑干交点前方 2～4 mm。

3)剂量:在 GammaPlan 工作站上进行剂量设计,用 4 mm 的准直器,50% 的等剂量线覆盖约 4 mm 的三叉神经。最大剂量为 70～80 Gy,剂量率要高。

4)疗效和并发症:治疗后可当天出院,一般在 1～2 个月 80%～90% 的病例疼痛缓解,其中 70% 的病例疼痛消失,其余明显缓解。治疗无效约 10%。并发症发生率小于 6%,主要为面部麻木。无死亡病例,无脑干和血管受损表现。但是如何选择三叉神经分支进行治疗,如何控制神经受照射的范围,有待于进一步研究。

(6)其他手术:三叉神经痛的手术治疗方法除上述外,还有一些经皮穿刺的方法,如经皮穿刺三叉神经球囊压迫治疗(近期疼痛缓解率 93%,复发率 21%,并发症 1.7%)、经皮穿刺神经节甘油注射治疗(近期疼痛缓解率 91%,复发率 54%,并发症 1%)和经皮穿刺慢性电刺激治疗等。而一些以往的破坏性手术,如神经节减压手术、部分神经切断术和神经节切除术等,由于疗效差、复发率高、损伤大,现已较少采用。

3.复发三叉神经痛的处理

虽然微血管减压可使 95%～98% 的三叉神经痛得到缓解,但是仍有一些患者术后无效或复发,经再次手术探查,常可见下列原因:①微血管减压不完全;②衬垫物如吸收性明胶海绵、肌肉等被吸收或移位;③衬垫物压迫或形成瘢痕压迫;④新的血管压迫,如动脉(特别是粥样硬化者)或静脉再通或侧支形成;⑤无明确原因。一般讲,术后早期复发或新开展这项手术缺乏经验者,以第一种原因多见。如在术后 1 年以上复发,则其他几种原因均有可能。

对复发三叉神经痛的处理,迄今无统一意见。有积极主张再手术探查,有主张改用药物或半月节毁损治疗等,我们认为应根据不同原因、复发发生的时间、患者的年龄和全身状态等综合考虑。下列情况,应再次手术探查:①术后近期内(3 个月)发生;②不能排除手术技术因素;③患者全身情况良好,能耐受手术。再次手术探查时,除根据不同原因给予相应处理外,对无明确原因者,可作三叉神经感觉根切断术。

第八节　面神经麻痹和面肌抽搐

面神经麻痹引起面部肌肉运动功能丧失称为面神经瘫痪,又称面瘫。分为中枢性面瘫和周围性面瘫两类。中枢性面瘫是指面神经核以上至其大脑皮质中枢(中央前回下 1/3)间的病损所引起的面肌瘫痪,又称核上性面瘫。周围性面瘫是指面神经核及面神经本身病损所引起的面瘫,又称核下性面瘫。面肌痉挛又称面肌抽搐或半侧颜面痉挛,是指一侧面部肌肉阵发性、节律性抽搐、痉挛或强直性发作。从眼轮匝肌开始,逐步向下扩大,波及口轮匝肌和面部表情肌,严重者引起面部疼痛,影响视觉、言语和睡眠,有数天至数月的发作间期。神经系统检查除轻度面瘫外,无其他异常。

一、诊断

(一)临床表现

1.面神经麻痹

(1)患侧面部表情肌完全瘫痪者,前额皱纹消失,眼裂扩大,鼻唇沟变浅,口角下垂,歪向健侧,患侧不能做皱额、提眉、闭目、吹气和噘嘴等动作。闭目时,眼球转向上、外方露出角膜下缘的巩膜,称为贝尔现象。鼓颊和吹口哨时漏气。进食时食物残渣常滞留于患侧的齿颊间隙内,并常有口水自该侧淌下,泪液外溢。患侧的眼轮匝肌反射减弱或消失。

(2)根据面神经在面神经管中的累及部位不同而出现一些其他症状。

面神经受损在茎乳突孔以上而影响鼓索神经时,有患侧舌前 2/3 味觉障碍。在发出镫骨肌分支以上处遭受损害,有味觉损害和听觉过敏。膝状神经节被累及时,除有面神经麻痹、听觉过敏和舌前 2/3 的味觉障碍外,有患侧乳突部疼痛,以及耳郭部和外耳道感觉迟钝,外耳道或鼓膜出现疱疹,构成 Hunt 综合征。膝状神经节以上损害时岩浅大神经受侵,出现 Hunt 综合征,此时无耳道内或鼓膜上的疱疹,有患侧的泪液分泌减少,患侧面部出汗障碍。

(3)面神经麻痹的后遗症表现:主要有面肌挛缩、面肌痉挛和联带运动等。面肌挛缩表现为患侧鼻唇沟加深、眼裂缩小,易将健侧误为患侧,若让患者作主动运动,如露齿时,即可发现挛缩侧的面肌并不收缩,而健侧面肌收缩正常。面肌痉挛表现为患侧面肌发生不自主的抽动。联带运动是当患者瞬目时即发生病例上唇轻微颤动,露齿时患侧眼睛就不自主闭合,或试图闭目时,患侧额肌收缩,更有在进食咀嚼时(尤其是浓味食物),即有患侧眼泪流下(鳄泪征),或出现颞部皮肤潮红、局部发热、汗液分泌等现象(耳颞综合征)。这些情况大约是由于病损后神经轴索再生长入邻近属于其他功能的神经施万细胞膜管道中所致。

(4)面神经麻痹的分级:采用面神经分级系统可以量化面瘫程度,以利于不同治疗方法疗效的比较。目前有多种面神经分级系统,通常运用的为 House 和 Brackmann 分级系统。

2.面肌抽搐面肌痉挛

多数在中年以后起病,女性多见,好发左侧。起病时多为眼轮匝肌间歇性抽搐,逐渐缓慢地扩散至一侧面部的其他面肌。口角肌肉的抽搐最易为人注意,严重者甚至可累及同侧的颈阔肌。抽搐的程度轻重不等,可因疲倦、精神紧张、自主运动而加剧,但不能自行模仿或控制。入睡后抽搐停止。两侧面肌均有抽搐者甚少见,往往是一侧先受累。少数患者于抽搐时伴有面部轻度疼痛,个别病例可伴有头痛,患侧耳鸣。

神经系统检查除面部肌肉阵发性的抽搐外,无其他阳性体征发现。少数病例于晚期可伴有患侧面肌轻度瘫痪。本病为缓慢进展的疾患,一般均不会自然好转,如不给予治疗,部分病例于晚期患侧面肌麻痹,抽搐停止。

(二)诊断和鉴别诊断

1.症状和体征

诊断时需区分中枢性面瘫和周围性面瘫,明确造成面瘫的原因。CT 用于诊断颅底骨性结构的改变有重要价值。MRI 对于脑肿瘤,特别是后颅的肿瘤、脑缺血性卒中和炎症改变等有诊断价值。

中枢性面瘫的特点为:①病损对侧眼眶以下的面肌瘫痪;②常伴有面瘫同侧的肢体偏瘫;③无味觉和涎液分泌障碍。周围性面瘫的特点为:①病变同侧所有的面肌均瘫痪;②如有肢体瘫痪常为面瘫对侧的肢体受累,例如脑干病变而引起的交叉性瘫痪;③可以有患侧舌前 2/3 的味觉减退及唾液分泌障碍。

Bell 麻痹是一种最多见的周围性面神经麻痹。病因可能是局部营养神经的血管,受风寒刺激而发生痉挛,导致面神经缺血、水肿而引起。也可能与局部感染有关。通常呈急性起病,20～40 岁最为多见,男性略多于女性。绝大多数为单侧,一侧面部表情肌突然瘫痪,几小时内达到顶峰。

颅脑外伤造成颅底骨折而面瘫者,通常有明确的外伤史,常有外耳道流血,乳突部瘀血,CT 颅底薄层扫描可有颅底骨折等表现。

中耳感染侵及面神经管产生的面神经麻痹,除面肌瘫痪外,由于鼓索纤维受累,常有患侧舌前 2/3 的味觉丧失,伴中耳炎史及耳部的阳性体征。

颅后窝病变例如桥小脑角肿瘤、颅底脑膜炎及鼻咽癌颅内转移等原因所致的面神经麻痹,多伴有听觉障碍、三叉神经功能障碍及各种原发病的特殊表现。

脑桥病变如肿瘤、炎症、出血等所致面神经麻痹常伴面神经核邻近的脑神经核或长束受损,例如患侧三叉神经、展神经麻痹和对侧肢体的偏瘫等体征。

大脑半球病变例如肿瘤、脑血管意外等出现的中枢性面瘫仅仅限于病变对侧下面部表情肌的运动障碍,而上面部表情肌运动如闭眼、皱额则仍正常,且常伴躯体偏瘫。

2.面肌抽搐

根据本病的临床特点,单侧阵发性面肌抽搐而无其他神经系统阳性体征,诊断并不困难。肌电图上显示肌纤维震颤和肌束震颤波。脑电图检查显示正常。

需与下列疾病鉴别。

(1)继发性面肌抽搐:桥小脑角肿瘤或炎症、脑桥肿瘤、脑干脑炎、延髓空洞症、运动神经元性疾病、颅脑损伤等均可出现面肌抽搐,但往往伴有其他脑神经或锥体束受损的表现,如同侧的面痛及面部感觉减退、听力障碍、对侧或四肢肌力减退等,而面肌抽搐仅仅是症状之一,所以不难鉴别。

(2)癫痫:面肌局限性抽搐亦可能是部分性运动性癫痫,但其抽搐幅度较大,并往往累及颈、上肢甚或偏侧肢体,或出现典型的按大脑皮质运动区顺序扩散的 Jackson 发作。脑电图上可见有癫痫波发放。仅仅局限于面部肌肉抽搐的癫痫罕见。

(3)癔症性眼睑痉挛:常见于中年以上女性患者,多系两侧性,仅仅局限于眼睑肌的痉挛,而颜面下部的面肌则并不累及。

(4)习惯性面肌抽搐:常见于儿童及青壮年,为短暂的强迫性面肌运动,常为两侧性。癔症性眼睑痉挛与习惯性面肌抽搐的肌电图与脑电图均属正常,在抽搐时肌电图上出现的肌收缩波与主动运动时所产生的一样。

(5)三叉神经痛:为面部阵发性短暂的剧烈疼痛,疼痛严重时可伴有面部肌肉抽搐。虽然原发性面肌抽搐发展至严重时,抽搐时间较久亦可引起面部疼痛,但其疼痛程度没有三叉神经痛那样剧烈。

(6)舞蹈病及手足徐动症:可有面肌的不自主抽动,但均为两侧性的,且均伴有四肢的不自主运动。

二、治疗

1.面神经麻痹

根据不同的病因,采用不同治疗措施。主要采取改善局部血液循环,促使水肿、炎症的消退,促进面神经功能的恢复,保护患侧暴露的角膜等。

(1)针灸、理疗和推拿按摩:针刺疗法以祛风、通经络、调气血为原则。理疗和推拿按摩有利于改善局部血液循环,消除水肿,减轻局部疼痛症状。

(2)药物治疗:①激素治疗:如氢化可的松、甲泼尼龙等;②维生素 B_1、维生素 B_{12} 等;③改善微循环:地巴唑等;④神经营养药物,一些营养神经的生物制剂可能有效。

(3)高压氧治疗:可能有效。

(4)保护角膜:用眼罩、滴眼药水、涂眼药膏等。长期不能恢复者可行眼睑缝合术。

(5)手术治疗

1)面副神经或面膈神经吻合术。将面神经的远端与副神经或膈神经的近端吻合,使副神经或膈神经的纤维长入面神经远端及其支配的肌肉,以恢复面肌功能。手术需牺牲副神经、膈神经的功能。

2)面神经管减压术:可用于颅底骨折后,面神经管破坏,面神经受压的病例。对 Bell 面瘫的疗效不肯定。

3)游离神经移植:采用耳大神经、腓肠神经,或颈丛皮神经,行游离神经纤维吻合移植,效果一般均较差。

4)带血管神经肌肉瓣移植术:效果不肯定。

2.面肌痉挛

首选药物治疗,用药物治疗效果不佳,选用微血管减压手术,面神经分支的肉毒素注射治疗也较常用。

(1)药物治疗:卡马西平、苯妥英钠、巴氯芬及各种镇静安定类药物,如苯巴比妥等,对少数患者可减轻症状。与三叉神经痛不同,这些药物对面肌痉挛的疗效不佳。

(2)理疗或针灸应用钙离子透入疗法或直流电刺激,可减轻症状,不能根治。

(3)微血管减压术

1)适应证:①药物、针灸、理疗等治疗无效者;②CT 和(或)MRI 不能除外继发性面肌痉挛;③排除 Bell 麻痹或面神经外伤后的面肌痉挛。

2)手术方法:麻醉和体位同三叉神经微血管减压术。

切口与骨窗:基本同三叉神经微血管减压术,但骨窗略偏下和偏大。除乙状窦始段外,还应更接近颅后窝底。

面神经显露:经腰穿放脑脊液或 20% 甘露醇脱水后,剪开硬脑膜。应从小脑外下侧入路暴露面神经根部,不应用小脑外上侧入路(即三叉神经微血管减压入路),因为后者仅暴露面听神经桥小脑角段,而且易牵拉损伤听神经。用脑压板把小脑外下部轻轻抬起,用双极电凝镊电凝并切断 1~2 支桥静脉。打开小脑延髓池侧角,吸去脑脊液,探查桥小脑角有无异常。然后辨认副神经、迷走神经和舌咽神经,进一步抬起小脑,将小脑与后组脑神经之间的蛛网膜束带用双极电凝镊电凝后切断。显露第四脑室侧隐窝脉络丛,抬起小脑绒球,即见脑干和面听神经。安放自动牵开器。

面神经减压:通常面神经位于前内侧,听神经为后外侧,前者灰色,后者为淡黄色。几乎所有动脉压迫发生在面神经出脑干 5 mm 之内,大多为小脑后下动脉、椎动脉、小脑前下动脉或其分支,少数为静脉。多为单根血管压迫,少数多根血管压迫。由于侧卧位可使脑干和血管的关系发生分开变化,因此距离神经根 1~2 mm 的血管均视为对神经有压迫。典型面肌痉挛者常为面神经的前下面受压,非典型者则为后或上面受压。用微型剥离子把血管与神经分开并用吸收性明胶海绵片嵌在血管和神经之间,用涤纶片将面神经出脑段包绕。如静脉压迫难以分离,可用双极电凝镊电凝后切断。应小心不要损伤进入脑干的血管穿通支。妥善止血,严密缝合硬脑膜,分层缝合肌层、皮下组织和皮肤。

术后处理:同三叉神经微血管减压术。

术后面肌痉挛的消失是逐步的。如术后 30 天面肌痉挛仍同术前,往往需要再次手术探查。

疗效和并发症:648 例面肌痉挛的患者 5 年随访率 92%,10 年随访率 88%。术后 1 个月内的早期疗效完全缓解 86%,部分缓解 5%,无效 9%。10 年后的效果,完全缓解 79%,部分缓解 5%,无效 16%。对于早期无效的病例尽早再次手术,同样可获得长期的完全缓解。常见的并发症有:面肌瘫痪、听力减退和脑脊液漏等,死亡率小于 1%。提高手术技巧,加强术前后处理,以及术时应用脑干听觉诱发电位、听神经直接电位和面神经肌电图等监测,可望减少并发症。

(4)肉毒素注射法:痉挛的肌肉中注射肉毒素正被逐渐广泛应用。治疗的机制是运用肉毒素阻断神经肌肉的传递,降低面肌痉挛的程度,不影响正常的神经传导。

1)注射方法:面神经在通过腮腺后分出末梢分支,呈扇形分布于面部表情肌肉。注射时用皮下注射针头在这些部位或其邻近刺入皮下组织。注射的范围可根据面肌痉挛的部位选择。

2)疗效:目前的报道为短期随访,早期完全缓解达 80%～100%,但一般 12～16 周,肉毒素代谢后症状复发,需重复注射。某些患者经注射后会产生肉毒素抗体,影响重复注射肉毒素的疗效。常见的并发症有:面瘫、眼球干涩、复视、吞咽困难等,这些并发症于单次注射发生率较低,但累积到 3 年后,发生率达 60%～75%。

(5)乙醇注射法:用不同浓度直至无水乙醇注射于面神经干可暂时中断面神经的传导功能,使面肌抽搐解除。注射后面神经传导功能障碍,立即出现面肌瘫痪或不全瘫痪,但在数月内可以恢复。疗效维持时间较短,大部分患者于 6 个月左右复发,需再次注射治疗。该方法目前已较少采用。

(6)其他手术方法:如面神经主干或分支切断术:破坏面神经的传导功能,以瘫痪代替抽搐,目前基本不用。

第九节　痉挛性斜颈

痉挛性斜颈是指头和颈部肌肉的一种异常抽动,常伴有头部转向一侧的震颤、徐动或肌痉挛样不自主运动,致使头部及颈部呈多种倾斜姿势。受累肌肉明显肥厚。本病有时伴有其他运动障碍性疾病。

一、诊断

(一)临床表现

患者多为中青年,起病缓慢,开始时症状轻微,逐渐加重,从出现症状到症状严重的时间从 3～10 多年不等。约 10% 患者症状可自行缓解,还有 20% 的患者症状可以有中等程度的自行改善。

临床表现各不相同。主要表现为颈部肌肉不能控制的异常活动,双侧颈部肌肉包括深浅肌肉可以同时受累,但以一侧胸锁乳突肌、斜方肌和头夹肌的影响最为明显。强制性的肌肉收缩使头部不断转向某一方向,如头部向一侧转动则为一侧胸锁乳突肌的收缩;头部向前屈为双侧胸锁乳突肌及头夹肌的收缩;头部向后伸痉挛收缩为双侧头夹肌及斜方肌的收缩。

Hassler 等将该病的头部异常姿势分为 4 型:①转向一侧的单纯水平型斜颈;②环绕前后颈的旋转型斜颈;③接近水平轴的伸展型斜颈,最后导致颈后伸;④接近水平轴的屈曲型斜颈,最后产生非对称性的颈前屈。前两型常见,后两型少见。痉挛动作可因情绪波动、疲劳或感觉刺激而加重,睡眠时症状完全消失。受累肌肉明显肥厚,发作时可有受累肌肉疼痛。

（二）诊断和鉴别诊断

根据发作表现本病诊断一般不难,但应与上颈椎肿瘤、颈椎骨折、颈椎间盘突出、枕下神经炎等疾病引起的头部异常姿势相鉴别,上述病变仅引起强直性斜颈,不会有痉挛发作,一般仅保持某一头部姿势。

小儿颅后窝肿瘤引起的强迫头位也应进行鉴别,但患者往往还有颅内压增高症状和共济障碍症状。另外还应和不明原因的一侧胸锁乳突肌萎缩和畸形相鉴别。最后还应和癔症性斜颈相区别,后者往往有明确的精神因素,发作突然,头部和颈部异常活动变化多端,无规律,情绪稳定后症状自行消失。

二、治疗

1.药物治疗

由于病因不明,药物治疗多数效果不好,但可起到减轻发作强度。常用药物有颠茄酊、东莨菪碱、苯海索和巴氯芬等。

2.手术治疗

症状严重且药物治疗无效者,都可以考虑行手术治疗。手术方法分两类,一类为颈部受累肌肉的切除或切断术、颈部肌肉的去神经术,另一类为立体定向术。受累颈部肌肉的切除已少应用。

选择性周围神经切断术在北美仍极为盛行,在国内未见有报道。据称手术后70%患者效果显著,但也有30%患者有手术后的颈部稳定性差、残余疼痛和吞咽困难。

肌电图应作为手术前的常规检查,主要了解:①颈部异常活动的主要主动肌和协同肌;②正常拮抗剂的状态。在痉挛性斜颈患者中,受累肌肉的异常活动随着患者头部和身体姿势的不同而改变。所以最少同时记录4块肌肉,最常记录的肌肉为两侧胸锁乳突肌和两侧头夹肌,除此之外,还应记录和颈部活动有关的协同肌,如斜方肌、头直肌和提肩肌等。

为确保针电极位置正确,要患者重复做每块肌肉的生理活动,分别记录患者作头颈部侧倾、屈曲和伸展和旋转时的肌电活动。也有报道在手术前,先用1%利多卡因阻滞准备去神经的肌肉运动点,可以预测手术效果。

选择性去周围神经术已有标准手术方法,读者可参考有关书籍。为熟悉手术区域的解剖,手术者最好先在尸体上反复练习,以熟知需要切断神经的走向。除了切断颈部的颈1～4神经根外,胸锁乳突肌的去神经术还需再作一切口,切口类似于作面副神经吻合术,在茎乳孔水平找到副神经,向下解剖并不时用电刺激,将引起胸锁乳突肌收缩的分支一一切断,通常用5～6支之多。同时,主干和2～3支进入斜方肌的分支给予保留。

目前国内应用较广,且为作者采用的手术为Foster-Dandy手术,即切断硬脊膜内双侧副神经脊根及双侧颈1～3前根,有时可能需要切断颈4前根。手术后戴颈托2～3周,以后再间断应用4～6周。在作Foster-Dandy手术时,首先探查两侧的小脑后下动脉和椎动脉及其分支是否压迫副神经,如有明显受压者,只需分开压迫之血管,受累副神经用涤纶小片包裹隔离,不切断神经也可取得良好效果。当上述手术效果不好,或者患者同时有扭转痉挛等运动障碍疾病时,可用立体定向破坏苍白球—丘脑核,一般需作双侧毁损。缓解率为70%～80%,但3%的患者在手术后可出现构音困难。

第三章　胸心外科疾病

第一节　胸部创伤

一、分类

(一)根据损伤暴力性质不同

1.钝性伤

减速性、挤压性、撞击性、冲击性暴力等所致,损伤机制复杂,多有肋骨或胸骨损伤,常合并其他部位损伤。伤后早期易误诊或漏诊,多数不需要开胸手术治疗。

2.穿透伤

多由火器或锐器暴力所致,损伤机制较清楚,损伤范围直接与伤道有关,早期诊断较容易。器官组织裂伤所致的进行性出血是伤情进展快、伤员死亡的主要原因,部分穿透性胸部损伤需要开胸手术治疗。

(二)根据损伤是否造成胸膜腔与外界沟通

1.开放性胸部损伤

常导致开放性血气胸,伤情较重。

2.闭合性胸部损伤

轻者为胸壁软组织损伤、肋骨骨折;重者为血气胸、心脏损伤、心包出血。

二、治疗

对较轻的胸外伤,一般对症处理即可,如镇痛、相对限制活动(如包扎固定)等。对伤情较重者应遵循急救"ABC"法则(A:呼吸道清理;B:呼吸支持;C:循环支持),然后在此基础上视具体情况进行针对性处理。如有胸壁创口者,应予清创缝合;有血、气胸者,如量较少则密切观察,量多则应予胸膜腔闭式引流,同时应预防感染。如有连枷胸,应在软化区加压包扎固定,纠正反常呼吸活动。

即使在较严重的胸外伤中,大多数患者只需经胸腔闭式引流及其他保守治疗即可治愈。一旦出现下列情况,应及时行剖胸探查术:

(1)胸膜腔内进行性出血,经保守处理效果不佳,可能存在胸腔内较大血管、肋间血管损伤或较严重的肺组织损伤。

(2)经引流后,仍存在较大的持续漏气现象,提示有较广泛的肺组织或支气管损伤。

(3)心脏、大血管损伤。

(4)膈肌损伤或胸腹联合伤。

(5)食管破裂。

(6)大范围胸壁创伤导致胸壁软化等。

对其他一些情况如胸腔内存在较大异物、凝固性血胸、陈旧性支气管破裂也应尽早行手术治疗。

第二节　肋骨骨折

胸部创伤中肋骨骨折最常见；由直接暴力和间接暴力引起。①第1～3肋骨粗短，且有锁骨、肩胛骨保护，不易发生骨折。但一旦发生说明暴力巨大，常合并锁骨、肩胛骨骨折和颈部、腋部血管神经损伤；②第4～7肋骨长而薄，最易折断；③第8～10肋骨前端因与肋弓相连而不易骨折；④第11～12肋骨的前端游离，弹性较大而不易骨折；如果发生骨折，容易引起腹内脏器和膈肌损伤。多根多处肋骨骨折将使局部胸壁失去完整肋骨的支撑而软化，出现反常呼吸运动，即吸气时软化区胸壁内陷，呼气时外突，称为连枷胸。

一、诊断

（一）临床表现

有胸部外伤史，局部疼痛，疼痛使得呼吸变浅、咳嗽无力，呼吸道分泌物增多、潴留，易导致肺不张和肺部感染。胸壁可有畸形，局部压痛，挤压胸部疼痛加重，甚至出现骨擦音，此可与软组织损伤鉴别。刺破胸膜可见血胸、气胸、皮下气肿。伤后晚期由于骨折断端移位可造成迟发性血胸或血气胸。多根多处肋骨骨折导致胸壁软化，形成连枷胸，使呼吸困难更明显，常可导致呼吸循环衰竭，威胁生命。

（二）辅助检查

胸部 X 线检查，包括正位、侧位和斜位平片可见肋骨骨折端、骨折线和断端错位，但不能显示前胸肋软骨骨折。目前在有条件的医院采用 X 线 CR 和 DR 检查对诊断有较大的帮助，而肋骨三维 CT 重建则有更清晰的肋骨显示。

二、治疗

肋骨骨折一般均能自行愈合，即使断端对位不良，愈合后也不影响胸廓的呼吸功能。因此对单根或数根肋骨单处骨折，治疗的目的是减轻疼痛症状，使患者能进行正常呼吸活动和有效排痰，防止呼吸道分泌物潴留所致的肺不张、肺炎等并发症，对老年患者尤为重要。根据疼痛症状的程度可选用不同的镇痛剂，一般以口服或局部用药为主，辅以胸带包扎、相对限制局部活动等。较严重的可予肌注镇痛剂或肋间神经封闭。肋间神经封闭的范围应包括骨折区所有的肋间神经和骨折区上下各两根肋间神经，每根肋间神经在脊椎旁注入 1%～2%普鲁卡因或 2%利多卡因 3～5 mL。必要时数小时后重复，可连续封闭数天以维持疗效。鼓励患者咳嗽、咳痰、起床活动，是防止肺部并发症的重要措施。

多根多处肋骨骨折者应作详细检查以排除胸腔内其他脏器是否也受到损伤，并按伤情及早给予相应处理。产生明显或范围较大的反常呼吸运动，影响呼吸功能者，需采取下列方法治疗：

1.敷料固定包扎

用厚敷料或沙袋压迫覆盖胸壁软化区并固定包扎，可限制软化区胸壁的反常活动。

2.胸壁外固定术

在麻醉下用手术巾钳夹住游离段肋骨或用不锈钢丝绕过肋骨将软化区胸壁提起,固定于胸壁支架上,可消除胸壁的反常呼吸活动。

3.胸壁内固定术

切开胸壁软组织显露骨折断端后,用金属缝线或钛板、可吸收肋骨钉连接固定每一处骨折的肋骨。双侧多根肋骨骨折产生的严重的胸壁软化可用金属板通过胸骨后方将胸骨向前方拉起,再将金属板的两端分别固定于左右两侧胸廓的肋骨前方的方法,以消除反常呼吸活动。

4.呼吸机辅助法

重症患者经口、鼻气管插管或气管切开于气管内置管连接呼吸机后作持续或间断正压通气,这种强制方法可减轻反常呼吸活动,便于呼吸道分泌物清除,并能保证通气,利于抢救。待患者病情稳定、胸壁相对固定后,可逐渐停止呼吸机治疗。

开放性肋骨骨折:无论单根或多根肋骨开放性骨折,均应尽早施行清创术,摘除游离的断骨碎片,剪去尖锐的骨折断端,以免刺伤周围组织;肋间血管损伤者,应予缝扎止血。骨折根数不多者不需要固定断端,多根多处骨折则需作内固定术。胸膜破损者宜放置肋间引流管,然后分层缝合创口。术后宜用抗生素。

第三节　创伤性气胸

胸膜腔内积气称为气胸。气胸的形成多由于肺组织、气管、支气管、食管破裂,空气进入胸膜腔,或因胸部伤口穿破胸膜,外界空气进入胸膜腔所致。气胸可分为闭合性气胸、开放性气胸和张力性气胸三类。

一、闭合性气胸

闭合性气胸的胸内压低于大气压,胸膜腔积气量决定伤侧肺萎陷的程度。

(一)诊断

1.临床表现

轻者无症状,重者有明显呼吸困难。体检可发现伤侧胸廓饱满,呼吸活动度降低,气管向健侧移位,伤侧叩诊呈鼓音,听诊呼吸音减弱。

2.辅助检查

胸部 X 线检查可显示不同程度的肺萎陷和胸膜腔积气。

(二)治疗

1.对于胸腔积气量少者,无须特殊处理,积气一般可在 2 周内自行吸收。

2.中等量气胸可进行胸膜腔穿刺,抽出积气。

3.大量气胸应行胸腔闭式引流术,促进肺尽早膨胀,并使用抗生素预防感染。

二、开放性气胸

外界空气经胸壁伤口或软组织缺损处,随呼吸自由进出胸膜腔。空气出入量与胸壁伤口大小有密切关系,伤口大于气管口径时,伤侧肺完全萎陷。如伤侧胸内压显著高于健侧,纵隔向健侧移位,健侧肺扩张受限。呼、吸气时两侧胸膜腔内压力不均衡,出现周期性变化,使纵隔在吸气时移向健侧;呼气时移向伤侧,称为纵隔扑动。

(一)诊断

1.临床表现

呼吸困难、鼻翼扇动、口唇发绀、颈静脉怒张。胸部吸吮样伤口:伤侧胸壁可见伴有气体进出胸腔发出吸吮样声音的伤口。体检:伤侧胸廓饱满,气管向健侧移位,伤侧叩诊呈鼓音,听诊呼吸音消失,严重者可伴有休克。

2.辅助检查

胸部 X 线可见伤侧胸腔大量积气,肺萎陷,纵隔移向健侧。

(二)治疗

1.开放性气胸急救处理要点

立即将开放性气胸变为闭合性气胸,赢得挽救生命的时间。

2.医院进一步处理

给氧,补充血容量,纠正休克;清创、缝合胸壁伤口,行胸腔闭式引流术;给予抗生素,鼓励咳嗽排痰;如怀疑胸内脏器损伤或活动性出血,则应开胸探查。胸腔闭式引流术的适应证:①中、大量气胸、开放性气胸、张力性气胸;②胸腔穿刺术治疗下胸腔内气体增加者;③需使用机械通气或人工通气的气胸或血胸复发者。方法:根据诊断确定插管的部位,气胸引流一般在伤侧前胸壁锁骨中线第 2 肋间,血胸则在腋中线或腋后线第 6 或第 7 肋间,血气胸通常也在腋中线或腋后线第 6 或第 7 肋间。患者半卧位,消毒后用利多卡因在局部胸壁全层浸润麻醉,切开皮肤约 2 cm,钝性分离肌层,经肋骨上缘置入带侧孔的胸腔引流管。引流管的侧孔置入胸腔2～3 cm。引流管外接闭式引流装置,保证胸腔内气体、液体克服 3～4 cm 水的压力能通畅引流出胸腔,而外界空气、液体不会吸入胸腔。术后应经常挤压引流管以保持管腔通畅,记录每小时或 24 小时引流量。引流后经 X 线检查肺膨胀良好,无气体和液体排出 24 小时以上,可在患者深吸气屏气后拔除引流管,并用凡士林纱布与胶布封闭伤口。

三、张力性气胸

气管、支气管或肺损伤处形成活瓣,导致每次吸气进入胸膜腔并积累增多,胸膜腔压力高于大气压,又称为高压性气胸。呼吸困难的病理生理:伤侧肺呼吸面积严重减少或消失,纵隔明显向健侧移位,健侧肺受压,通气血流比例失衡,影响肺通气和换气功能;腔静脉回流受阻。

(一)诊断

1.临床表现

严重或极度呼吸困难、烦躁、意识障碍、大汗淋漓、发绀。查体:气管明显移向健侧,颈静脉怒张,多有皮下气肿。伤侧胸廓饱满,叩诊呈鼓音,听诊呼吸音消失,严重者可伴有休克。

2.辅助检查

胸部 X 线片见伤侧肺完全被压缩,纵隔向健侧移位,致健侧肺亦受压。

(二)治疗

张力性气胸是可迅速致死的危急重症,必须尽快胸腔穿刺排气。迅速使用粗针头穿刺胸膜腔减压，并外接单向活瓣样装置；在紧急时可在针柄部外接剪有小口的柔软塑料袋、气球或避孕套等，使胸腔内的高压气体易于排出，而外界空气不能进入胸腔。进一步处理应安置胸腔闭式引流管。持续漏气而难以膨胀时应考虑开胸探查术。

第四节　创伤性血胸

　　胸膜腔内积血称为血胸，可与气胸同时存在。胸膜腔内积血的主要来源：心脏、胸内大血管及其分支、胸壁、肺组织、膈肌和心包血管出血。血胸发生后不仅因血容量丢失而影响循环功能，还可压迫伤侧及健侧肺组织，使呼吸面积减少；纵隔移位影响腔静脉回流。出血量超过肺、心包、和膈肌运动所引起的去纤维蛋白作用时，胸腔内积血发生凝固。凝血机化后形成纤维板，限制肺与胸廓活动，损害呼吸功能。当胸腔闭式引流量减少，而体格检查和影像学检查发现有血胸持续存在时，应考虑凝固性血胸。血液是良好的培养基，经伤口或肺破裂口侵入的细菌，会在血液中迅速繁殖，引起感染性血胸，最终导致脓胸。

一、临床表现

　　血胸的临床表现与出血量、速度和个人体质有关。一般而言，血胸量≤0.5 L为少量血胸，0.5～1.0 L为中量，＞1.0 L为大量血胸。患者可有不同程度的低血容量表现：面色苍白、脉搏细速、血压下降、末梢血管充盈不良。并有不同程度的胸腔积液表现：呼吸急促、肋间隙饱满、气管向健侧移位、伤侧叩诊浊音和呼吸音减低及相应的胸部X线表现。胸穿抽出血液可明确诊断。进行性血胸征象：①持续性脉搏加快、血压降低，或虽经补充血容量血压仍不稳定；②胸腔闭式引流量每小时超过200 mL，持续3小时；③血红蛋白量、血红细胞计数和血细胞比容进行性降低，引流胸腔积血的血红蛋白量和红细胞计数与周围血相接近。感染性血胸征象：①有畏寒、高热等感染的全身表现；②抽出胸腔积血1 mL，加入5 mL蒸馏水，无感染者呈淡红透明状，出现浑浊或絮状物提示感染；③胸腔积血无感染时红细胞与白细胞计数比例应与周围血相似，即500：1，感染时白细胞计数明显增加，比例达到100：1可确诊为感染性血胸。④积血涂片和细菌培养发现致病菌有助于诊断，并可依此选择有效抗生素。

二、治疗

　　1.非进行性少量血胸

　　胸穿或胸腔闭式引流术，及时排出积血，促使肺复张，改善呼吸功能；并使用抗生素预防感染。胸腔闭式引流术指征应放宽，以利于观察出血量。

　　2.进行性血胸

　　应及早行开胸探查手术。

　　3.凝固性血胸

　　应待伤员情况稳定后尽早手术，采用凝固性血胸清除术及胸膜纤维板剥除术，清除血块，并剥除胸膜表面血凝块机化的薄膜；开胸手术可提早到伤后2～3天，更为积极的开胸引流则无益；但明显推迟手术时间可能使清除肺表面纤维蛋白膜变得困难，从而使得简单手术复杂化。

4.感染性血胸

应及时改善胸腔引流,排尽感染性积血或脓液。如效果不佳或肺复张不良,应尽早手术清除感染性积血,剥离脓性纤维膜。

近年来电视胸腔镜已用于凝固性血胸、感染性血胸的治疗。

第五节　脓　胸

胸膜腔化脓性感染后的脓液积聚,即形成脓胸。脓胸的液体为高比重的浑浊液,含有变性白细胞、坏死组织残骸和细菌。脓胸可分为:①全脓胸:脓液占据整个胸膜腔;②局限性或包裹性脓胸:脓液积聚于肺与局部胸壁之间、肺叶之间、肺与膈肌或纵隔之间。根据脓胸的病程和病理反应,可分成急性和慢性两种。自从抗生素问世以来,脓胸的发病率和死亡率均已明显降低。但近年来,随着厌氧菌感染的明显增多,新的抗药菌株的出现以及免疫抑制剂的大量应用,增加了发生脓胸的风险。

一、急性脓胸

急性脓胸大多为继发性感染,由邻近胸膜的器官化脓性感染引起。最常见的原发病灶多在肺部(40%～60%),胸外科手术和外伤所致脓胸约占30%。

胸膜腔感染途径:

(1)肺部化脓性病灶侵及胸膜或病灶破裂直接累及胸膜腔。

(2)邻近器官的化脓性感染,直接穿破或经淋巴途径侵犯胸膜腔,如膈下脓肿、肝脓肿、纵隔脓肿和化脓性心包炎等。

(3)全身脓毒症或菌血症,致病菌经血液循环进入胸膜腔。

(4)胸部穿透伤带入细菌和(或)异物导致感染和化脓。

(5)手术后胸膜腔感染。

(6)血胸的继发性感染。

(7)支气管瘘或食管胃吻合口瘘。多种致病菌可引起胸膜腔混合感染。厌氧菌与需氧菌混合感染的脓液常具有恶臭,称为腐败性脓胸。脓腔内同时有气体和脓液,出现液平面称为脓气胸。脓胸可自行穿破胸壁,向外溃破成为自溃性脓胸。

(一)诊断

1.临床表现

由于大多数脓胸继发于肺部感染,因此急性炎症和呼吸困难常是急性脓胸患者的主要症状。患者常有胸痛、高热、呼吸急促、食欲减退、周身不适等症状。由于脓胸的症状与病因及分期、胸膜腔内脓液的多少、患者防御机制的状态,以及致病菌毒力的大小有关,临床表现可以相差很大。血液化验则有白细胞总数及中性白细胞明显增高。肺炎后的急性脓胸,多在肺炎缓解后1～2周突然胸痛,体温升高,有持续高热,肺炎尚未消退,随之出现脓胸。重症脓胸可有咳嗽、咳痰、发绀等症状。患者可出现急性病容,有时不能平卧,患侧呼吸运动减弱、肋间隙饱满。叩诊可发现患侧上胸部呈鼓音,下胸部呈浊音,大量胸膜腔积脓则纵隔向对侧移位,气管及心浊音偏向健侧。听诊呼吸音减弱或消失,语颤减弱。

脓胸的并发症可发生于脓胸形成的任何阶段,但更常见于脓胸的慢性期。主要并发症有:①支气管胸膜瘘:支气管胸膜瘘常由肺脓肿破入胸膜腔而形成,脓液经支气管胸膜瘘进入气管咳出,或流入对侧肺引发感染;②胸壁窦道:脓液也可穿向胸壁皮下组织,溃破后形成脓窦;③脓胸还可并发纵隔脓肿、肋骨或胸骨骨髓炎、脑脓肿、心包炎、脓毒症等;④急性脓胸可发展成慢性脓胸,肺纤维化及胸壁挛缩。

2.辅助检查

肺部炎症经抗生素治疗后患者仍有高热等症状,胸部 X 线检查出现积液阴影即应怀疑并发脓胸。X 线检查常见胸部有一片均匀模糊阴影,积液量较多时直立位时常在下胸部呈典型的 S 形线(Ellis 线)。胸部 CT 可鉴别脓胸、胸膜下肺脓肿、肺囊肿以及肺部原发炎性病灶。通过测定积液厚度及有无萎陷可对脓胸进行分期,确定分隔的严重程度。局限性脓胸则可包裹在肺叶间、膈肌上或纵隔面。脓腔内同时有气体则可见到液平面。在可疑的病例,经 X 线透视或超声定位后作胸腔穿刺,抽得脓液即可确诊。抽得脓液需分别送细菌涂片、细菌培养和抗生素敏感试验,及早选用适当抗生素。如果穿刺抽出的脓液呈灰色、稀薄,且带恶臭者,常是肺脓肿溃破或食管穿破引起的腐败性脓胸,这种脓液是多种细菌混合感染,包括需氧和厌氧细菌。

由于大部分患者在接受外科处理之前已应用了多种抗生素,多数患者无法分离出致病菌。

(二)治疗

急性脓胸治疗原则:

(1)选择敏感抗生素控制感染。

(2)及时抽除或引流脓腔内脓液,使受压的肺复张以恢复其功能。

(3)胸腔内滴注纤维蛋白溶解药物(链激酶或尿激酶)可使纤维蛋白凝块液化,使胸腔引流更为容易,但在急性期不宜使用。

(4)支持治疗,呼吸护理,注意营养,补充维生素,矫正贫血;治疗并发症。

(5)治疗引起脓胸的病因。

引流脓液方法有:

(1)胸腔穿刺抽液:经胸透和超声定位,进针应选在脓腔底上 1～2 肋间肋骨上缘,可避免损伤肋间血管。尽量吸净脓液。抽吸后将抗生素注入胸腔。

(2)肋间闭式引流:脓液稠厚穿刺不易抽净,毒性症状难以控制时,及早行闭式引流。对急性脓胸,特别是脓气胸或小儿脓胸,应早期施行闭式引流。生理盐水或碘制剂胸腔冲洗有助于稀释脓液,排出坏死物,缩短治疗时间。肋间插管要尽量选用较大口径(28～32 号)的导管,与水封瓶连接,防止肺萎陷。若引流不畅,应在 X 线透视下重新调整引流管位置。经上述处理,可迅速排空脓腔内的大量脓液,减轻患者中毒症状,开始肺复张、胸膜粘连消灭脓腔。闭式引流后 10～12 天,胸片上显示脓胸消失,可拔除肋间引流管,不需进一步治疗。如脓胸愈合状况不很清楚,可经胸管注入造影剂以获得正确评估。

(3)肋床闭式引流:对脓液稠厚、有多个脓腔、闭式引流不能控制中毒症状的多房性脓胸,可切除一段肋骨进入脓腔,分开多房腔的间隔成为一个脓腔,通过另一个小切口,在脓腔最低位置放置大口径引流管作闭式引流。

（4）纤维层剥脱术：常用于感染或非感染血胸病例。这时肺虽被纤维脓性外膜所约束，但仍可复张。纤维层剥脱术后可以继续闭式引流。肺可重新扩张，两层胸膜粘连，消除胸膜腔使脓胸愈合。

（5）20世纪90年代以来，电视胸腔镜技术应用日益增多，通过胸腔镜可完全排出脓液，打开分隔，并可从肺表面剥脱纤维板。病程短于4周的脓胸治愈率高于病程超过5周的脓胸患者。

二、慢性脓胸

急性脓胸6～8周后，即逐渐转入慢性期。形成慢性脓胸的原因有：

（1）急性脓胸期治疗不当或治疗不及时，如纤维素较多、脓液稠厚的病例没有及时作引流术；引流管太细；引流管放置位置过高或过深，引流不畅；过早拔除引流管，脓胸尚未愈好等。

（2）合并有支气管胸膜瘘或食管瘘，污染物质及细菌不断进入胸膜腔。

（3）脓腔内有异物存留，如弹片、死骨、换药时不慎遗留棉球或短橡皮引流管等。

（4）肝或膈下脓肿溃破入胸膜腔引起脓胸，原发脓肿未得到及时治疗。

（5）某些特殊感染如结核分枝杆菌、真菌感染。

以上原因引起胸膜腔壁层和脏层胸膜纤维层增厚，使肺被紧裹而不能膨胀，胸内残腔不能闭合，形成慢性脓胸。

（一）诊断

1.临床表现

由于脓胸厚层纤维板的形成，脓液中毒素的吸收较少，慢性脓胸患者的急性毒性症状，如高热、多汗和白细胞增高等，明显减轻。但由于长期消耗，患者常有消瘦、低热、贫血、低清蛋白血症等，并有慢性咳嗽、脓痰、胸闷不适等症状。合并支气管胸膜瘘者，当患者向健侧卧时呛咳加重，咳出的痰液与脓胸的脓液性状相同。

体检可发现气管移向患侧。胸廓活动受限，肋间变窄。叩诊呈浊音，呼吸音减低和消失，有时可见杵状指（趾）。胸部溃破或引流者可见到瘘口。

2.辅助检查

胸部X线片可见胸膜增厚、胸廓收缩、肋骨增生，切面呈三角形，膈肌抬高。结核菌引起的脓胸可见肺内有结核病变和胸膜钙化。合并支气管胸膜瘘可见液平面。为进一步了解萎陷肺有无病变，还需作深度曝光片或CT检查。支气管镜检查可明确支气管腔是否通畅。支气管碘油造影可明确周围支气管情况，有无支气管扩张或有无瘘管存在。有窦道与胸外相通可施行窦道碘油造影术，明确脓腔大小和部位。局限性或包裹性脓胸可在超声定位下抽脓确诊。

（二）治疗

主要原则有：

（1）全身支持疗法改善营养状况，纠正患者的贫血和低蛋白血症，尽可能作些适当活动以增强体力。贫血严重的患者应行多次少量输血和进食高热量、高蛋白饮食。

（2）消除胸膜间脓腔，去除坏死组织。

（3）肺扩张恢复肺功能。

手术方法有：

1.改善原有的脓腔引流

原有引流不畅的患者应先扩大引流创口,或根据脓腔造影选择适当部位另作肋床引流术或胸廓开窗术,使脓液排除干净。控制脓腔的感染,不但可为以后的手术创造有利条件,少数患者还可因引流改善后,脓腔得以闭合。

2.胸膜纤维板剥除术

剥除壁层及脏层胸膜上纤维板,使肺组织从纤维板的束缚中游离出来,重新扩张,胸壁也可恢复呼吸运动,既能改善肺功能,又可免除胸廓畸形,是最理想的手术。适用于肺能复张、病程超过6周(即Ⅲ期脓胸)的病例。

手术在全麻下进行,取后外侧胸部切口。切除第5或第6肋骨,切开肋骨床,沿胸膜外间隙钝性剥离胸膜纤维板层。切口上下剥离至一定程度后,用牵开器撑开切口,扩大剥离范围。少数病例可以将纤维板层完整剥脱,但绝大多数病例需将脓腔切开,吸尽脓液及纤维素,刮除肉芽组织。肺表面纤维板剥脱比较困难的部位常就是原发病灶所在之处,可绕过它进行剥离。剩下部分脏层胸膜纤维不能剥离时,可用刀片由纵、横方向划开胸膜,以利于肺的膨胀。手术时失血较多,止血要彻底。术后血胸和肺破口漏气影响肺复张,往往是手术失败的主要原因。因此,要求安放较粗的橡皮引流管,保证引流通畅。必要时可加用负压吸引。手术死亡率为1.3%～6.6%。

3.脓腔清洁消毒术

Clagett等报道对全肺切除后脓胸患者采用此方法,对不合并支气管胸膜瘘者有效率为50%～70%。胸膜腔开放引流,反复清创,抗生素溶液冲洗,最终闭合胸腔。此方法耗时长,适用于难以耐受胸廓成形术,其他方法无效的脓胸患者。

4.脓胸肺切除术

慢性脓胸合并肺组织和(或支气管已有广泛破坏如空洞、支气管扩张或广泛纤维化和(或)肺不张时,应将脓胸和病肺一并切除。可施行肺叶或脓胸全肺切除术,称为脓胸肺叶或脓胸全肺切除术。手术时创伤大,出血多,术前需给予营养和输血改善全身情况,术中补足大量失血。施行脓胸全肺切除术的患者如条件允许可作同期胸廓成形术;如患者不能耐受手术则可延期施行。

5.胸廓成形术

胸廓成形术是切除患部肋骨,使胸壁塌陷,压缩消灭脓腔的术式。现在常用改良的胸膜内胸廓成形术,仅在骨膜下切除脓腔顶部相应的肋骨和壁层胸膜纤维板。进入脓腔内清除脏层胸膜上的肉芽组织和脓块后,将肋间束(包括肋骨骨膜、肋间肌、肋间神经和肋间动、静脉)顺序排列固定在脏层胸膜纤维板上,然后缝合肌层和皮肤。由于肋间束血液供应丰富,肋间肌不会坏死。

胸膜内胸廓成形术适用于慢性脓胸或结核性脓胸、肺内有活动性结核病灶,及有支气管胸膜瘘者。切口设计要根据脓腔的范围和部位而定。手术时要显露脓腔的全部。先切除第5、6肋骨,经肋床切开增厚的胸膜进入脓腔,经切口吸尽脓液,清除腔内坏死组织,探查脓腔范围,再切除相应的肋骨。翻转肋间肌,切除壁层纤维板及肉芽组织,保留肋间肌。要避免撕破损伤正常肺组织。冲洗脓腔,彻底止血。脓腔安放 1～2 条引流管,充分引流,保证伤口内无积血、积液。胸壁肌层用肠线缝合固定,最后用丝线松松对合皮肤切口,外用棉垫及绷带加压包扎。

第六节　气管、支气管异物

气管、支气管异物最多见于 3 岁以下婴幼儿,老年人也不少见,男性明显多于女性。临床症状可轻可重,典型症状有阵发性咳嗽、喘鸣,可造成慢性肺损伤,也可以无明显不适。硬质支气管镜取异物是首选的治疗方法。

一、诊断

(一)临床表现

支气管异物所产生的症状可分为 4 期:

1.异物吸入期

异物吸入气管后产生剧烈的咳嗽、憋气,甚至发生窒息。

2.安静期

异物滞留在相应大小的气管、支气管后,症状消失或仅有轻微咳嗽。

3.刺激或炎症期

由于异物对气道的局部刺激和继发炎症,咳嗽加重,并有发热症状。

4.并发症期

轻者引起支气管炎、肺炎、肺不张,异物长期滞留可导致肺脓肿、脓胸、支气管扩张等,临床表现为咳嗽、咳脓痰、发热、咯血、呼吸困难。抗生素和激素的应用可减轻或掩盖上述表现。

气管、支气管异物的体征是多样的,有时不易确定诊断,20%～40%的患者体格检查无异常。常见的体征有:颈前触诊可有气管内异物上下移动的击拍感,听诊时有击拍声;有阻塞性肺气肿者叩诊呈鼓音,肺不张者呈浊音;听诊患侧呼吸音减弱,可闻及干、湿啰音。并发肺部感染者有相应体征。

(二)辅助检查

1.X 线检查

对 X 线不透光的异物可确诊并定位。对植物性等透 X 线异物,除常规吸气期胸片之外,还需作呼气末期摄片,有时可见肺气肿、纵隔移动表现。大约 60%患儿可出现患侧过度膨胀,还可出现肺不张、肺渗出性改变。成人肺不张更为常见。婴幼儿因摄片时不协作,胸透更为适用。但 X 线检查正常并不能排除诊断。

2.CT

CT 检查显现的多为间接征象,不能确认异物本身。

3.MRI

MRI 能显影出花生、葵花子等富含脂肪的异物。支气管镜检查是最重要的诊断手段,并能同时取出异物。对有迁延不愈的咳嗽,反复发作的支气管炎、肺炎,临床上怀疑有气管、支气管异物的患者,均应尽早作支气管镜检查。

二、治疗

不宜采用体位引流和吸入支气管扩张剂。绝大多数气管、支气管异物可经内镜取出,经内镜无法取出或出现严重并发症者需外科手术治疗。

(一)内镜治疗

硬质支气管镜取异物是首选的治疗方法,可快速钳取各种大小形状的异物,并可维持通气。同时还可吸引气道内滞留的分泌物,清除增生的肉芽,从而解除因阻塞而引起的肺气肿、肺不张等。90%~95%的异物可经硬质支气管镜取出。对硬质支气管镜钳取困难的外周支气管异物,或因头、颈外伤以及人工机械通气无法插入硬质支气管镜情况下,则可经纤维支气管镜检查和取出支气管异物。对呼吸道狭小的婴幼儿,因纤维支气管镜身以实体为主,易发生通气不良,甚至有窒息危险,临床不宜采用。

(二)手术治疗

1.气管切开术

如患者出现严重的呼吸困难,病情危急,则紧急行气管切开术,以改善通气,并同时经气管切口直接或辅以内镜取出异物。异物较大或形状特异,估计通过声门困难,先行气管切开后再以内镜取出异物。气管切开术亦常用于内镜治疗后喉水肿的患者。

2.剖胸手术

经内镜无法取出异物者,则应剖胸手术治疗。因异物可能发生移位,甚至进入对侧支气管,因此术前需再次确定异物的部位。术前常规应用抗生素。术中肺组织萎陷后常能触及异物,结合术前定位检查,于异物近端切开相应的支气管,取出异物。异物取出后,要充分清除支气管远端的潴留物,如有支气管腔内肉芽组织增生,应予刮除,术前不张的肺大多能复张。如异物长期存留,肺组织病变严重难以复张,则需手术切除。异物引起支气管扩张或肺脓肿,可切除病变的肺叶或肺段。对残缺不整的异物,手术后宜常规行纤维支气管镜检查,以除外异物残留。

第七节 肺 癌

肺癌大多起源于支气管黏膜上皮,又称支气管肺癌,肺癌患者多数是男性,男女之比(3:1)~(5:1),但近年来,女性肺癌发病率也明显增加。发病年龄大多在40岁以上。

大量资料表明,长期大量吸烟是肺癌的一个重要致病因素。多年每日吸烟40支以上者,肺鳞癌和小细胞癌的发病率比不吸烟者高4~10倍。某些工业部门和矿区职工,肺癌发病率比较高,可能与长期接触石棉、铬、镍、铜、锡、砷、放射性物质等致癌物质有关。城市居民肺癌发病率比农村高,可能与大气污染和烟尘中致癌物质含量较高有关。因此,应提倡不吸烟,加强工矿和城市环境的三废处理工作。

免疫状态、代谢状况、遗传因素、肺部慢性感染等,可能对肺癌的发病有一定影响。

一、组织病理学分型

目前临床上广泛应用的是2004年WHO肺癌组织学分类方法。

此外,肺癌的细胞学诊断采用三级分类法:即未见癌细胞(阴性)、可疑癌细胞以及找到癌细胞（阳性）。

1.鳞癌

鳞状上皮细胞癌简称为鳞癌，曾经是最常见的肺癌类型，目前约占肺癌的30％。患者年龄多在50岁以上，男性占多数，男女比例约为10∶1，并多有长期大量吸烟病史。常为中央型肺癌，大多起源于肺段以上的支气管，少数可起源于外周的肺实质，起源于胸膜下较为罕见。位于大气道的鳞癌往往会造成受累的肺叶或者肺段的不张。大体标本上呈现出不规则状，质脆，切面呈灰白色，常可见大片的中心区域坏死，可伴或不伴有钙化。显微镜下可见肿瘤细胞大，呈多边形，胞浆较多，核染色深。分化程度较高的癌细胞呈复层排列，可见细胞间桥和角化珠。分化程度中等者细胞大，呈多边形，但无角化珠和细胞间桥。分化程度差者癌细胞呈小圆形或梭形，排列无层次。

2.腺癌

腺癌现已占据肺癌病理类型的首位。其常位于肺的周围部分，呈球形肿块，靠近胸膜，大多起源于较小的支气管黏膜分泌黏液的上皮细胞。女性发病率较高，发病年龄亦较鳞癌小。腺癌早期往往没有明显的临床症状，常在胸部X线检查时偶然发现。大体标本上呈现不规则的分叶状外观，切面呈灰白色，肿瘤内可有煤油样色素沉着。肿瘤极少与管状气道有密切关系。主瘤周围可以存在卫星结节灶，该现象也反映了肺腺癌，尤其是其亚型-肺泡细胞癌，有多灶性起源的可能。分化程度较高的腺癌主要由腺体架构组成，具有腺腔或者分泌黏膜，有时呈乳头状结构。分化程度差的腺癌可无腺腔结构，癌细胞聚集呈片状或索状。腺癌细胞一般较大，胞浆丰富，含有分泌颗粒或者黏液泡，胞核较大，癌细胞表面可见到丰富的微绒毛。

3.小细胞癌

在各型肺癌中占15％～20％，大多数为中央型肺癌，一般起源于较大支气管。发病年龄较轻，男性较多见。多数小细胞癌具有神经内分泌功能。病理上细胞大小比较一致，密集成片，常有坏死。细胞核大、深染，一端较尖，形似麦粒，核仁小而多个，胞浆很少，胞浆内可有嗜银神经颗粒，能产生5-羟色胺、促肾上腺素等多肽类激素。

4.细支气管肺泡癌

细支气管肺泡癌是肺腺癌的一个重要亚型，由于发病率的增加及其对表皮生长因子受体-酪氨酸激酶抑制剂（EGFR-TKIs）的高度敏感，近年来受到了越来越多的重视。细支气管肺泡癌只包括那些肿瘤细胞沿着肺泡结构扩散的非浸润性肿瘤。单纯的细支气管肺泡癌无基质胸膜或者淋巴区域的侵犯。细支气管肺泡癌可分为三个亚型：黏液型、非黏液型、黏液和非黏液相混合型或者未确定型。非黏液型细支气管肺泡癌表达甲状腺转录因子-1（TTF-1）。黏液型细支气管肺泡癌表达CK20和CK7，据报道缺乏TTF-1的表达。

5.大细胞癌

典型的大细胞未分化癌直径超过5 cm，可呈现分叶状外观，切面呈灰白色，偶可表现为鱼肉状。肿瘤内坏死比较多见。

6.鳞腺癌

鳞腺癌即肿瘤标本中同时存在鳞状上皮和腺管样结构。在多数的文献报道中其在肺癌中所占的比例不超过5％。有学者认为其可能和高分化的黏液上皮癌的唾液腺管型为同一种病理类型,后者多发生于中心气道,而鳞腺癌则多起源于肺外周。有文献报道鳞腺癌患者的预后要较鳞癌或腺癌差。

7.类癌

为起源于支气管和细支气管黏膜上皮的神经内分泌细胞的肺癌。90%发生于大支气管,属于中央型肿瘤,10%发生于小支气管,属于周围型肿瘤。类癌主要在支气管黏膜下生长,突入支气管腔内形成表面光滑含有丰富血管的息肉状肿块,易出血。

有的病例肿瘤同时向支气管内外生长,在支气管腔内和肺内各形成肿块,呈哑铃状。癌细胞小,形态相似,排列成片状。有时形成假腺泡,胞核小,染色深,胞浆嗜酸性,含有神经内分泌颗粒。类癌的手术治疗效果好,术后5年生存率在80%以上。

8.唾液腺型癌

起自支气管腺体的低度恶性肿瘤,好发于中年人,多数位于气管或主支气管。最常见的组织学类型为黏液表皮样癌和腺样囊样癌,偶可见腺泡细胞癌和恶性混合癌。

二、肺癌的扩散和转移

肺癌的生长速度、扩散和转移取决于肿瘤细胞的组织学分型、分化程度以及患者的免疫功能状态。一般有以下几种转移途径。

局部直接蔓延扩散:肿瘤在支气管壁发生后,可以向支气管腔内生长,导致管腔狭窄或阻塞。肿瘤向腔外生长可以侵入肺组织,并可累及邻近的组织器官。中央型肺癌可以累及纵隔结构。外周型肺癌可以侵及胸膜,引起胸膜腔种植转移和胸膜腔积液,甚至可以累及胸壁。

淋巴转移:肺癌早期即可发生淋巴转移。癌细胞首先经支气管和肺血管周围的淋巴管道侵入邻近的肺段、肺叶或支气管旁淋巴结。随后根据肿瘤所在部位的不同,经相应的淋巴引流途径到达肺门及纵隔淋巴结。最后转移至锁骨上、前斜角肌甚至对侧纵隔淋巴结。

血行转移:小细胞肺癌早期即可出现血行转移,腺癌亦多见血行转移,晚期鳞癌经血行转移亦不少见。通常癌细胞侵入肺静脉系统,然后回流至左心,随着体循环而转移至全身各处的组织和器官,最常见的转移部位有脑、骨骼、肺内、肝脏和肾上腺等。

气道播散:少数肺癌患者,脱落的癌细胞可以经气管、支气管播散,植入至对侧或同侧的肺叶及肺段,形成新的肿瘤病灶。气道播散较常发生于支气管肺泡癌。

三、肺癌的分期

肺癌的分期源自1946年的TNM分期系统,经不断修改现已在世界范围内广泛应用。

T分期

T_x:原发肿瘤不能评价;或痰、支气管冲洗液找到癌细胞但影像学或支气管镜没有可视肿瘤

T_0:没有原发肿瘤的证据

T_{is}:原位癌

T_1:肿瘤最大径≤3 cm,周围为肺或脏层胸膜所包绕,镜下肿瘤没有累及叶支气管以上(即没有累及主支气管)

T_2:肿瘤大小或范围符合以下任何一点

　　①肿瘤最大径>3 cm

②累及主支气管,但距隆嵴≥2 cm

③累及脏层胸膜

④扩散到肺门造成肺不张或阻塞性肺炎(不累及全肺)

T_3:肿瘤大小任意,但直接侵及下列任何部位

①胸壁(含上沟瘤)、膈肌、纵隔胸膜、壁层心包

②肿瘤在主支气管,距隆嵴<2 cm(未累及隆嵴)

③全肺的肺不张或阻塞性炎症

T_4:无论肿瘤大小,但侵及下列部位

①纵隔、心脏、大血管、气管、食管、椎体、隆嵴

②恶性胸腔积液或恶性心包积液

③原发灶同侧肺、同一叶内有卫星肿瘤结节

N 分期

Nx:无法判断区域淋巴结是否转移

N_0:没有区域淋巴结转移

N_1:转移至同侧气管旁和(或)同侧肺门淋巴结和原发肿瘤直接侵及肺内淋巴结

N_2:转移至同侧纵隔和(或)隆嵴下淋巴结

N_3:转移至对侧纵隔、对侧肺门淋巴结,同侧或对侧斜角肌或锁骨上淋巴结

M 分期

Mx:无法估计是否有远处转移

M_0:没有远处转移

M_1:有远处转移(注:与原发肿瘤同侧、但不同肺叶的转移结节为 M_1)

四、诊断

(一)病史及体格检查

(1)年龄>45 岁、吸烟指数>400 的男性为肺癌的高危人群。建议至少每年接受 1 次肺部体检。

(2)咳嗽伴痰中带血的患者,应高度怀疑肺癌的可能性。

(3)肺癌的症状学没有特异性,凡是呼吸道症状经治不愈超过两周,尤其伴有痰中带血或干咳,或者原有的呼吸道症状发生改变,应高度警惕肺癌的可能性。

(4)体检如果发现有胸片异常,如肺结核痊愈后的纤维增殖性病灶,应每年追踪检查,如病灶增大应进一步排除肺瘢痕癌的可能性。

(5)出现声嘶、头面部水肿等症状,提示肺癌晚期的局部表现。

(6)肺癌患者近期出现的头痛、恶心或者其他的神经系统症状和体征应考虑脑转移的可能。在肺癌初诊时,有约 10% 的患者被发现有中枢神经系统的转移灶,另外有 10%~15% 的患者在疾病的后续诊疗过程中发现有中枢神经系统的转移,但往往无症状。骨痛、血液碱性磷酸酶或者血钙升高应考虑骨转移的可能。右上腹痛、肝大、碱性磷酸酶、谷草转氨酶、乳酸脱氢酶或胆红素升高应考虑到肝转移的可能。皮下转移时可以在皮下触及结节,血行转移到其他脏器亦会产生相应的症状。

(二)辅助检查

1.胸部 X 线片

临床上疑为肺癌的患者,应常规进行胸部的正侧位胸片检查。5%～15%的肺癌患者可以无任何症状,而 X 线检查却发现了肺部病变。

2.CT

胸部 CT 检查在肺癌的诊断分期上有着无可替代的作用。CT 的优点在于能发现小于 1 cm 和常规胸片上难以发现的肺部病变,有助于病灶在胸腔内的准确定位和识别病变的性质(有无钙化、分叶或者毛刺征等),容易判断肺癌和周围组织器官的关系,对肺门及纵隔淋巴结的显示也有重要的作用。但 CT 对肺癌纵隔淋巴结转移的诊断价值有限。CT 检查作为排除远处转移的一种检查手段,还可用于其他部位包括脑、肝脏、肾上腺的检查。

3.MRI

由于其可以进行冠状面和矢状面及不同角度的斜切面扫描,MRI 对判断肺尖部和肺底部、主肺动脉窗病变以及纵隔内大血管与病变的关系极有帮助。可用于评估外科手术切除的可能性、鉴别放疗后肿瘤残留与放疗后纤维化的区别。此外,头颅 MRI 已经成为排查颅脑转移最主要的手段。

4.核素骨扫描

核素骨扫描是排查肺癌患者有否骨骼转移的主要手段。其敏感性高,但特异性较差,故对于核素骨扫描怀疑有转移的患者尚需 MRI 或 PET 甚至活检以进一步证实。

5.PET、PET/CT

正电子发射体层扫描(,PET)检查是 20 世纪 90 年代发展起来的一项新的检查技术,其机制是利用正常细胞和肺癌细胞对脱氧葡萄糖的代谢不同,可随之产生不同的影像,属于既能够定位又能够定性的检查。PET 是通过生物代谢原理而不是解剖学的原理来检测肿瘤,因此比 CT 更为敏感。PET/CT 则结合了 PET 和 CT 的优点,既有功能显像,又可以得到精细的解剖结构。主要用于排除胸内淋巴结和远处转移,也可应用于放化疗后肿瘤残留和瘢痕组织的鉴别诊断。

6.痰细胞学检查

临床上可疑肺癌的病例,应常规进行痰细胞学检查,可能在影像学发现病变之前便得到细胞学的阳性结果。痰细胞学检查阳性、影像学和支气管镜检查未发现病变的肺癌称之为隐性肺癌。

7.纤维支气管镜检查

临床上怀疑肺癌的患者,应该常规进行纤维支气管镜检查,这是肺癌诊断中最重要的手段。通过纤维支气管镜可以直接观察气管及支气管中的病变,并可在直视下钳取组织,获得病理学诊断。对于位于更外周的病变,可以利用支气管冲洗液进行细胞学检查或者行经支气管肺活检。对于肉眼难以观察到的原位癌或者隐性癌,可在内镜下使用血卟啉激光肺癌定位技术来帮助诊断。

8.经皮肺穿刺针吸细胞学检查

肺部病变经常规的细胞学检查或纤维支气管镜等非创伤性检查仍未能确诊的患者,可考虑行 CT 或 B 超引导下的经胸壁针吸细胞学或组织学检查。

9.经食管超声引导针吸活检、经气管支气管超声引导针吸活检

近年来经食管超声引导针吸活检(EUS-FNA)、经气管支气管超声引导针吸活检(EBUS-TBNA)被证实对患者分期和诊断纵隔疾病有效。其弥补了纵隔镜检查的不足,对于纵隔镜难以企及的第3p、5、8和9组淋巴结可采用该技术进行活检。与 CT 和 PET 相比,EBUS-TBNA 对肺癌患者纵隔和肺门淋巴结分期具有更高的敏感度和特异度。

10.纵隔镜

纵隔镜检查术是评估肺癌手术前纵隔淋巴结状况最准确的手段,其敏感性、特异性达90%和100%,主要用于 N_2、N_3 转移的排除。关于纵隔镜检查的适应证,目前国内较为一致的意见认为是:①CT 提示纵隔淋巴结大于 1 cm;②中央型肺癌及分化差的肿瘤;③新辅助治疗前后纵隔淋巴结的评估;④T_3、T_4 肿瘤需判断纵隔淋巴结转移水平和数目,以决定是否手术。

11.胸腔镜纵隔淋巴结活检

对位于隆嵴后、下纵隔淋巴结,胸腔镜检查可作为一种备选的分期检查手段。但由于其需要双腔气管插管及单肺通气、胸腔镜的相关并发症发生率也相对高等缺点,临床上仅作为纵隔镜检查的补充手段。

12.进胸探查

有研究表明患者年龄大于 45 岁时,60% 以上的孤立性肺部结节为恶性。如果结节的直径大于 1 cm,80% 为恶性。因此,对于肺部孤立的结节性病变通过上述检查仍未能明确诊断,如果没有手术禁忌证,可选择胸腔镜下楔形切除或行剖胸探查、术中快速冷冻切片检查,诊断和治疗同步进行。

(三)临床表现

1.早期肺癌的临床表现

咳嗽(70%)、血痰(58%)、胸痛(39%)、发热(32%)、气促(13%)是常见的五大症状,其中最常见的症状为咳嗽,最具诊断意义的症状为痰中带血。

刺激性的咳嗽是肺癌最常见的临床症状,往往是由于气道的高反应或者气道受压所致。咯血则多为中央型肺癌的局部变性坏死或者侵犯周围支气管组织后发生溃疡型病变所致,但极少发生大咯血。轻度胸痛在早期肺癌中相当多见,大多呈现不规则的钝痛。中央型肺癌患者,受肿瘤本身的压迫或纵隔淋巴结转移的影响可能会导致呼吸困难。周围型肺癌患者的呼吸困难则往往是胸膜转移后恶性胸腔积液、广泛的淋巴管转移所致,由气胸所致属罕见。

2.肺癌侵犯邻近组织器官所致的临床表现

压迫或侵犯膈神经可以引起同侧膈肌麻痹,膈肌位置升高、运动消失或反常呼吸。喉返神经受累可以导致声带麻痹,出现声音嘶哑。上腔静脉受累可以导致上腔静脉阻塞综合征,呈现头面部静脉怒张、皮下组织水肿。胸膜受累可以导致胸膜腔积液,多为血性,胸腔积液中常可发现癌细胞,大量积液可导致气急及纵隔移位。累及心包可引起心包积液,积液量多者可出现心包填塞。纵隔淋巴结转移可以压迫食管,引起吞咽困难。肺尖部肿瘤也称为肺上沟瘤或者Pancoast,肿瘤可压迫或侵犯位于胸廓入口的组织器官,如第 1 肋骨、锁骨下动静脉、臂丛神经及颈交感神经干等,出现肩背部疼痛、上肢感觉运动异常和 Horner 综合征等。晚期肺癌患者可出现食欲减退、精神不振等症状,以致消瘦、恶病质。

3.肺癌转移的症状

肺癌早期即可出现远处转移,最常见的转移部位为颅脑、骨骼、肝脏、肺和肾上腺。根据颅脑转移病灶的大小、数目及不同部位,可以产生头痛、呕吐等颅内压增高的表现以及神经定位体征。肿瘤骨转移可以导致局部的剧烈疼痛和压痛,并可发生病理性骨折。肝脏广泛转移可以出现食欲减退、上腹部胀痛、肝大、腹腔积液和黄疸。肾上腺转移可呈现 Addison 病,血浆皮质醇减少或者消失,临床上呈现乏力、恶心呕吐、皮肤色素增加、腋毛脱落和低血压等。部分患者还可以出现皮下的转移性结节。

4.副癌综合征

部分肺癌患者由于肿瘤产生的神经内分泌物质,可在临床上呈现多种非转移性的全身症状,亦称为副癌综合征。这些症状往往在胸部 X 线检查异常之前即已出现,经外科治疗切除肿瘤后可消失。其具体的临床表现与其产生的各种内分泌物质密切相关,可表现出皮质醇增多症、甲状旁腺功能亢进或肺源性骨关节病等。

(四)鉴别诊断

1.肺结核病

(1)肺结核球:多见于青年,病程较长,病变常位于上叶尖、后段或下叶背段,一般增长不明显,易与周围型肺癌相混淆。在 X 线片上块影密度不均,可见到稀疏透光区,常有钙化点,边缘光滑,分界清楚,肺内常另有散在的结核病灶。

(2)粟粒样肺结核:多见于青年,常有发热、盗汗等明显的全身中毒征象。其 X 线征象与弥漫性细支气管肺泡癌相似,抗结核药物可改善症状,病灶逐渐吸收。

(3)肺门淋巴结结核:多见于青年,常有结核感染症状,但较少有咯血。其在 X 线片上的肺门块影可被误认为中央型肺癌。结核菌素试验常为阳性,抗结核药物治疗效果良好。

2.肺部炎症

(1)支气管肺炎:早期肺癌产生的阻塞性肺炎易被误以为是支气管肺炎。支气管肺炎一般起病较急,发热、寒战等感染症状比较明显,经抗菌药物治疗后症状迅速消失,肺部病变也较快吸收。如炎症吸收缓慢或者反复出现,应进一步检查。

(2)肺脓肿:肺癌中央部分坏死液化形成癌性空洞时,X 线征象易与肺脓肿混淆。肺脓肿患者常有吸入性肺炎病史。急性期有明显的感染症状,高热,痰量多且为脓性,有臭味。X 线片上空洞壁薄,内壁光滑,有液平面,脓肿周围的肺组织或者胸膜常有炎症性改变,并可伴有支气管扩张。

3.其他胸部肿瘤

(1)肺部良性肿瘤:需与周围型肺癌相鉴别。肺部良性肿瘤一般不呈现临床症状,生长缓慢,病程长。在 X 线片上显示类圆形块影,可有钙化点,轮廓整齐,边界清楚,多无分叶或毛刺。

(2)肺部孤立性转移癌:与原发的周围型肺癌较难鉴别。鉴别主要依靠详细的病史和原发肿瘤的症状和体征。肺转移癌一般很少出现呼吸道症状和痰中带血,痰细胞学检查不易找到癌细胞。穿刺标本或者手术切除的标本行病理免疫组化检查有助于鉴别。

(3)纵隔肿瘤:有时可能与中央型肺癌相混淆。纵隔肿瘤较少出现咯血,痰细胞学检查阴性。支气管镜检查有助于鉴别诊断。纵隔淋巴瘤较多见于年轻患者,常为双侧性病变,可有发热等全身症状。

五、治疗

肺癌的治疗应根据患者的身体状态、肿瘤的分期和病理分型,并结合细胞分子生物学上的改变,合理地应用现有的多学科治疗手段,最大限度地延长患者的生存时间,最大限度改善患者的生活质量。

(一)肺癌的外科治疗

1.非小细胞肺癌(NSCLC)的外科治疗

目前对临床Ⅰ、Ⅱ期、部分Ⅲa期的非小细胞肺癌,以及原发肿瘤可以切除又伴有孤立性转移灶的患者,外科治疗是主要的治疗手段。

根据手术的彻底程度和性质,肺癌的手术可以分为完全性切除、不完全性切除、不确定性切除和剖胸探查术四类。根据2005年国际肺癌分期委员会的定义,完全性切除应符合:①所有切缘,包括支气管、动脉、静脉、支气管周围组织和肿瘤附近的组织均为阴性;②行系统性或亚系统性淋巴结清扫,必须包括6组淋巴结,其中3组来自肺内和肺门淋巴结,3组来自包括隆嵴下淋巴结在内的纵隔淋巴结;③切除的纵隔淋巴结或者切除肺叶的边缘淋巴结不能有结外侵犯;④最高组淋巴结必须切除而且是镜下阴性。不完全切除是指:①切缘肿瘤阳性;②纵隔淋巴结或切除肺叶的边缘淋巴结结外侵犯;③淋巴结阳性但无法切除;④胸腔或心包腔内积液癌细胞阳性。不确定切除是指所有切缘镜下阴性,但出现以下情况之一:①淋巴结清扫没有达到上述要求;②最高纵隔淋巴结阳性但已经切除;③支气管切缘为原位癌;④胸膜腔冲洗液细胞学阳性。剖胸探查术是指开胸后癌瘤没有切除的手术或者仅行活检的手术。肺癌的外科治疗原则上推荐完全性切除,不推荐不完全切除或不确定切除。

肺癌的标准手术方式为肺叶切除术＋纵隔淋巴结清扫(或者系统性纵隔淋巴结采样)。但结合肿瘤的部位和患者的心肺功能储备,支气管或血管成形肺叶切除术、全肺切除术以及局部切除术也是可行的。肺癌是一种极易发生纵隔淋巴结转移的疾病。

因此,为了达到完全性切除的目的,同时也为了更加准确的分期,肺癌根治手术应该行系统性淋巴结清扫或采样术。但究竟行淋巴结系统性采样还是清扫术一直存在争议。

对于可以行外科根治性切除手术的非小细胞肺癌患者,应进行全面的术前评估,其中尤其重要的是对心肺储备功能的评价。同时肺癌的外科治疗应该严格遵循肿瘤学原则:①通过肺叶或全肺切除术切除肿瘤及其肺内的淋巴引流。②行术中冷冻病理检查保证切缘阴性,包括气管、血管和肿瘤相邻的其他切缘。发现切缘阳性时,尽可能扩大手术切除范围。③行淋巴结取样或清扫术进行准确分期,都应该至少包括6组淋巴结,其中包括3组纵隔淋巴结,而且必须包括第7组淋巴结(隆嵴下淋巴结)。④尽可能整块切除瘤体及周围组织(侵犯周围组织时)。⑤术中尽量避免肿瘤破裂而引起播散。

(1)Ⅰ、Ⅱa、Ⅱb(T_2N_1)期NSCLC的外科治疗策略:该期患者最有可能通过手术获得良好生存率。手术方式首选肺叶切除、肺门纵隔淋巴结清扫术,但应根据病变范围和患者的心肺储备功能进行选择。当肿瘤突入支气管主干时,如解剖位置合适且能做到切缘阴性,保留肺组织的解剖性肺叶切除术(袖式或双肺叶切除)优于全肺切除术。肺段或楔形切除一般适用于心肺功能储备不佳的Ⅰ期患者,其较标准术式局部复发率增高、长期存活率降低。

Ⅰa期患者术后不推荐行辅助化疗。Ⅰb期患者术后辅助化疗价值仍有争议,目前仅对肿瘤直径大于4 cm等具有高危因素的Ⅰb期肺癌推荐术后辅助化疗。Ⅱ期患者完全切除术后应给予常规辅助化疗。完全切除术后的患者不需要辅助放疗。切缘阳性的不完全切除者,推荐扩大手术范围或者辅助放化疗。镜下阳性的Ⅰ期肺癌患者,术后放疗的5年生存率可以达到30%。

(2)Ⅲa期NSCLC(N_2)的外科治疗策略:根据治疗学的特点,Ⅲa期(N_2)NSCLC可分为以下几种情况:①术前纵隔镜检查显示纵隔淋巴结阴性、术中活检也未发现纵隔淋巴结转移,但术后病理证实纵隔淋巴结转移者,此称为偶然性的Ⅲa期非小细胞肺癌。该组患者应该行标准的肺叶切除、纵隔淋巴结清扫(或系统采样)术,术后给予4个疗程的铂类为基础的辅助化疗。②术前纵隔镜检查显示纵隔淋巴结阴性、术中活检发现纵隔淋巴结阳性的患者,术中评估可以完全切除者,给予标准的肺叶切除、纵隔淋巴结清扫或系统性采样术。完全性切除的患者术后可给予单独化疗或联合纵隔放疗;如为不完全切除,则术后推荐给予同步化/放疗。③术前检查如EUS、EBUS、PET/CT或纵隔镜检查证实纵隔淋巴结转移者,目前的治疗模式是首选同步放化疗。对部分病例可采取诱导化疗/放疗。如疾病无进展,可选择外科手术治疗,术后辅助化疗或者放疗。④影像学上纵隔内有巨大的融合成团的淋巴结影、纵隔淋巴结活检阳性的患者,此称为不可切除的Ⅲa期(N_2)NSCLC,目前推荐的治疗为含铂方案的化疗和放射治疗联合的治疗模式。

(3)T_3、T_4($N_{0\sim1}$)NSCLC的外科治疗策略:此类患者共同的特点为肺癌的局部侵犯较为严重,而纵隔淋巴结未受累及。术前应行颈部纵隔镜活检以排除N_2、N_3。在此讨论的T_4不包括恶性胸腔积液、心包积液的这一组病例。根据肿瘤的部位及外侵的方向,主要可以分为以下几种类型:

1)侵及胸壁:首选的治疗方法为包括受侵软组织在内的肺叶或全肺切除、纵隔淋巴结清扫术。手术切除范围至少距病灶最近肋骨的上下缘各2 cm,受侵肋骨切除的长度至少在5 cm以上。如果周围型肺癌与壁层胸膜粘连,可先试行胸膜外游离切除。如果游离的创面没有肿瘤组织,即可行胸膜外切除;如果在游离的过程中遇到任何的阻力,即应停止游离,改行胸壁整块切除。侵犯胸壁的$T_3N_0M_0$非小细胞肺癌,5年生存率可达50%~60%。完全性切除的侵犯胸壁的$T_3N_{0\sim1}M_0$非小细胞肺癌,推荐常规的术后辅助化疗,不需要辅助放疗。不完全性切除的病例,可以考虑扩大手术范围或者给予联合放化疗。如果术前评估为不可切除的病例,首选的治疗方法为诱导同期放化疗后再重新评估,如果肿瘤明显缩小、可以切除者行外科手术治疗,不可切除者继续化放疗。

2)侵及纵隔:纵隔内受累脏器很关键。累及到纵隔结构如上腔静脉、心房的T_4患者,仍有机会手术切除,但应该严格掌握手术指征。上腔静脉受侵有时可以通过手术切除,并用人工血管替代。心房壁有时也受累,但常可完全切除,有少数患者可望获得长期生存。累及主动脉、食管或椎体的患者,即使行整块切除,也很少有患者能获得长期生存。完全切除的患者,术后给予辅助化疗。如切缘阳性,推荐术后放疗和含铂方案化疗。不可切除的患者推荐含铂方案化疗和放射治疗的联合治疗模式。

3)侵及隆嵴:指肺癌累及隆嵴或者距离隆嵴 2 cm 以内者。其中隆嵴受到累及的非小细胞肺癌,不管是黏膜下侵犯,还是气管外侵犯,过去都曾被认为是不可切除的。但现在主张对该类患者可根据肿瘤的部位、外侵的范围采取气管支气管成形、隆嵴切除等术式来实现肿瘤的完全性切除。完全性切除术后,可给予标准的辅助化疗。如果不完全切除,推荐含铂方案化疗和放射治疗的联合治疗模式。

4)肺上沟瘤:如果术前评价为可切除的病例,首选同期化、放疗后(2～3 周期化疗和半量放疗结束后 1 个月)手术切除,标准手术方法为完整切除受累肺叶和胸壁部分,包括全部第 1 肋、第 2、3、4 后段肋骨及相邻胸椎的横突、C_8 和 $T_{1～3}$ 神经根和臂丛神经干、交感神经链和纵隔淋巴结。Horner 综合征和同侧锁骨上淋巴结转移并非手术绝对禁忌证。如果术前评价为不可切除的病例,首选治疗方法为同步放化疗后重新进行评估,如果肿瘤明显缩小、可以切除者行外科手术治疗,不可切除者继续化放疗。文献报道肺上沟瘤手术死亡率 2.6％～4％,术后 5 年生存率 28％～40％。若为完全性切除,有近 50％的患者可以被治愈。

(4)T_4(肺癌卫星病灶)NSCLC 的外科治疗策略:肺癌所在的同叶肺内出现的肿瘤卫星结节,此为另一种类型的 T_4。对该类型的肺癌,可选择标准的肺叶切除、纵隔淋巴结清扫术。术后常规给予辅助化疗。此类患者常可获得较满意的生存率。

(5)T_4(恶性胸腔积液、恶性心包积液)NSCLC 的外科治疗策略:肺癌伴随的胸腔积液中90％～95％为恶性,发生的原因可能与阻塞性肺炎、肺不张、淋巴管或静脉阻塞或者肺栓塞有关。对该类患者应作多次针对胸腔积液和心包积液的脱落细胞学检查。如果脱落细胞学检查阴性,则按照相应的 TNM 分期给予手术、化疗或者放射治疗。如果脱落细胞检查阳性,则按照Ⅳ期 NSCLC 治疗。部分患者的恶性胸腔积液可行胸膜固定术、胸腔闭式引流。心包积液可通过心包开窗术等姑息性治疗以改善患者的生活质量。

(6)Ⅳ期 NSCLC 的外科治疗策略:此期患者可分为单发转移和全身播散性转移。有远处单发转移患者的治疗策略取决于肿瘤转移的部位。单发脑转移的患者可能从手术切除中获益,5 年生存率为 10％～20％。肺原发癌和孤立的脑转移瘤同期发现、且两处均可彻底切除,则先切除脑转移瘤.短期内再切除原发肿瘤。

原发性非小细胞肺癌行肺切除术后发现孤立性脑转移者,如无其他手术禁忌证,则开颅切除脑转移瘤,手术切除后联合全颅照射能获得更好的疗效。对外科手术无法切除的颅内转移灶或多发性脑转移患者,可以选用立体定向放射治疗＋/－全颅照射。这类患者术后是否需要联合化疗仍存在争议。肺癌肾上腺转移也较常见,但临床上也经常发现那些原发肿瘤可切除的病例中,其单发的肾上腺"转移灶"可能并非恶性。如果肾上腺占位经细针穿刺或切除活检获得病理学诊断后明确为转移,而肺部原发病变可以切除,部分患者(主要是 $T_{1～2}N_{0～1}M_1$)行手术治疗后可以获得长期生存,术后应给予相应的辅助化疗。肺癌的肺内转移也很常见,如果在肺癌病例中出现对侧肺孤立性结节或者同侧胸腔其他肺叶中出现孤立性结节,如果皆可治愈的话,可以视两处均为原发肿瘤来处理。

2.小细胞肺癌的外科治疗

小细胞肺癌在肺癌中的比例达 20％～25％,然而 90％以上的患者在首次就诊时就被发现有区域淋巴结或者远处转移。即使在"局限性"或者可以手术切除的患者中,胸腔外微转移灶的存在也较为常见,因此外科治疗在小细胞肺癌治疗中的地位仍存在争议。

对于局限期小细胞肺癌患者而言,目前化疗联合胸部放疗(可以结合预防性颅内放射)已经成为标准治疗。其中位生存时间超过 20 个月,5 年生存率近 20%,但其原发部位的起始复发率在 20%～25%,累计复发率近 50%。化疗联合外科手术治疗小细胞肺癌在技术上是可行的,毒性可以耐受,术后的并发症和死亡率也在一个可以接受的范围内,但是应严格地筛选合适患者。LCSG 的研究表明了大多数的局限期小细胞肺癌并不能从外科手术切除中获益,术后生存率的高低和术后的 TNM 分期密切相关。因此局限期小细胞肺癌的手术治疗应局限于临床 Ⅰ 期及部分 Ⅱ 期的患者。小细胞肺癌的患者若拟行外科手术治疗,术前应行包括纵隔镜检查在内的严格评估。

Wada 等人的研究提示对 $T_{1\sim2}N_0M_0$ 的小细胞肺癌患者,外科手术可以作为初始治疗,然后紧接着给予辅助化疗。手术也可在诱导化疗结束后进行。在剖胸探查时偶然发现的可切除的小细胞肺癌,应该给予完整切除,并行纵隔淋巴结清扫。即使术后病理提示临床 Ⅰ 期,仍应给予辅助化疗。

LCSG 的研究显示外科治疗对绝大多数临床 Ⅱ 期的小细胞肺癌无效,临床 Ⅲ 期的小细胞肺癌更不应行外科手术,即使在诱导化疗后纵隔内肿块有明显缩小,外科手术也无助于提高患者的总生存时间。

3.胸腔镜(video-assisted thoracic surgery,VATS)在肺癌外科治疗中的应用

胸腔镜手术不切断胸壁肌肉,不撑开肋骨,与常规手术相比减少了手术创伤,最大限度上保留了患者胸廓的完整性和呼吸功能,术后疼痛减轻,恢复快,缩短了住院时间。

胸腔镜肺癌手术治疗的相对禁忌证包括:①肿瘤直径大于 6 cm;②术前曾接受放化疗;③肿瘤侵犯胸壁或者纵隔组织;④纵隔淋巴结转移;⑤中央型肺癌需要行袖式切除术;⑥无法耐受单肺通气、近期心肌梗死或有严重出血倾向;⑦严重的胸腔粘连。

对于早期非小细胞肺癌尤其是临床 Ⅰ 期患者来说,胸腔镜肺叶切除术的切除范围及术后长期生存率与开胸手术相同,但术后疼痛轻、并发症少。

(二)肺癌的化疗

1.非小细胞肺癌的一线化疗

近年来化疗对非小细胞肺癌的治疗效果虽有提高,但有效率一直维持在一个平台期。尽管如此,目前化疗仍然是晚期非小细胞肺癌主要的一线治疗手段。多数学者主张铂类＋新药的两药联合作为非小细胞肺癌的一线化疗方案。其中铂类是非小细胞肺癌联合化疗的基础,另一个化疗药物可在吉西他滨、紫杉醇、多西他赛或长春瑞滨中选择。

2.非小细胞肺癌的术后化疗

对 Ⅱ～Ⅲa 期非小细胞肺癌患者术后辅以长春瑞滨＋顺铂化疗,能提高其 5 年生存率,但 Ⅰb 期患者未见获益。鉴于现有的非小细胞肺癌辅助化疗随机临床试验中,辅助化疗均应用 4 周期,故目前辅助化疗的推荐疗程为 3～4 周期。考虑到支气管肺泡细胞癌恶性程度低、对化疗不敏感,因此不推荐术后辅助化疗。全肺切除术后是否辅助化疗的关键在于患者的一般身体情况,对于 PS 评分小于 2 分,尤其是在左全肺切除的患者,可以考虑行辅助化疗。

3.小细胞肺癌的化疗

对于局限期限小细胞肺癌,化疗总缓解率可达到 80%～90%,完全缓解率为 40%～50%,中位生存期 20 个月。与未接受治疗的患者相比,有效的联合化疗能提高患者中位生存期 4～5 倍。而广泛期小细胞肺癌,联合化疗方案的有效率为 60%,中位生存期 7～9 个月,有效率和生存率均低于局限期小细胞肺癌患者。EP 方案是目前治疗各期小细胞肺癌的标准方案(表3-1)。

	剂量mg/m²	用药时间	用药间隔
依托泊苷	80	d1~5	Q21×4
顺铂	20	d1~5	

(三)肺癌的放射治疗

放射治疗是肺癌多学科治疗的另一个重要组成部分。对于高龄或内科原因而不能耐受手术的早期肺癌患者,放射治疗也可作为一种根治性治疗手段。根治性放射治疗放射剂量为每次 1.8～2.0 Gy,每周 5 次,总剂量 60～66 Gy。同时放射治疗还可以用于术后的阳性切缘、局部晚期的 N_2 或者 T_4 病例。对于气管、支气管腔内肿瘤可在外照射的同时给予腔内近距离放疗。放射治疗还可用于控制肺癌的症状,诸如转移性骨痛、脑转移所致的瘫痪、脊髓压迫引起的截瘫等。

(四)肺癌的靶向治疗

最先进入临床应用的吉非替尼和厄洛替尼都是表皮生长因子受体酪氨酸激酶抑制剂(TKI)。

目前的生物靶向治疗主要作为化疗失败后的二线或三线治疗,对于有明确 EGFR 活化突变或者扩增且无吸烟史的晚期非小细胞肺癌患者,也可考虑厄洛替尼(加或不加化疗)作为一线治疗。

此外,肺癌的靶向治疗药物还有抗血管生成的贝伐单抗和重组人血管内皮抑素。贝伐单抗是一种重组单克隆抗体,它能阻断血管内皮生长因子(VEGF)。ECOG 4599 研究在晚期非小细胞肺癌的治疗上具有里程碑式的意义,其结果显示,贝伐单抗联合紫杉醇加卡铂(PCB 方案)与紫杉醇加卡铂(PC 方案)相比,显著提高了疾病无进展时间和中位生存时间,接受 PCB方案的患者的中位生存时间大于 12 个月。目前贝伐单抗联合紫杉醇加卡铂(PCB 方案)已经作为晚期非小细胞肺癌(非鳞癌)患者新的标准治疗。但贝伐单抗不应单药使用,而且考虑到有出血倾向,贝伐单抗联合化疗仅局限于非鳞癌、无咯血史、无中枢神经系统转移以及未进行过抗凝治疗的患者。

第八节 食管异物

食管异物是临床常见的急症之一。其危害程度与异物的性状、大小及在食管中停留的部位、时间等有关。对食管异物做出早期的判断并给予及时、正确的处理是防止其近、远期并发症的关键。

食管有三个自然狭窄：第一个狭窄为环咽狭窄，位于食管入口处；第二个狭窄位于主动脉弓和支气管分叉的后方；第三个狭窄是食管通过膈肌的食管裂孔处。食管第一个狭窄处是食管异物最好发的部位，但此处的异物多在耳鼻喉科就诊，并多能通过直接喉镜取出。本节主要阐述环咽部以下食管异物的治疗。

食管异物的病因主要有：

1.误吞异物

婴儿及年龄较小的儿童喜欢将拿在手中的东西放在嘴里，吞入食管。这些物品可包括硬币、纪念章、别针、牙签等。近来由于电器使用增多，吞入纽扣电池的事情也时有发生。由于其具有电化学腐蚀性及水银毒性等，因而危害更大。

进食仓促，进食时讲话、哭笑，可使鱼刺、鸡骨等误吞入食管，这是成年人食管异物最常见的原因。

小儿牙齿发育欠完整，咽部反射功能不健全，易发生误吞的情况。老年人装义齿，口舌反应迟钝，均可发生误吞鱼刺、鸡骨甚至义齿的情况。

2.精神病患者及企图自杀者

可主动吞入异物，这些异物包括硬币、纪念章、别针、钥匙、金银首饰、筷子等。

3.医源性

治疗牙病时，偶有牙齿充填物或牙科器械掉入食管的事故发生，为医源性食管异物。

一、诊断

患者起初吞入异物时多有哽噎感。异物进入食管后，再吞咽时可感到咽部、胸骨后异物感。食管异物多致不同程度的吞咽困难，是患者就诊最常见的原因。异物的大小不同，吞咽困难的轻重程度也不同。由于异物刺激，食物损伤、炎症等均可引起吞咽时疼痛，患者不愿进食。因异物损伤的部位不同，疼痛可表现为胸骨后或上腹部，有时可沿至背部。在儿童，很大的食管内异物可压迫气管而产生呼吸困难。若异物存留食管内时间较长，可引起继发感染，有发热、全身不适等症状。食管内异物，特别是尖锐异物可穿破食管，产生食管穿孔相关的症状（见有关章节）。有的异物穿破食管，刺破胸主动脉可引起失血性休克，危及生命。血常规检查白细胞计数大于 $10 \times 10^9/L$，中性粒细胞比例上升者多提示继发感染可能。若有穿孔，白细胞计数可达 $20 \times 10^9/L$ 以上。

当怀疑食管异物时，均应做 X 线透视、摄片检查。如为透光异物，可服少许蘸碘油的棉絮，以便发现异物部位。如异物为不透光时，颈部与胸部平片可以对异物进行定位。食管吞钡检查多可提示异物的部位、大小、形态等。若平片发现有纵隔积气、积液、胸腔积液或液气胸表现，多提示有食管穿孔可能，此时食管碘油造影有可能显示穿孔部位。当考虑有食管穿孔可能，拟取出异物时，应行 CT 检查了解异物与周围器官特别是主动脉的关系。

食管镜检查可确诊异物，有时因异物嵌顿，食管黏膜高度充血水肿或出血而不易看到异物，此时应考虑已有食管穿孔的可能。

二、治疗

（一）食管镜下取异物

对单纯食管异物，应尽量在食管镜下取出。鱼刺、鸡骨、牙齿等可用圈套器将其取出。别针、徽章等异物可用异物钳取出。经食管镜取异物需要有一定临床经验，能判断异物可借助食管镜取出，而不会因此撕破食管。切忌粗暴动作，强行经食管镜下取异物。

（二）手术治疗

手术治疗适用于：①经内镜取异物失败者；②尖锐异物，强行经内镜取除极易引起严重并发症者，尤其当异物位于主动脉弓水平时；③异物穿透食管，刺破主动脉或异物损伤主动脉引起大出血者；④食管镜下取异物时引起食管穿孔者。

异物穿破主动脉往往出现呕血，在积极抗休克治疗的同时，应考虑急症剖胸手术，以免耽误时间。

颈部食管异物可经颈部切口作异物摘除术。通常是在左侧胸锁乳突肌内缘，上起甲状软骨上缘，下至胸骨上切迹水平作斜切口。切开皮肤、颈阔肌及颈深筋膜，将胸锁乳突肌及颈动脉向外牵拉，在切口下部切断肩胛舌骨肌。沿气管及甲状腺外缘分离即可显露食管，将颈段食管稍作游离。沿异物纵轴方向切开食管全层，取出异物。然后作黏膜横向间断缝合，再缝合肌层。常规放皮片引流。如穿孔缝合不易，可放置烟卷引流，必须留置胃肠减压管。

主动脉弓水平的尖锐异物可经胸部切口进胸摘除。一般经右胸后外侧切口，先结扎切断奇静脉，以利暴露食管。切开纵隔胸膜。探查异物时操作应轻柔，以免导致穿孔。切开食管取出异物后，分别横向缝合食管黏膜、肌层。临床上开胸术更多见于内镜取异物过程中引起出血、穿孔等严重并发症时。

一般均需禁食 3～5 天。有继发感染者适当延长留置胃肠引流管和禁食时间。常规抗生素治疗，并给予静脉营养，保持水电解质平衡。

第九节　食管癌

食管癌是我国最常见的癌症之一，目前其临床治疗效果还相当有限，5 年生存率不到 15％。外科手术切除仍是治疗食管癌的最佳手段，而早期诊断则是提高食管癌生存率的最佳方法。

一、食管癌的分期

食管癌分期对指导患者治疗以及判断预后有着重要的价值。目前食管癌的分期仍参照 AJCC 标准（表 3-2）。淋巴结转移是食管癌患者重要的预后因素，因此也有学者建议根据淋巴结转移个数将 N 分期分为两个亚组（阳性淋巴结数大于或等于 4 个/小于 4 个）。贲门癌分期则参照胃癌分期标准。

原发肿瘤（T）	
Tx	原发肿瘤无法评估
T₀	无原发肿瘤证据
Tis	原位癌
T₁	肿瘤侵犯黏膜固有层和黏膜下层
T₂	肿瘤侵犯食管肌层
T₃	肿瘤侵犯食管周围组织，但未侵犯邻近结构
T₄	肿瘤侵犯邻近结构

区域性淋巴结（N）	
Nx	区域性淋巴结转移无法评估
N₀	未发现区域性淋巴结转移
N₂	存在区域性淋巴结转移

远处转移（M）	
Mx	远处转移无法评估
M₀	未发现远处转移
M₁	存在远处转移
M₁a	胸上段肿瘤 颈部淋巴结转移
	胸下段肿瘤 腹部淋巴结转移
M₁b	胸上段肿瘤 他非区域性淋巴结转移或是远处转
	胸中段肿瘤 非区域性淋巴结转移或是远处转移
	胸下段肿瘤 他非区域性淋巴结转移或是远处转移

TNM分期			
0期	Tis	N₀	M₀
I	T₁	N₀	M₀
Ⅱa	T₂	N₀	M₀
	T₃	N₀	M₀
Ⅱb	T₁	N₁	M₀
	T₂	N₁	M₀
Ⅲ	T₃	N₁	M₀
	T₄	任何N	M₀
Ⅳ	任何T	任何N	M₁
Ⅳa	任何T	任何N	M₁a
Ⅳb	任何T	任何N	M₁b

二、诊断

(一)临床表现

1.早期临床表现

约90％的食管癌具有早期症状,最典型的早期症状是"三感一痛",即大口或进食较急时轻微的哽噎感;吞咽时胸骨后闷胀不适感;吞咽后食管内异物感,吞咽时食管内针刺样或烧灼样疼痛。开始时症状往往十分轻微,并且间断发作,每次持续时间较短,易被本人和医师忽视。

2.中期临床表现

随着肿瘤的逐渐增大,食管腔受肿瘤的堵塞或压迫变得越来越狭窄,则出现典型的进行性吞咽困难的中期症状,表现为开始大口进食或进干硬食物如馒头、米饭时出现吞咽困难,而缓慢进食或进半流食无感觉,进一步恶化则进半流食也出现吞咽困难,需用汤或水将食物送下,最后发展为进汤、牛奶等全流食时也出现吞咽困难,并可出现呕吐、胸背部疼痛、体重下降、贫血低蛋白等营养不良症状。

3.晚期临床表现

除了吞咽困难症状逐渐加重外,主要出现由于肿瘤外侵、压迫和淋巴结转移累及纵隔器官和肺组织引起的症状和肿瘤血行转移引起的相应症状,如呼吸系统可出现咳嗽、呼吸困难、进食呛咳、肺内感染、发热等症状,神经系统可出现声音嘶哑、膈神经麻痹等症状。锁骨上淋巴结肿大,肝转移引起的肝区疼痛,食欲缺乏,骨转移引起的全身疼痛,最终可出现恶病质等极度消瘦和衰竭。

(二)辅助检查

1.食管镜检查

食管镜检查对于食管癌的诊断非常重要。根据Orringer的报道,内镜对食管癌诊断阳性率可达95％。

2.食管钡剂造影

对于吞咽困难患者,食管钡剂造影是一项非常必要的检查手段。该检查可对食管黏膜、食管扩张性、活动度以及病理改变进行评价。

食管癌在钡剂造影检查中具有以下特征:浸润型食管癌表现为管腔的狭窄,根据狭窄段的两端可以判断肿瘤的长度和边缘;腔内型则表现为突入管腔的较大龛影;溃疡型肿块则表现为表面凹凸不平的溃疡影;对于肿瘤黏膜下扩散导致的静脉曲张型食管癌,钡剂造影中表现为食管黏膜变硬、迂曲,应与食管静脉曲张相鉴别。该类型肿瘤通常位于食管中段或上段,并且不随食管蠕动或呼吸而改变形状。另外,肿瘤与正常黏膜的分界比食管静脉曲张更明显。

早期食管癌在钡剂造影中可表现为小的腔内斑块样或息肉状突出,也可表现为区域性溃疡。上述这些特点在气钡双重造影中表现得更加明显。

3.CT检查

CT检查可以用来评价肿瘤局部生长情况、肿瘤和邻近结构的关系以及远处转移。Moss等将食管癌在CT上的表现分为四期Ⅰ期:腔内肿块不伴有食管壁的增厚;Ⅱ期:食管壁增厚;Ⅲ:肿瘤侵犯邻近组织结构(气管、支气管、主动脉,心包);Ⅳ期:存在远处转移。

4.内镜超声

内镜超声(endoscopic ultrasound,EUS)为食管癌提供了较为准确的 T 分期,并且能够探及肿瘤局部、胃周以及腹腔淋巴结。在 EUS 观察下食管壁分为五层:①浅表黏膜,包括黏膜上皮和固有层;②黏膜肌层;③黏膜下层;④固有肌层;⑤食管周围组织。由此可以对肿瘤的浸润和侵犯进行很好的评估。该检查对 T 分期判断准确率为 84%,当然这也和操作者的技术相关。EUS 在判断早期食管癌和食管癌对周围组织侵犯时准确率最高,也最具利用价值。

5.支气管镜检查

支气管镜对评价颈部及胸上段食管癌对气管和支气管的侵犯非常重要。对于在 CT 上表现为隆嵴下方巨大肿块或是隆嵴下淋巴结肿大的患者均应行支气管检查,明确隆嵴有无肿瘤侵犯。支气管镜下可以表现为气管壁单纯膨出,气管环状线消失,甚至伴有气管或是主支气管(通常为左主支气管)的后壁固定。严重者可表现为明确的侵犯或是出现气管食管瘘。隆嵴下淋巴结转移可以导致隆嵴变宽。单纯的气管壁膨出并不代表肿瘤侵犯。气管镜下刷检和活检可以帮助确认食管癌对气管的侵犯。

6.PET 检查

多项研究表明,PET 在评价食管癌原发肿瘤方面的准确率高于 CT 检查。但是,和 CT 检查一样,PET 也不能判断食管壁的层次。

7.胸腔镜和腹腔镜检查

目前许多学者认为胸腔镜和腹腔镜检查是评估食管癌分期的有效方法,与无创伤性检查比较,可以更加准确的判断食管癌局部侵犯、淋巴结以及远处转移情况。

二、治疗

食管癌的治疗应根据肿瘤的病理分期而决定。比较一致的看法是采用以手术和放射治疗为主的综合疗法。

1.手术指征

参照 AJCC 的临床病理分期,并结合我国的病理分期,同时参照患者的全身情况,食管癌的手术指征参考如下:

(1)早期食管癌(AJCC Ⅰ期以前,我国的 0 期及 Ⅰ期),积极手术治疗。

(2)AJCC Ⅱa 及 Ⅱb 期食管癌,根据病变部位和浸润深度采用手术治疗或术前放疗(或结合术前化疗)后再手术治疗。

(3)AJCC Ⅲ期肿瘤,应先行放疗(或结合化疗)再争取手术切除。

(4)放疗后复发,病变范围不大,无远处转移,全身情况良好者,也应争取手术治疗。

(5)Ⅳ期患者,食管高度梗阻,如扩张、内支架等治疗无效,可考虑行短路手术。

2.手术禁忌证

(1)食管癌已属晚期,癌肿已明显侵犯到气管、主动脉弓、肺等,或出现声音嘶哑、持续胸背痛。因手术往往无法切除肿瘤。

(2)食管癌患者已有颈部淋巴结肿大,有肝脏转移等。此时切除食管癌已不能解决根本问题,即使切除原发病灶,但不久其他部位又会出现转移癌。

(3)有严重的心脏病或肺功能不良等。因食管癌手术属于大手术,患者心、肺功能不好,很难安全度过手术关。

3.手术方式

至今,外科切除食管癌仍然是治愈该病的最佳选择,同时也最大限度缓解了患者的主要症状——吞咽困难。

从手术路径来分,食管癌手术首先可分为经胸(transthoracic esophagectomy)和不经胸(或称为经膈肌裂孔食管癌切除,transhiatal esophagectomy)两大类。前者又可分为经左胸食管癌切除和经右胸食管癌切除术。按重建消化道的方式又分为胃代食管、结肠代食管和空肠代食管等。以吻合部位不同可有胸内吻合和颈部吻合。所谓不同的术式,最终都是上述分类的不同组合。

从吻合方法来说,可分为机械吻合和手工吻合两类。目前,凡吻合做在胸内的,多采用管状吻合器机械吻合。可简化手术操作,也降低吻合口瘘的发生率。也有医师喜欢采用直线切割器侧一侧吻合后壁,前壁手工吻合。如果吻合做在颈部则可采用手工吻合或者器械吻合。

近年来,随着微创外科发展,国内外均已有电视胸腔镜或电视胸腔镜联合电视腹腔镜辅助下的食管癌手术,其手术解剖、游离过程相当于经右胸、腹食管癌切除、胃代食管胸内或颈部吻合。

(1)经左胸食管癌切除、胃代食管胸内或颈部吻合术:本术式为食管癌常用术式。以左后外侧切口经第 6 肋(食管下段肿瘤及食管胃结合部肿瘤可经第 7 肋)进胸。打开纵隔胸膜后,先探查肿瘤是否可切除,然后游离食管周围,前至心包,肺静脉及气管、隆嵴旁,后至降主动脉,注意应将食管旁组织包括淋巴结一并切除。食管胃结合部肿瘤须打开膈肌探查肿瘤是否可以切除及有无网膜种植转移,特别须探查胃左血管周围是否有成团淋巴结转移,及肿瘤是否侵犯胰腺等重要脏器。切除食管或胃时,两端应至少距肿瘤边缘 5 cm 以上。食管癌有多中心发生及黏膜内扩散的生物学特性,多见向肿瘤上方的黏膜扩散。若上端切除长度不足,可能切缘有肿瘤细胞残留,易导致术后吻合口复发。故有学者认为如有可能,上切缘应距肿瘤 10 cm。在切下食管标本后,如肉眼不能肯定切缘是否阴性,可立即行冷冻切片病理学检查。为此,中上段食管癌应行颈部吻合,下段食管癌应在主动脉弓上吻合,胃食管结合部癌应在主动脉弓下吻合。由于主动脉弓位于左胸,对于该部位附近的食管癌经左胸手术往往比较困难,也增加手术风险,不如右胸手术安全。

(2)经中上腹、右胸二切口食管癌切除、胃食管胸内吻合(Ivor Lewis 术)或加颈部吻合术(三切口食管癌切除,Ivor Lewis-McKeown 术):几乎适用于所有适合手术的食管癌和食管胃结合部肿瘤患者。特别对于肿瘤位于气管隆嵴或主动脉弓水平及以上者,其暴露较左胸入路佳,可提高切除率,也便于上纵隔和隆嵴区淋巴清扫。采用右胸、腹两切口手术时,一般先平卧位开腹,充分游离胃并清扫淋巴结后关闭腹腔。改左侧 90 °卧位,右后外侧切口经第 5 肋间(食管胃结合部肿瘤可经第 6 肋间)进胸。根据肿瘤部位游离足够的食管长度并清扫纵隔淋巴结。将胃提至胸腔,切除足够范围的病变后,在胸内进行食管胃吻合。如果是食管中、上段癌需作颈部吻合时,一般先左侧 90 °卧位,经右胸第 5 肋间进胸充分游离食管(上至胸膜顶,下至食管裂孔周围),并清扫食管旁、纵隔淋巴结后关胸。改平卧位,腹部和颈部消毒。经中上腹游离胃并清扫胃周围淋巴结,注意保存网膜右血供。游离胃近端至裂孔时与先前游离的食管下端相贯通。如考虑胃长度不够时,可适当裁剪胃小弯做成管状胃,也有利于小弯淋巴结清扫。关闭腹腔。做左颈或右颈部切口,将食管和胃从颈部拉出后,切除病变食管,将食管与胃作吻合。本术式一般常规加作幽门成形术。

(3)食管癌切除、结肠代食管术:适用于胃部有病变或过去曾做过胃大部切除的食管癌患者;或同时有食管癌和胃部肿瘤的患者需同期切除者。因不能用胃代食管,临床上多用结肠代食管。因结肠系膜较长,血供较丰富,并且可以根据血供情况采取右半结肠、中结肠或左半结肠代食管,结肠的方向以顺蠕动为好。也可采用空肠移植重建食管。但由于空肠的肠管弯曲较多,血管蒂张力较大,高位移植常会引起肠管末端坏死,故失败机会较多,临床很少使用。

(4)经腹或左胸腹联合切口食管胃结合部肿瘤切除、胃食管吻合或空肠食管吻合术:单纯经腹手术适合于食管胃结合部肿瘤而食管下端无明显受累的患者,以及年龄偏大、难以耐受开胸者。作近端胃大部切除后,食管胃吻合。如病变范围大,特别胃小弯有累及者,需行全胃切除,空肠食管 Roux-Y 吻合。若病变累及食管下端,可考虑胸腹联合切口,特别是同时须行全胃切除的患者,左胸腹联合切口最具优势。

(5)电视胸腔镜(VATS)或电视胸腔镜加腹腔镜(LPS)辅助下食管癌切除:国内外均有文献报道,但临床例数不多。一般认为 VATS 手术治疗食管癌之中仅限于无明显外侵的食管癌行食管切除术,或是肺功能不能耐受剖胸手术的食管癌患者。

(6)经食管裂孔食管癌切除术:本术式最大特点是不需要开胸,因此更适合颈胸段食管原位癌或较小的食管癌、食管胃结合部癌;全身情况较差,年老体弱,心肺功能不能耐受开胸手术者。患者取平卧位,经中上腹切口充分游离胃,估计胃长度足够拉至颈部作吻合后,从食管裂孔将手指伸入后纵隔内分离食管。为便于分离食管,可用纱带套取食管下端牵引,如为食管下段肿瘤,手指即可探查肿瘤是否侵犯周围组织,特别是脊柱和主动脉等重要结构,如关系紧密,即不适合该术式。如为食管上段肿瘤,需经颈部切口进行探查,如发现肿瘤与气管关系紧密,也应慎重选择该术式。从腹部和颈部两个方向充分游离食管后,从颈部将胃沿原食管床拉出,于颈部作食管胃吻合术。也可以将胃从胸骨后提至颈部作吻合。

(7)内镜食管黏膜切除术(endoscopic esophago mucosectomy,EEM):是近年来发展的先进技术。手术在具有两个操作管腔的电视内镜下进行。在内镜下用甲苯胺蓝或卢戈液染色技术辨认黏膜癌变区,然后用钳子提起病变,再用高频电刀切除病变黏膜。切除的最大宽度为15 mm,最大标本一次可切除 12 mm 病灶。超过 12 mm 者可多次重复切除。切除标本的边缘应做病理检查,术后 3 天可进食。

(8)减状手术:若肿瘤已不能切除,仅能作减状手术,常用的有食管腔内置管术(包括放置记忆金属内支架)、食管分流术,以暂时解决患者进食,然后再施行放疗或化疗。

1)金属内支架放置术:总的原则要求支架能超过或覆盖肿瘤长度 1~2 cm。为此必须准确估计肿瘤大小范围,选择合适大小的支架。需要指出的是支架在食管内会使患者有明显异物感,有的患者难以耐受,因此术前须和患者解释清楚。如果估计患者存活时间超过半年以上,放置支架应谨慎。如果仅从改善患者营养状况考虑,可以采用胃造瘘或空肠造瘘等方法。可回收支架在放置后 1 个月内仍可取出,超过 1 个月以上取出支架应相当谨慎。

2)食管分流术:在开胸手术探查时,如发现肿瘤不能切除,可行胸腔内食管分流术。方法多在肿瘤上方 2 cm 以上处行食管胃侧一侧吻合术。如果食管中上段癌伴有严重的吞咽困难,可采用不开胸的结肠代食管分流术或胃造瘘术。

4.手术并发症

(1)吻合口瘘:食管胃(肠)胸内吻合口瘘是食管、贲门癌术后最严重的并发症之一。

胸内吻合口瘘多有严重的中毒症状,表现为体温增高、脉搏加快、胸痛及呼吸困难等。体格检查及胸部 X 线检查可见有胸内积液或液气胸。胸腔穿刺可抽出浑浊臭味液体。如患者已开始进食,则抽出液中可混有食物碎屑。晚期瘘可单纯表现为体温持续增高、胸背疼痛和全身衰竭症状。胸部 X 线仅见吻合口周围有块状阴影或纵隔增宽的改变。胸内吻合口瘘可通过口服亚甲蓝观察胸腔引流液颜色,或吞咽少量的碘油或稀钡透视摄片而确诊。

吻合口瘘的处理要根据瘘口的大小、部位及患者的具体情况决定。对胸内吻合口瘘的处理方法主要有:①晚期较小的瘘可采用胸腔闭式引流。②早期瘘一旦确诊,如患者一般情况允许,应争取尽早再次剖胸探查。如果瘘口较小,周围组织炎症水肿较轻,可单纯修补吻合口或用带蒂的肋间肌瓣修补;如无法修补可手术重建吻合口,一般可手术切除原吻合口再次行食管胃吻合也可采用结肠移植代食管。③如情况十分严重,不能耐受再次剖胸手术吻合,可采用上段食管颈部外置及胃造瘘术,待患者情况好转后再作食管重建术。④吻合口瘘患者引流通畅病情稳定后,可尝试在纤维胃镜下用金属夹夹闭瘘口。

(2)单纯脓胸:由于食管切除是污染手术,且患者大多术前存在营养不良,术后发生脓胸者也较常见。X 线检查及胸腔穿刺即可确诊。治疗可用大剂量抗生素以控制感染,同时必须放置闭式胸腔引流。单纯脓胸的预防主要是术中应严格无菌操作,及时更换敷料及器械,冲洗胸腔,术后保持胸腔引流管的通畅,发现胸腔积液后及时穿刺抽液。

(3)乳糜胸:食管癌手术易损伤胸导管,尤其是中上段食管癌手术损伤机会大。主要临床表现为因大量胸腔积液而出现胸闷、气急等症状,晚期可出现营养消耗症状及水电解质紊乱等。体检可见纵隔向健侧移位,血压降低、脉搏增快、重者可发生休克症状。胸腔引流管内可引流出大量淡黄或白色牛奶状液体,早期乳糜胸因混有胸腔内积血而呈淡血性,胸腔积液乳糜试验即可确诊。乳糜胸确诊后,如患者一般情况尚可,每天的胸液量少于 1 000 mL,可先保守治疗。方法为禁食,静脉营养等积极支持治疗,保持水电解质平衡,尝试给予生长抑素治疗 1 周。如果胸腔引流量逐渐减少,可继续观察 1 周。如没有效果或减少并不明显,应尽快手术治疗。术前 2~3 小时可口服奶油等食物,使术中能从瘘口流出大量典型的白色牛奶状液体,便于辨认瘘口。手术结扎胸导管即可治愈。

(4)肺部并发症:食管癌患者由于年龄较大,术前多有营养不良及吸烟史,常伴有慢性支气管炎及肺气肿,肺功能较差,再加上手术时间长,创伤大,肺部并发症的发生率较高,占术后并发症的首位。一般有肺炎、肺不张、肺脓肿及呼吸衰竭等。多发生在术后 24~48 小时。除临床症状外,胸部 X 线及血气检查可协助诊断。对有慢性支气管炎、肺气肿的患者,术前作预防性治疗,并可在术中应用抗生素。如已发生术后肺部并发症,除加强抗感染治疗外,应重视咳嗽排痰,可用雾化吸入、支气管解痉剂和化痰药物,必要时间断鼻导管吸痰、纤维支气管镜吸痰,以及时清除呼吸道分泌物。如发生呼吸衰竭者,应尽早行气管切开,呼吸机辅助呼吸。

(5)喉返神经损伤:喉返神经与上段食管紧邻,行上段食管癌切除术时易损伤一侧喉返神经。由于一侧声带麻痹,术后患者声音嘶哑,进食时常因误吸而呛咳,而且影响有效咳嗽和排痰,增加肺部并发症的发生率。预防喉返神经损伤,主要是在术中注意保护喉返神经。在主动脉弓下分离中段食管时尽量紧贴食管分离,在分离颈段食管时亦因紧贴食管作钝性分离。

食管癌术后还可发生心血管系统、消化系统、切口感染以及术后膈疝等并发症。

第十节　心房间隔缺损

房间隔缺损(atrial septal defect,ASD)是最常见的先天性心脏病,Roesler 于 1934 年尸解时首次发现。房间隔缺损分原发孔型和继发孔型两种。原发性房间隔缺损通常合并房室瓣裂缺,属心内膜垫缺损范畴,继发孔房间隔缺损约占先天性心血管畸形的 10%～20%,女性多见,女与男之比例为(2:1)～(3:1)。10%～15%病例合并部分肺静脉异位连接入右心房。继发孔房间隔缺损可以单独存在,常可伴有其他先天性心脏病如肺动脉瓣狭窄、心室间隔缺损、动脉导管未闭、部分肺静脉异常连接右心房、先天性二尖瓣狭窄及左上腔静脉永存等。

一、分型

按缺损所在部位可分为下列数种类型

1.中央型缺损(卵圆窝型)

此型最常见,在心房间隔缺损病例中约占 70%。缺损位于心房间隔的中央部分,相当于胚胎期卵圆窝所在之处。一般呈椭圆形或圆形,缺损面积较大,直径为 2～4 cm 或更大。大多数病例呈单个巨大缺孔,但因可被不规则条索状的残留第一隔组织(卵圆瓣)分隔成许多小孔,呈筛孔样。多数病例缺损边缘完整。冠状静脉窦开口位于缺损的前方。继发孔型缺损下缘与房室瓣之间似有较多的房间隔组织,缺损距离房室结较远,缝合缺损时较易避免传导组织受伤。有些病例缺损较大,后缘的房间隔组织极少或缺如,右肺静脉开口进入缺损区易被误认为右肺静脉部分异常连接。

2.上腔静脉型缺损(高位缺损)

亦称静脉窦型缺损,在心房间隔缺损中占 5%～10%,面积一般不大,很少超过 2 cm。缺损位于上腔静脉开口与右心房联结的部位,下缘为房间隔组织,上缘即为骑跨于左右心房上方的上腔静脉。高位房间隔缺损经常伴有右肺上静脉异常连接入右心房或上腔静脉。

3.下腔静脉型缺损(低位缺损)

又称后位房间隔缺损,在房间隔缺损中约占 20%。缺损位于心房间隔的后下部分,下缘接近于下腔静脉入口处,与下腔静脉之间可能仍然存在少量卵圆窝组织,但房间隔组织亦可全部缺如。缺损下缘与下腔静脉入口之间没有明显界限,易将下腔静脉瓣误认为缺损下缘的房间隔组织,手术时应注意识别,以免缝合后造成下腔静脉血液全部回流入左心房,临床上术后出现静脉发绀。右肺静脉开口位于缺损区,亦可伴有右肺静脉异位连接入右心房或下腔静脉。

4.混合型

两种或两种以上畸形同时存在,约占 8.5%,缺损往往占房间隔的极大部分。

二、诊断

(一)临床表现

临床症状出现的早晚、轻重,决定于缺损大小。有的患者可以几十年没有症状。婴儿期因左右心室壁的厚度差距不大,左右心室舒张期的充盈阻力差别亦不大,因此左向右分流量也不致过大,临床症状不多。当肺/体循环血流量之比大于2∶1时才出现症状,如活动后易疲劳、急促,经常易患呼吸道感染和肺炎。伴有部分肺静脉异常连接入右心房、左向右分流量很大的病例,可在婴幼儿期出现心功能不全。30岁以上的患者并发肺高压导致心力衰竭症状者增多。兼有右心室流出道梗阻或肺动脉瓣狭窄的病例产生逆向右向左分流时,临床出现发绀。

体格检查发现大多数患者生长发育正常,部分患者比同龄儿差。胸骨左缘第2、3肋间可听到由于大量血液通过肺动脉瓣,进入扩大的肺动脉而产生的喷射性收缩期杂音,常为2~3级。肺动脉第2音亢进,固定分裂,部分病例在上述部位尚可扪及收缩期震颤。在三尖瓣区可听到由于血液加速通过三尖瓣而产生的舒张中期滚筒样杂音。伴有肺动脉高压后,在肺动脉瓣区收缩期杂音减弱,而第2音亢进更明显。伴有肺动脉瓣关闭不全时,在肺动脉区可听到舒张期杂音。右心房、室高度扩大导致相对性三尖瓣关闭不全时,在三尖瓣区可听到收缩期杂音。严重的肺高压,左向右分流量显著减少或呈现右向左分流时,则心脏杂音不明显,且可显现发绀。晚期患者可有颈静脉怒张、肝大、下肢水肿等慢性充血性心力衰竭的体征。

(二)辅助检查

1.胸部X线检查

婴幼儿病例心脏大小可正常或稍有增大,肺血增多亦不明显。左向右分流大的病例,显示心脏扩大,以右心房,右心室增大为主。肺总动脉明显突出,两侧肺门区血管增大,搏动增强,在透视下有时可见"肺门舞蹈",肺野血管纹理增粗。主动脉弓影缩小,慢性充血性心力衰竭患者,由于极度扩大的肺部小血管压迫气道,可能显示间质性肺水肿、肺实变或肺不张等X线征象。

2.心电图检查

典型病例显示电轴右偏,右心室肥大,伴不完全性或完全性右束支传导阻滞,P波增高或增大,P-R间期延长。30岁以上的病例出现房性心律失常多见,如阵发性心房颤动,房速及房扑等。继发孔房间隔缺损成人病例,呈现心房颤动者约占20%。

3.超声心动图检查

显示右心室内径增大,左室面心室间隔肌部在收缩期与左心室后壁呈同向的向前运动,与正常者相反,称为室间隔矛盾运动。二维超声心动图检查可显示缺损的部位和大小。彩超还可估量分流和推算右心室及肺动脉压力,且可发现部分肺静脉异位连接入右心房。当静脉注射造影剂后,心尖四腔可见充满气泡的右心房中近房间隔处出现无回声的负性显影区,或少数气泡从右心房进入左心房。

4.心导管检查及心血管造影检查

由于无创性的超声心动图检查、安全、简单、正确,重复检查的优点,对创伤性心导管及心血管造影检查用于单纯继发孔房间隔缺损的诊断已很少应用,但仍为诊断的可靠方法。

5.磁共振检查

可显示缺损部位,大小,伴发畸形及有无肺动脉高压等。

(三)鉴别诊断

继发孔型房间隔缺损首先要与原发孔型房间隔缺损相鉴别,后者症状一般出现较早,听诊可听到二尖瓣关闭不全的收缩期杂音,心电图示以一度房室传导阻滞多见,心动超声发现房间隔缺损位于心内膜垫处并有二尖瓣或三尖瓣裂缺,术中探查示冠状静脉窦开口位于缺损的后方。继发孔型尚需与左向右分流的其他心血管疾病相鉴别,如主动脉窦破入右心房、冠状动脉右心房瘘等,均有特殊的来回或连续性粗糙杂音。少见的心室间隔缺损血液从左心室分流入右心房则杂音类似心室间隔缺损响亮和粗糙。还有完全性肺静脉异常连接右心房,其临床出现发绀的发病年龄早,而且症状重。另有一种情况是心房间隔本身完整无缺,只是冠状静脉窦与左心房之间无间壁,故左心房血可由冠状静脉窦开口与右心房相通,有人称此为"无顶"(uroofing)冠状静脉窦。在手术时需要注意和正确处理。

三、治疗

手术适应证及禁忌证:身长、体重明显低于正常同龄儿标准,有反复呼吸道感染史或肺炎史,胸片和心动超声提示肺动脉压升高,或伴有部分肺静脉异常连接右心房,肺循环血流量与体循环血流量之比超过 1.5∶1,婴幼儿呈现充血性心力衰竭均应早期进行手术治疗。一般手术年龄为 4～5 岁,早期手术治疗可防止肺循环阻力升高和出现右心力衰竭竭。如果缺损较小、没有肺动脉高压,则可以等到少年时行经皮导管封堵术。肺血管阻力指数(RpI)是评价房间隔缺损的手术指征的可靠指标。当静息血氧饱和度(SaO_2)小于 97% 时,就应该行心导管检查,测定肺血管阻力指数。当肺血管阻力指数大于 8 个 Wood 单位以上,临床出现发绀,心房水平呈现右向左分流,运动后动脉血氧饱和度进一步降低,一般认为属手术禁忌。如果在静脉应用前列环素、吸入一氧化氮(NO)等降低肺动脉压措施后,血氧饱和度上升至 100%,肺血管阻力指数低于 7 个 Wood 单位以下时,说明肺动脉高压可逆转,仍可考虑手术。如果房间隔缺损为三尖瓣闭锁、肺动脉闭锁、完全性大动脉错位等复杂畸形的生命通道者,也禁忌单纯手术闭合。

目前体外循环下直视缝合或补片修补仍为房间隔缺损的标准治疗方法。治疗结果满意,并发症减少。一般采用胸骨正中切口,儿童、青年女性可采用乳腺下缘切口或腋下小切口。切开心包后即可见右心房、右心室、肺动脉显著扩大,肺总动脉处尚可扪到收缩期震颤。注意左上腔静脉以及肺静脉进入左心房的部位有无异常。用手指按压右心房壁,常可扪到房间隔缺损。注射肝素后,升主动脉及上、下腔静脉插管,建立体外循环。降温至 32℃,阻断主动脉血流,于主动脉根部注入 4℃心脏停搏液。束紧环绕上下腔静脉的纱带,在右心房界嵴前方作斜行纵向切口,吸去右心房血液,显露心房间隔。详细探查右心房内部解剖结构,注意房间隔缺损的部位和面积,边缘组织是否完整,肺静脉开口有无异常,以及冠状静脉窦开口,房室瓣上、下腔静脉开口和下腔静脉瓣的情况。中央型缺损在 3 cm 以内,左房发育良好,可直接连续缝再间断缝合加固数针。缝针应穿过缺损前后缘较多的房间隔组织使缝合牢固。缺损巨大直接连续缝合张力较大或缺损边缘房间隔组织比较薄弱,缝合后易于撕裂者则宜用大小形态适宜的涤纶织片或心包片缝合于缺损边缘。成年病例直接缝合缺损后产生的张力易致手术后房性心律失常,因此宜用织片和心包片缝补缺损。多个筛状缺损,可剪除后成单孔再作缝合或补片缝合。伴有部分右肺静脉异常连接右心房的病例,则将缝线或补片缝合固定在肺静脉开口前方的缺损右缘的房间隔组织,使缺损缝闭后肺静脉血液回流入左心房。上腔静脉型房间隔缺损的位置靠近上腔静脉开口,且常伴有右上肺静脉异常连接入右心房,做右心房切口时,应避免损伤窦房结。此型缺损需要心包片或织片作缝补术,而不宜直接缝合,以免导致上腔静脉狭窄梗阻。使用补片的宽度比缺损直径长 50%,补片长度则比肺静脉异位开口上缘到缺损下缘的距离长 25%,这样在缝补缺损后左右心房通道即行隔断,异位右肺静脉又可经房间隔缺损通畅地回流入左心房,同时上腔静脉血液回流也不受阻碍。有的病例一支较小的肺静脉异位回流流入上腔静脉,且开口入上腔静脉的位置较高,在这种情况下,只宜缝补房间隔缺损而对异位回流的小支肺静脉不作处理,以免补片伸入上腔静脉腔内引起上腔静脉管梗阻。有人主张做右心房整形术以扩大右心房与上腔静脉交接处的口径。下腔静脉型心房间隔缺损一般缺损面积较大,位置低,多数病例宜行缝补术,以免将下腔静脉瓣误认为缺损下缘予以缝合,以致术后下腔静脉血管回流入左心房,产生大量右向左分流,术后出现发绀。不论直接缝合或用心包片后织片作缝补术,在缺损下缘应将缝线穿过缺损两侧房间隔组织和左心房后壁,这样可避免下腔静脉后壁皱缩。缝合缺损下缘时,还应注意避免损伤房室结构和房室束。

心房间隔缺损缝合或缝补术即将完成时,气管插管加压使肺充分排出左心房内残留气体,然后结扎最后 1 针。缝合右心房切口后,放松腔静脉束带,于主动脉根部插入粗针排净残留气体后,逐渐放松主动脉阻断钳,待心脏恢复正常搏动,复温到体温 37.5℃ 时停止体外循环。有条件的可行食管超声(TEE)检查,可以判明有无残余左向右分流。按常规拔除腔静脉及主动脉插管,心包腔内或胸腔内放引流管,缝合胸骨及胸壁。

房间隔缺损手术修补的常见并发症有空气栓塞、肺静脉梗阻、下腔静脉梗阻和残余分流等。空气栓塞是最严重的并发症,在术中避免吸引器头进入左心房吸引,在修补缺损结扎最后一针前,麻醉医师鼓肺使左心房血液和气体从缝合口裂隙中排出,当右心房血液充盈,抽紧最后一针,接着主动脉根部持续排气轻轻挤压左心室,逐渐开放主动脉钳。合并肺静脉异位引流的患者,要剪除后部房间隔组织,用大的补片将右肺静脉隔至左心房,补片的右侧要缝至右心房侧壁,这样才能避免肺静脉梗阻。误将下腔静脉瓣当作缺损下缘修补房间隔缺损,造成下腔静脉隔向左房,术后出现发绀,在下腔静脉插管下修补缺损发生机会极少。小的残余分流无血流动力学意义,临床无症状不需要处理,大的残余分流需再次手术修补。

第十一节　心室间隔缺损

先天性室间隔缺损(ventricular septal defect,VSD),是由于胚胎期原始间隔发育不全,而致左、右心室间存在的异常交通,为最常见的先天性心脏病。单纯室间隔缺损在小儿各类先天性心脏病的发生率占第一位,约占出生婴儿 1.5‰,占先天性心血管畸形的 12%～30%。在先天性心血管畸形中,室间隔缺损常为复杂心血管畸形中的组合部分之一,如法洛四联征、右心室双出口、完全性房室间隔缺损等。故在所有的先天性心血管畸形中,室间隔缺损的存在可达

50%以上。

一、分型

室间隔缺损分类方法较多,尚未统一。从外科手术所见的解剖部位和手术切口的选择,按照缺损所处的部位,临床将其分为下列四种类型。

1.嵴上型缺损

约占室间隔缺损的 20%,又称干下型。可分为圆锥间隔缺损和肺动脉瓣下缺损。圆锥间隔缺损位于流出道圆锥部,缺损与肺动脉瓣环之间尚有肌性组织。肺动脉瓣下缺损的上缘即为肺动脉和主动脉瓣环,无肌肉组织存在。由于右冠瓣缺乏足够的支持,舒张期时该瓣可向缺损处脱垂,长期脱垂可产生主动脉瓣关闭不全。

2.嵴下型缺损

最为多见,约占 80%,又称膜部或膜周部缺损。单纯膜部室缺位于室间隔膜部,膜周部缺损位于三尖瓣隔瓣和前瓣交界处,包括膜部间隔,向前延伸至室间隔肌部,向上延伸至室上嵴,向下延伸至隔瓣后。较大的膜部或膜周部缺损,如果后下缘与三尖瓣隔瓣之间无纤维或肌性组织,则传导束与该类室间隔缺损关系密切,通常位于缺损的后下缘,手术时易被损伤。

3.隔瓣后缺损

约占 5%,又称房室管型缺损。位于右心室流入道,三尖瓣隔瓣后,前缘为室间隔肌部,上缘可达室间隔膜部。极少数病例表现为左室,右房通道,因为三尖瓣隔瓣位置较二尖瓣隔瓣略低。

4.肌部缺损

一种少见的类型。缺损位于右室流入道或近心尖部的肌性室间隔处。整个缺损边缘均为肌性组织,常为多发性,即肌部缺损有多个大小不等的缺损组成,又称 Swiss-Cheese 型缺损。

有时以上两种类型的室间隔缺损可同时存在。室间隔缺损口径的大小,可从数毫米至数厘米不等,直径在 5 mm 以内的室间隔缺损又称 Roger 病。缺损的边缘组织可为纤维性、肌性或两者兼有。肌性间隔缺损的口径随心动周期的不同时相有所改变,心室收缩期时口径相应变小。

二、诊断

(一)临床表现

临床表现与缺损大小、分流量、肺动脉压力及是否伴发其他心血管畸形有关。一般缺损直径较小、分流量较少者,临床无明显症状。缺损较大、分流量较多者,出现症状早,可有生长发育迟缓,活动后易疲劳及气促,反复出现呼吸系统感染,严重时可出现充血性心力衰竭症状。在发生轻、中度肺动脉高压时,左向右分流量相应减少,肺部感染等症状反见减轻,但活动后气急、心悸和活动受限等症状仍存在。重度肺动脉高压,产生双向或右向左分流量时,临床出现发绀,体力活动和肺部感染时发绀加重,最终发生心力衰竭。

体检时,缺损小者生长发育正常。缺损大则生长发育比同龄儿明显瘦小。当发生重度肺动脉高压、右向左分流时,临床可见唇、指发绀或出现杵状指,以及肝大、下肢水肿等右心力衰竭竭表现。最典型的体征为左心前区隆起,胸骨左缘等 3~4 肋间可闻及Ⅲ~Ⅳ级粗糙全收缩期杂音,伴收缩期震颤。肺动脉高压患者肺动脉瓣第二音亢进,在心尖部尚可听到因大量血液通过二尖瓣,形成相对狭窄而产生的舒张期隆隆样杂音。严重肺动脉高压、左右心室压力相近时，收缩期杂音轻以致消失，而代之以响亮的肺动脉瓣的第二音或肺动脉瓣关闭不全的舒张期杂音（Graham-Steell 杂音）。高位室间隔缺损伴有主动脉瓣脱垂或关闭不全者，除收缩期杂音外尚可听到向心尖传导的舒张期递减性杂音。由于杂音之间的间隔时间较短，易误为连续性杂音。血压可见脉压增宽，并有股动脉枪击声等周围血管体征。有时缺损表面因被腱索、乳头肌或瓣膜组织覆盖，致使杂音强度较弱，震颤不明显，但根据其喷射性杂音性质及临床症状的表现，仍可加以判断。

（二）辅助检查

1.胸部 X 线检查

缺损小、左向右分流量较小者，常无明显的心、肺和大血管影像改变，或仅示肺动脉段较饱满或肺血管纹理增粗。缺损大、左向右分流量较大，但肺动脉压力轻度增高时，则示左心室和右心室扩大，肺充血明显。如左心室扩大为主，提示可能为巨大高位缺损合并主动脉瓣脱垂或关闭不全。肺动脉段膨隆，肺门和肺内血管影增粗，主动脉影相对小。当肺血管阻力明显增高，严重肺动脉高压者，心影反见缩小，主要示右心室肥大或合并右心房扩大。突出的表现为肺动脉段明显膨大，肺门血管影亦扩大，而肺野血管接近正常或反较细小。

2.心电图检查

因室间隔缺损直径的大小和病期的早晚而异。缺损小心电图正常。缺损大的初期示左心室高电压，左心室肥大。随着肺血管阻力增加和肺动脉压力升高，逐步出现左、右心室合并肥大。最终主要是右心室肥大，并可出现不完全性束支传导阻滞和心肌劳损等表现。

3.超声心动图检查

可发现室间隔缺损的部位、大小，回声中断，心室、心房和肺动脉主干扩大等情况。高位的大缺损合并主动脉瓣脱垂或关闭不全者，可见舒张期瓣膜脱垂或关闭不全。彩色多普勒超声检查可见经缺损处血液分流情况和并发主动脉瓣脱垂者舒张期血液反流情况。另外，尚可有助于发现临床漏诊的伴发的各种心血管畸形，如右心室流出道狭窄、右心室异常肌束、动脉导管未闭、继发孔房间隔缺损等。此外，超声检查还可提供在缺损周围是否形成"膜部瘤"，有自然关闭的趋势，作为随访缺损自然关闭的数据。近年来，二维、三维心动超声检查和彩色多普勒检查的无创性检查正确性高，方法简便、安全，可重复检查，已成为诊断先天性心血管畸形的主要手段，在很大程度上已可取代心导管检查和心血管造影检查。

4.右心导管检查

测定心肺各部位氧含量和氧饱和度、压力，可计算心内分流量和肺动脉压力和肺血管阻力。如右心室血氧含量较右心房高出 0.9Vol%，说明心室水平存在左向右分流。分流量较少的小缺损，或缺损虽不算小，但已有明显的肺动脉高压致使左向右分流量减少者，右心室/右心房血氧差常不足 0.9 Vol%。疑有这种情况时，应作吸氢试验，对比观察右侧心腔各处氢离子曲线出现的时间。如右心室较右心房明显超前出现，说明心室水平存在左向右分流。严重肺动脉高压，心室水平呈双向或逆向分流者，右心室、右心房间已无血氧差，可以同期测定的体动脉血氧饱和度有不同程度的下降而加以验证。测定右侧心腔，特别是连续测定肺动脉和右心室压力，看右心室压力明显超出肺动脉压力，根据其压力曲线特征，可辨明其合并右心室流出道和（或）肺动脉瓣狭窄的情况。一般按肺动脉压与体动脉压的比值判定肺动脉升高的程度,<40％者为轻度,40％~70％者为中度,>70％者为重度。根据肺动脉压力与心排血指数,换算出肺血管阻力,肺小动脉正常为<2 Wood单位,肺血管总阻力<3 Wood单位,有助于手术时机的选择和手术适应证及禁忌证的测定。测算肺循环与体循环血流量及两者的比值,一般以<1.3为低分流量,1.3~2.0为中分流量,>2.0为高分流量。

5.心血管造影检查

经股动脉逆行性插管经主动脉入左心室,加压注入造影剂连续摄影,可显示缺损的部位、大小和数量。并可排除其他心血管畸形,如在主动脉根部造影可判断是否伴有主动脉瓣脱垂或关闭不全、动脉导管未闭和主动脉-肺动脉隔缺损等。

6.磁共振

单纯室间隔缺损不需要磁共振检查。复杂畸形伴有室间隔缺损或心脏超声检查不易查得的缺损,磁共振可揭示诊断。

(三)鉴别诊断

(1)动脉导管未闭伴肺动脉高位时,听诊仅为收缩期杂音,易与高位室间隔缺损混淆。高位室间隔缺损伴主动脉瓣关闭不全,易误为动脉导管未闭。心脏超声检查有助鉴别。

(2)肺动脉瓣狭窄需与室间隔缺损小,尤其是肺动脉瓣下型缺损鉴别。前者胸片肺血少,肺动脉总有狭窄后扩张。

(3)室间隔缺损伴重度肺动脉高压临床出现发绀时,需与其他发绀型先天性心血管畸形鉴别。病史中发绀从无到有,肺动脉瓣区第二音亢进等有鉴别价值。

三、治疗

室间隔缺损的治疗可分为介入治疗和手术修补。对于缺损较小的儿童,股血管已足够粗大,可行介入封堵。而对于婴幼儿,则可采用小切口杂交技术进行封堵。直径较大的缺损,邻近主动脉瓣和房室瓣,或合并其他心内畸形者,应行手术治疗。手术方法有肺动脉环束术和室间隔缺损修补术。以往对1岁以下大型缺损伴动脉高压、心功能不全者先行肺动脉环束术,2岁以后再解除肺动脉环缩,修补缺损。由于需要二次手术,增加手术死亡率,且手术拆除环缩困难,易损伤肺动脉壁或因肺动脉已呈器质性狭窄,需行管腔扩大手术等。

1.室间隔缺损修补术适应证

膜部缺损无肺动脉高压、临床无明显症状、心电图及胸片检查无明显异常改变者,一般在5岁左右手术为宜。关于室间隔膜部瘤形成的手术选择问题,根据Ramaciotti等报道247例膜部室间隔缺损中190例(77％)伴膜部瘤,经长期随访发现约10％缺损自然闭合,33％缩小,约11％需手术治疗。故可在5岁以后再决定手术与否。嵴上型缺损常合并主动脉瓣膜脱垂,这种缺损由于左心室分流血液直接进入肺动脉,以致早期引起肺动脉高压及主动脉瓣关闭不全,且无自然闭合可能,临床出现症状早,故手术不受年龄限制,主张早期诊断及手术治疗。大口径缺损分流量大,易早期发生肺动脉高压,在婴幼儿期即有症状,反复呼吸道感染或肺炎,心肺功能不全。多数病例在1岁左右因大量的分流致肺血管阻力增高,继而限制左向右分流量,因此临床症状反见减轻,是手术的最佳时间。如不及时手术,肺血管阻力将进一步增高,最终造成不可逆性器质性病变。一般认为在2岁时,尽管肺动脉压力已有中至重度增高,而肺血管阻力往往仅为轻至中度增高,手术可获满意效果。对于6个月以下患儿,有严重充血性心力衰竭及反复呼吸系统感染、药物不易控制者应手术纠治。室间隔缺损并存心房间隔缺损、动脉导管未闭等畸形者，可同期手术纠治。合并主动脉缩窄者可先行手术解除主动脉缩窄，然后视血流动力学情况，再择期修补室间隔缺损，也可同期手术纠治。合并右心室流出道狭窄，必须同期纠治。室间隔缺损伴亚急性心内膜炎者，应予积极内科治疗，控制后 3～6 周再修补室间隔缺损。

室间隔缺损伴肺动脉高压的手术适应证：临床无发绀，动脉血氧饱和度达 95%，肺循环流量/体循环流量≥1.5，肺动脉阻力/体循环阻力≤0.75，肺总阻力＜10 wood 单位。

2.手术禁忌证

出现下列情况者，说明病期过晚，已失去手术修补缺损的时机，如勉强为之侥幸度过手术阶段，亦无临床效果，而且手术反而加速其心肺功能衰竭。包括：①静止和轻度活动后发绀，或已有杵状指(趾)；②缺损部位的收缩期杂音不明显或消失，代之以因肺动脉高压产生的肺动脉瓣区第二音亢进或肺动脉瓣关闭不全的舒张期杂音；③动脉血氧饱和度降低＜90%静止时为正常1临界水平，稍加活动即明显下降；④Doppler 超声心动图检查示心室水平以右向左为主的双向分流或右向左的分流；⑤右心导管检查示右心室压力与左心室相似或反而高出肺总阻力＞10Wood 单位(800dyn.s.cm^{-5})；肺循环与体循环血流量比值＜1.2，或肺循环阻力与体循环阻力比值＞0.75。

3.术前准备

在婴幼儿病例伴有肺动脉高压，反复肺炎，心力衰竭者，术前准备十分重要，为保证手术成功的主要关键。包括：①预防、控制感染；②改善心功能(包括强心，利尿和扩张血管药物)；③纠正营养不良，贫血和低蛋白血症。

4.手术步骤与操作技术

气管插管全身麻醉下，经锁骨下静脉穿刺插入中心静脉测压管，经桡动脉穿刺插入动脉测压管。进行心电监测。前胸正中切口，纵向锯开胸骨，剪开心包两侧固定，在右心室表面触摸最显著的收缩期震颤处，作为拟定心脏切口及寻找缺损部位的参数。绕置上、下腔静脉套带。注射肝素后，自右心房(耳)插入上腔静脉引血管，在右心房近下腔静脉处插入下腔静脉引血管，自升主动脉高位插入动脉给血管，与人工心肺机系统连接建立体外循环装置。心肺转流(体外循环)开始后经血流降温保持直肠温度 25～30℃，在婴儿如有需要可采用深低温 20℃ 左右。于插管近端阻断主动脉，并在其根部插针(管)加压注入 4℃ 心脏停搏液，待心脏停止跳动后，勒紧上下腔套带，阻断其回心血流。切开心脏进行室间隔缺损修补。在心内操作即将结束前开始复温。心脏切口缝闭过程中排尽右侧心腔内空气，自主动脉根部插针排尽左侧心腔及主动脉内气体。开放主动脉阻断钳，恢复冠脉循环后，心脏可能自行复跳，否则待室颤活跃后予电击除颤，一般在开放主动脉阻断钳，恢复冠脉循环后，至少再维持高流量心脏转流一段时间，以期心脏代谢及舒缩功能得到最大限度的恢复。待心脏跳动有力、血压、心率正常时，逐渐减少体外循环血流量，直至停止心肺转流，需要时作血液超滤排出体外循环后的液体，有利心肺功能的恢复。

为了防止心肺转流期间及心脏复跳初期左心室膨胀受损，常需经房间沟处左心房插入减压管，并通过二尖瓣进入左室，使心腔内血液随时经插管引入体外循环系统，在心脏复跳情况良好和体外循环行将停止之前将其钳闭。这特别适用于心脏扩大较显著，术前心功能不全，需施行主动脉瓣脱垂或关闭不全成形术者，以及并发某种程度的肺动脉口狭窄，肺内侧支循环较多者。一般性单纯性室间隔缺损手术可以免用。

(1)心脏切口：一般而论，不论何种类型的室间隔缺损，以往均可通过右心室切口完成缺损修补术。但为了避免右心室切口可能使其功能受损，按照缺损类型解剖部位的不同，目前均分别采用相应的切口，达到手术视野清楚、操作方便之目的：

①右心房切口：平行于房间沟约 1 cm 切开右心房，牵开三尖瓣，可清楚显露膜部和膜周部缺损进行修补。对三尖瓣隔瓣后的缺损大的膜部缺损，有时需切开隔瓣叶基部，显露修补更好。

②肺动脉切口：位于肺动脉根部上 1 cm 横切口，牵开肺动脉瓣，可清楚显露肺动脉瓣下型或双动脉瓣下型的缺损。

③右心室切口：为尽可能减少切口对右室功能的影响，切口宜做在右心室流出道前壁。依照该处附近冠状血管的分布情况，分别采用纵切口、横切口或斜切口。在能满足心内操作的前提下，尽量做短切口。如需延长，尽可能延向肺动脉瓣环下方，而少涉及右心室体部。特别适用于膜周偏向流出道的大缺损或法洛四联征中连接不良型缺损，或伴右心室流出道有梗阻者。

④右心房及肺动脉切口：大型膜周部缺损向肺动脉瓣下延伸时，右心房切口修补缺损下半部，肺动脉切口修补上半部，这样修补方便，又可避免右心室切口。

⑤主动脉切口：位于主动脉根部横切口，适用于需兼作主动脉瓣脱垂或关闭不全成形术或主动脉窦瘤修补等病例、可通过主动脉瓣孔施行缺损修补。

⑥左心室切口：仅适用于近心尖部多发性肌部缺损。由于左心室压力大，易发生术后切口出血，另外也可影响左心功能，故此切口应慎用。

(2)寻找缺损的方法：根据手术前检查分型，结合术中扣及右心室表面震颤最明显处，切开心腔后不难发现缺损所在处。对小缺损，表面被腱索或膜状组织覆盖的缺损，可请麻醉师张肺，有血涌出下即缺损所在。对经上述方法仍未能确定缺损所在处时，可以左心室插管加压注入亚甲蓝稀释液以显示。

(3)缺损修补技术：依缺损大小和类型，分别采用不同的修补方法，直接缝合法和补片法。补片修补方法有间断褥式缝合、连续缝合和间断褥式＋连续缝合三种。直接缝合法适用缺损直径<5 mm，边缘为纤维组织者。可直接作间断缝合，必要时再加褥式垫片缝合加固。肌性边缘的小缺损，以褥式垫片缝合为宜，以防因缝线切割肌肉影响手术效果。缺损直径>5 mm，边缘为肌性组织者，以采用相应大小的涤纶或聚四氟乙烯织片修补为宜，以免因直接缝合张力太大而撕脱。

肺动脉瓣下型缺损，均应采用涤纶补片修补，应防止误伤其上方的主动脉瓣。膜周和隔瓣后的大缺损，其右缘为隔瓣口环，传导束即沿此而下，因此缝线宜置于隔瓣的基部。缺损的后下角边缘组织为肌性，宜用褥式垫片缝法，并离开缺损边缘不少 5 mm。缝线深度应仅及肌性间隔的近右室部分，以防损伤传导束。邻近隔瓣的 1 针，应同时穿过瓣叶基部边缘，以防打结后此处有漏隙，其余部分可与补片作连续缝合，必要时间断作褥式垫片加固。

室间隔缺损并发主动脉瓣脱垂，有明显主动脉瓣关闭不全者，宜经升主动脉低位切口，将脱垂而变长的瓣缘多余部分折叠后,以褥式垫片缝合。将其与附近的主动脉壁缝固,线结打在主动脉壁外,以求脱垂的瓣缘与邻近瓣缘等长,闭合时不留缝隙。极个别脱垂的瓣叶已呈严重继发性退行性变,不能满意修复时,需行瓣膜替换术。如不能经主动脉切口通过瓣孔满意地缝补室间隔缺损,则应另做右心室切口完成。

室间隔缺损合并动脉导管未闭者,在体外循环准备工作就绪后,沿肺动脉向前游离导管后,加以结扎。如操作过程中因按压肺动脉导致循环不稳,可在体外循环条件下,从速完成。务必认清主动脉,左右肺动脉和动脉导管的解剖关系,防止误扎左肺动脉和降主动脉。另一种方法在头低位和低流量甚至停止灌注的状态下,切开肺动脉,从腔内迅速经开口处插入 Forly 气囊导管入主动脉,注入盐水鼓囊拉紧后视野不再涌血,间断缝合缺损一排缝线取除气囊导管,依次一排缝线结扎缝闭缺损。然后按常规完成室间隔缺损。

室间隔缺损伴主动脉缩窄者,如缺损直径小,且有自然闭合者,可分二期手术,即先行主动脉缩窄纠治术,术后随访如在学龄前仍未自然关闭,则再行室间隔缺损修补术。大型缺损室间隔缺损伴主动脉缩窄,目前均主张一期根治,先采取左胸后外侧第 4 肋间切口,行主动脉缩窄纠正术,然后取胸骨正中切口在体外循环下修补室间隔缺损。也有仅在一个胸骨正中切口下完成的。

四、术后并发症

1.室间隔缺损闭合不全

残留左向右分流,发生率为 1‰～10‰,甚至有报道达 25‰。残留小漏,有望自行闭合,大的漏孔需再手术闭合。当室缺修补结束后,吸尽手术野的血液,阻断肺动脉,然后膨肺检查是否存在因缺损修补不全而有漏血现象,这是避免残余分流的一个极为重要的有效措施。

2.完全性房室传导阻滞

由于经验的积累和技术提高,永久性完全性房室传导阻滞的发生率已降至 20% 以下,需用永久性心脏起搏器维持心律及心功能。而暂时性完全性房室传导阻滞的术后发病率尚常见,多为缝线处水肿,出血压迫邻近传导束或术中牵拉损伤所致。采用激素治疗减轻水肿,同时应用心外膜临时起搏方法维持一定的心律,一般在短期内可恢复窦性节律。

3.术后肺动脉高压的处理

术后持续应用镇静剂和肌松剂保持患儿绝对安静。在呼吸机辅助通气下,通过高频通气或增加潮气量方法,维持 PEEP 2～4 mmHg,PCO_2 在 4 kPa(30 mmHg),则可将肺动脉压力控制在体循环压的 1/3 以下。用扩血管药及强心利尿药前需补充足够血容量,常用妥拉唑林、酚妥拉明、硝普钠、卡托普利、多巴胺、氨力农、米力农等。在上述处理后肺动脉压仍很高,为了防止肺动脉高压危象的发生可吸入 NO,可见效。

第十二节　法洛四联征

法洛四联征是常见的先天性心脏血管畸形,在发绀型先天性心脏病中居首位,约占发绀型先天性心脏病手术的 80%,在所有先天性心脏病手术中占 12% 左右。自然预后主要取决于右心室流出道阻塞的严重程度,绝大多数患者死于缺氧或心力衰竭。因此,法洛四联征应该尽早手术治疗。

一、诊断

(一)临床表现

1.症状

发绀是本病最突出的症状。出现临床症状的时间和轻重程度取决于右心室流出道梗阻的程度和肺循环血流量的多少。若右心室流出道梗阻程度严重如肺动脉闭锁、流出道弥漫性发育不良以及漏斗部、肺动脉瓣环、肺动脉瓣膜乃至肺动脉分支多处重度狭窄等,则出生后即可出现发绀。气喘和阵发性呼吸困难也是常见症状之一,多在哭闹或劳累后出现,在两个月至两岁的婴幼儿中较多见。儿童常有蹲踞现象,表现为行走一段路程后下蹲,双下肢屈曲,双膝贴胸。蹲踞可使含氧较低的回心血液减少,同时股动脉因蹲踞而弯曲,导致下肢动脉血流阻力增高,而躯干上部血流增加,使中枢神经系统缺氧状况改善。此外,体循环阻力增高可增加心室水平的左向有分流,使肺循环血流增多,发绀好转。重症患者可有缺氧发作,表现为面色苍白、四肢无力、阵发性晕厥,甚至有抽搐等症状,多在清晨、排便或活动后出现。对有缺氧发作的重症法洛四联征患者,应在婴儿期尽早手术,频繁发作者应急诊手术。

2.体格检查

患者一般发育较差,消瘦,口唇明显发绀,严重者面部及耳郭都有发绀。四肢末梢因缺氧而有发绀及杵状指(趾),杵状指(趾)的轻重与缺氧程度成正比。在一些婴幼儿患者可表现为肥胖和贫血,临床上发绀不明显。少数成年法洛四联征患者可有高血压的表现。左胸心前区常隆起,有的可见心前区抬举性搏动。胸骨左缘第3和第4肋间有收缩期喷射样杂音,少数患者没有杂音常提示梗阻严重或合并肺动脉闭锁。肺动脉瓣区第二心音单一。合并粗大的未闭动脉导管或体-肺动脉侧支者有时可在相应部位听到双期连续性杂音。

(二)辅助检查

1.实验室检查

法洛四联征患者动脉血氧饱和度可降至70%以下。通常有红细胞增多症,血红蛋白可升至200 g/L以上。但合并贫血的法洛四联征患者血红蛋白可能并不升高,多见于婴幼儿。

2.心电图

多为窦性心律,电轴右偏,右心室肥大和劳损,右心房肥大。其他异常心电图较少见,可出现完全或不完全右束支传导阻滞。

3.X线胸片

心脏大小基本正常,典型的法洛四联征心脏形态呈"靴状心",即心尖上翘圆钝,心脏扩大以右心房、右心室为主,在较大龄婴儿和儿童多见。肺血减少,肺血管纤细,有时可见网状的侧支血管影。心腰凹陷越深和肺部纹理越细,常提示肺动脉干及其分支发育较差。两侧肺门和肺部血管纹理不对称,一侧肺血比对侧明显减少,常提示法洛四联征可能伴有一侧肺动脉严重狭窄或缺如。25%病例为右位主动脉弓。

4.超声心动图

超声心动图检查有无创、方便、准确等优势,是确诊法洛四联征的首选方法。可直接观察到右室流出道狭窄部位和严重程度,室间隔缺损的类型和大小,主动脉骑跨程度,并测算左心室容积和功能以及合并畸形。冠状动脉左前分支通常也能较好显示。外周肺动脉显示较差。因此,描述肺动脉畸形为进行心导管的一个主要指征。

5.心导管和心血管造影检查

多数病例不需要心导管检查。如要了解肺动脉解剖、超声心动图冠状动脉显示不清或疑有多发室间隔缺损,则建议行心导管检查。通过测压可了解右室流出道狭窄部位、程度,血气分析可计算出心内分流部位和分流量。选择性心室造影可以显示室间隔缺损类型、大小、肺动脉发育情况、主动脉骑跨程度等。在右室流出道严重狭窄的患者,由于造影剂在肺动脉充盈不够充分,有时会影响对肺动脉发育情况的判断。逆行主动脉造影可以显示有无冠状动脉畸形、动脉导管、主动脉瓣启闭功能和肺部侧支循环血管等。

6.CT 和 MRI 检查

超高速 CT 及 MRI 检查能对主肺动脉和左右肺动脉直径进行准确的测量,并可直观地观察肺动脉的形态及其与主动脉的关系,同时对室间隔缺损的大小、部位和右室流出道狭窄的部位和程度得出准确的诊断。

二、治疗

法洛四联征唯一有效的治疗方法是外科手术。随着外科、麻醉、灌注及围术期处理技术的改进和手术效果的提高,法洛四联征根治术的适应证逐渐放宽,已不受年龄限制,从新生儿到成人均可取得满意的效果。

1.手术适应证

法洛四联征中肺动脉和左心室的发育状况是决定能否进行根治手术的重要因素。由于肺部和左心房血流减少,绝大多数法洛四联征患者往往左心室发育偏小。但是,同时由于法洛四联征患儿在胎儿期就存在右心室流出道和(或)肺动脉狭窄,右心室的一部分血液经心室间隔缺损流入左心室。这样左心室同时接受经卵圆孔及心室间隔缺损来的血液,因此左心室不会发育过小。左心室发育情况可通过左室舒张末期容量指数来评估,其正常值在男性为 58 mL/m²,女性 50 mL/m²,平均 55 mL/m²。在左心室舒张末期容量指数≥30 mL/m²,约为正常值的 60% 以上时,法洛四联征根治术才能得到满意的结果。

2.术前准备

法洛四联征患者术前应保证足够的液体摄入,避免缺氧发作。缺氧发作时需吸氧,屈曲下肢,同时皮下或静脉注射吗啡 0.1～0.2 mg/kg 或普萘洛尔 0.05～0.1 mg/kg。纠正酸中毒,必要时可使用缩血管药物,静脉注射去氧肾上腺素 0.05～0.1 mg/kg,以提高体动脉压力,使左心室压力增高,减少心室水平右向左分流,增加肺血流量,减轻发绀。血压上升后可用静脉维持,病情稳定后维持应用 12～24 小时。长期口服普萘洛尔每日 1～2 mg/kg 可以预防缺氧发作。年龄小的患儿,如表现为低体重和低血红蛋白小细胞性贫血者,多为营养不良的表现,其毛细血管通透性也会增加,体外循环术后在炎性介质的作用下易出现渗漏综合征及低心排综合征。这些患者术前应作充分准备,纠正贫血,最大限度地改善患者营养状况。病情重、缺氧发作频繁的患儿要尽早手术,而对发绀不明显,生长发育影响不大的患儿,可选择在幼儿期手术,以提高安全性。

3.手术方法

(1)姑息手术:指体-肺循环分流术,在体循环与肺循环之间施行血管吻合术,使部分体循环血液分流入肺循环,增加肺循环血流量,提高动脉血氧含量,消除和改善发绀等症状,并且扩大肺血管床,促进肺血管发育,为根治手术做准备。由于心脏外科技术的发展,一期根治手术逐年增多,而姑息手术逐年减少,仅用于肺动脉发育极差以及伴有其他严重心内畸形不适合一期根治的患者。

(2)根治手术:一般采用胸骨正中切口显露心脏,进一步证实冠状动脉的分布。心肺转流前尽量避免刺激心脏,以免引起缺氧发作和严重的低氧血症。

手术在体外循环下进行,大多采用右房、右室流出道切口,也有采用右房切口进行右室流出道疏通和室间隔缺损的修补。根据右室流出道狭窄程度及术中回血多少采用中度低温(25~27℃)或深低温(20~22℃)低流量。患儿越小越应增加预充液的胶体成分,晶胶比例应在0.6~0.8。深低温应先降体温后减流量,待鼻温降至20~22℃,肛温降至27℃以下后再减流量,可减至40 mL/(kg·min),但最好不要超过1小时。目前多不采用深低温停循环技术。复温时不宜过快,水温不能高于血温100℃,复温要均匀,鼻温肛温差应控制在5℃以内。在婴幼儿患者多采用术后超滤技术。尽量简化手术程序,缩短麻醉至转机时间,以免血压下降,增加右向左分流,加重组织缺氧。具体手术方法如下。

1)右室流出道疏通及重建:通常在右室流出道行纵切口,避开冠状动脉大分支,切口不宜过长,以免影响右室收缩功能。根据狭窄的部位和程度切除部分肥厚的隔束、壁束异常肌束,使右室流出道疏通满意。切除肌束多少当以病变而定,过少不能充分解除狭窄,过多会影响心肌收缩。一般以保留心室壁厚度0.5~0.8 cm为宜,使切除的异常肌束下面可以形成一个较完整的平面。室上嵴及调节束如不过分肥厚可不必切除,以利于室间隔缺损的修补及保持良好的右室功能。特别是婴幼儿继发性肥厚不严重,常不必过度疏通。切除时应显露良好,勿损伤主动脉瓣、前乳头肌,防止室间隔穿孔。切开狭窄的肺动脉瓣交界,要尽量分离瓣叶与肺动脉壁粘连部分,并用血管钳扩张,使肺动脉瓣环直径足够大,最小可接受的肺动脉瓣环直径见表6-3。若瓣环不够大,肺动脉发育差,则应将右室切口向头侧延伸,跨越肺动脉瓣环至肺动脉,必要时直达左右肺动脉分叉部,如有左右肺动脉起始部狭窄,应加宽到狭窄后扩张部。部分右室漏斗部狭窄属异常肌束型、隔膜型者,如右室腔够大可将右室切口直接缝合。但在下列情况常考虑右室流出道加宽补片:A.多处右室流出道狭窄,包括漏斗部、肺动脉瓣和肺动脉干及其分支;B.干下型室间隔缺损,尤其是缺损较大者;C.一侧肺动脉缺如合并瓣环狭窄者。跨瓣环补片常用连续缝合法。跨瓣环补片时最好沿瓣膜交界切开瓣环,以保存原有肺动脉瓣的功能,必要时将其他狭窄的瓣交界切开,以增加瓣叶的活动度。跨瓣环补片后,如有严重的肺动脉瓣关闭不全会加重右心负担,甚至导致右心力衰竭竭,必要时需要二次手术。

对婴幼儿,由于同种单瓣瓣叶较大,缝合时应略高于自体瓣膜,使其关闭时能与自体瓣膜在同一水平上,确保术后瓣膜关闭严密。在肺动脉瓣缺如的患者应在右心室和肺动脉之间重建肺动脉瓣。

2)室间隔缺损修补:法洛四联征的室间隔缺损属于对合不良型,缺损较大,均应采用涤纶布补片进行修补。也可用自体心包,但心包补片不宜过大,以免在心内摆动,而致残余分流。

体重(kg)	直径(mm)	面积(mm²)
4	7.0	38
5	7.5	45
6	8.0	50
7	9.0	63
8	9.5	72
9	10.0	81
10	11.0	90
12	12.0	113
14	13.0	126
16	13.5	144
18	14.0	162
20	15.0	177

一般经右室切口修补，也有医师经三尖瓣口修补室间隔缺损。经右室修补嵴下型室间隔缺损时，为充分显露缺损，可将三尖瓣之前瓣和隔瓣分别向右前外侧牵开，而将室上嵴左侧端向左前上方牵开，以良好显露缺损右后下缘的三尖瓣前、隔瓣交界处及右后上方的主动脉瓣环。一般采用连续缝合法，缝线时可以圆锥乳头肌为标志，右后下方缺损缘为危险区，通常采用超越及转移针的缝合方法，应缝在室间隔的右室面，避免损伤传导束，转移针要确切。可利用无传导束的三尖瓣环或隔叶的基底部，既要防止撕脱，又要保证三尖瓣关闭严密。危险区缝线也采用褥式带小垫片间断缝合3～4针。缺损前上缘及圆锥乳头肌左侧缘均为安全区，可采用连续缝合法。修补嵴内型或干下型室间隔缺损一般不会损伤传导束。若主动脉骑跨严重，则补片应稍大于缺损，并缝合时稍远离主动脉瓣环，以保证左室流出道通畅。

3)合并畸形的手术：右位主动脉弓及右位降主动脉一般不必处理，但应注意动脉导管的位置会发生变异。左上腔静脉引流至冠状静脉窦，体外循环过程中可间断阻断或经插管引流。存在房间隔缺损或部分肺静脉畸形引流时，术中切开右房壁直视修补并将异位的肺静脉隔入左房。合并动脉导管未闭应在术中转流前游离结扎或切开肺动脉壁直视缝合。单冠畸形时右室流出道切口处有冠状动脉经过，若右室流出道不需加宽补片则可选用右房切口及肺动脉切口施行根治术或采用与此异常血管平行的右室切口修补室间隔缺损，以避免伤及此血管。若右室流出道需要加宽补片则可在血管下切除肥厚的肌束，并在血管的两侧补片加宽右室流出道，但应避免血管承受过大的张力。如果右室流出道疏通不够标准，也可采用右室-肺动脉瓣外通道方法。对合并冠状动脉畸形行法洛四联征根治手术有困难的患者，以及少数合并三尖瓣发育不良，特别是三尖瓣狭窄的患者，应考虑行一个半心室矫治。

（3）法洛四联征外科治疗的几个特殊问题

1)手术及介入联合矫治伴有体-肺侧支的法洛四联征：近年来，法洛四联征的术前诊断越来越依靠超声心动图检查，但超声心动图检查诊断体-肺侧支有一定的局限性。对临床表现为发绀不重，X线显示肺血不少，血氧饱和度降低不明显，超声心动图显示肺动脉细小的程度与上述表现不呈比例者，应高度怀疑合并体-肺侧支的可能性，应行心血管造影检查，以明确诊断。术前心血管造影和选择性侧支造影明确体-肺侧支是否与固有肺动脉有融合非常重要。

对没有融合的巨大侧支,不能封堵,否则有发生肺梗死的危险,需手术将其与主肺动脉融合。对肺动脉有融合者应先行体-肺侧支的封堵,而后进行根治手术,可取得较好效果。技术上无法封堵的体-肺侧支,可考虑术中识别和游离结扎。对术前漏诊体-肺侧支,术中左心回血过多,术后出现充血性心力衰竭或肺的严重损伤者,也可考虑术后造影行封堵或相应处理。侧支封堵术可明显改善心肺功能,是外科矫治术后重要的挽救性手段。对于体-肺侧支的正确有效处理是提高法洛四联征手术疗效的有效手段。

2)一侧肺动脉缺如:与一侧肺动脉起源异常不同,一侧肺动脉缺如是指解剖上一侧肺动脉不存在。法洛四联征合并肺动脉缺如不多见,常发生在左侧,右侧肺动脉缺如则更少。X线胸片主要特征为两侧肺血管不对称,影像学检查多能对该病做出明确诊断,放射性核素肺血灌注扫描也可较好地了解有无一侧肺动脉缺如以及患肺发育程度。早年受技术因素的限制,手术死亡率较高,随着外科技术的提高,近年来死亡率已有明显下降。我们认为,合并一侧肺动脉缺如法洛四联征行根治手术的前提是健侧肺动脉发育良好,手术中常需行跨环补片,最好用带瓣补片材料,保证血流动力学矫治满意。对一侧肺动脉起源异常者可将患侧肺动脉移植至肺动脉。

3)肺动脉瓣缺如:肺动脉瓣缺如的发生率占法洛四联征的 3%～5%。除了一般法洛四联征的病理改变外,肺动脉瓣环可狭窄,瓣叶完全未发育而成环形嵴,有时可能连残迹也没有。狭窄大多位于腓动脉瓣环,主肺动脉或左右肺动脉明显扩张,甚至压迫支气管,出生后即可出现顽固性支气管炎、呼吸窘迫以及充血性心力衰竭。内科治疗常不能缓解。X线胸片可见肺门血管影增宽,而肺血减少,可有肺段或肺叶不张。超声心动图看不见肺动脉瓣叶活动。手术需选择较大的同种肺动脉或主动脉在重建肺动脉瓣。

(4)手术并发症

1)低心排出量综合征:这是法洛四联征根治术后最常见的并发症。除因血容量不足外,产生原因多为术中心肌保护不好,心内畸形矫治不满意,如右心室流出道狭窄解除不够,室间隔缺损有残余分流,右心室切口过长,右室流出道过度疏通,以及心包填塞等,均可导致低心排出量综合征的发生。表现为心率快、血压低、左心房压及 CVP 升高,四肢凉、组织灌注不足、少尿或无尿,代谢性酸中毒、静脉血氧饱和度降低等,超声心动图或漂浮导管检查可以确诊。首先予以针对病因治疗,如畸形矫治不满意的应考虑二次手术干预。术后应常规使用正性肌力药物,增强心肌收缩力,改善循环。必要时可考虑使用心室辅助设施可能会有帮助。

2)肺水肿或灌注肺:由于手术时间长,预充液中晶胶比例不合适,体外循环中炎症介质损伤,术后可表现为严重的低氧血症、肺内出血或大量渗出,X线肺透亮度下降。此外室间隔缺损残余分流以及术中回血过多,左心引流不畅也是原因之一。防治方法是严格控制输液量,适当提高体内胶体渗透压,充分给氧,适当延长辅助呼吸时间,及时纠正酸中毒。对于肺内侧支循环较多者术中采用深低温低流量的方法,保证左心引流通畅。

3)心律失常:术后早期出现的房室传导阻滞多与外科技术有关,随着手术技术的改进,房室传导阻滞的发生率已显著减少。一旦发生高度房室传导阻滞应安放临时起搏器,非器质性损伤多能在 3～5 天恢复,1 个月以上不能恢复的房室传导阻滞应安装永久起搏器。室上性心动过速,早期多因心肌损伤或缺氧所致,应改善通气,纠正水电解质酸碱紊乱,必要时可使用胺碘酮等药物。晚期出现室上性心动过速多由于流出道梗阻所致,需再次手术解除梗阻。室性期前收缩和室性心动过速多在晚期出现,可导致猝死,所以术后应定期随访监测。

4)肾功能不全:法洛四联征患者由于长期缺氧,常有不同程度的肾功能损害,因此在围术期要注意保护肾功能,术中要保证肾脏的灌注量和降温,术后要维持血压,以保证肾脏的基本灌注。出现肾功能不全时,婴幼儿可以考虑腹膜透析,成人可考虑血液透析。

5)渗漏综合征:婴幼儿毛细血管发育不成熟,长时间的体外循环后在炎症介质的作用下易引发全身毛细血管渗漏综合征,影响术后患儿恢复,其发生常与患儿的特异性体质有关。我们研究发现渗漏综合征的发生与年龄有关,而与病种、性别、术前血浆蛋白水平及体外循环时间等没有相关性。在治疗上主要是使用正性肌力药物及提高胶体渗透压,也可适当使用激素治疗。

6)室间隔缺损残余分流:多为缺损修补不完全,也可见于未发现的多发肌部室缺,分流量较大时可引起低心排血量综合征或肺水肿,应加强强心利尿。残余分流较大,婴幼儿室间隔缺损超过 5 mm 者,影响患者心肺功能的应考虑再次手术修补。

7)右室流出道残余狭窄:残余狭窄多见于肺动脉瓣环,也可发生于右室流出道加宽补片的远端,多由于流出道疏通不满意或补片加宽不够所致。此类患者易发生右心力衰竭、三尖瓣反流以及低心排血量综合征和各种心律失常,甚至猝死,狭窄严重者应再次手术矫治。

8)瓣膜关闭不全:法洛四联征患者术后常合并肺动脉瓣关闭不全和三尖瓣关闭不全。肺动脉瓣关闭不全多发生在肺动脉瓣切开或右室流出道跨环补片扩大后。严重的肺动脉瓣关闭不全可增加右室容量负荷,引起右心力衰竭竭。因此肺动脉瓣环发育小需跨环补片者,我们建议用同种带瓣的大动脉片,常可收到较好的血流动力学效果。三尖瓣关闭不全多为手术损伤所致,术中应避免损伤三尖瓣,如有关闭不全应同时成形三尖瓣,以免影响术后右心功能。术后肺动脉瓣或三尖瓣关闭不全都有可能导致右心功能不全,因此手术时应至少保证其中一个瓣膜的功能是良好的。术后主动脉瓣关闭不全往往也是手术损伤所致,严重的可能需行主动脉瓣成形或瓣膜置换。

(5)手术高危因素:我们在研究中发现手术时体重小、体外循环时低流量时间与低温时间比值大、预充液晶体与胶体比值高及体外循环时间长与手术后早期死亡或发生灌注肺和严重的低心输出量综合征有关,是法洛四联征根治手术的高危因素。因此法洛四联征根治手术时应充分考虑年龄的因素,体外循环应先降体温后减流量,并选择合适的晶胶比例,在婴幼儿患者多采用术后超滤技术。此外,年龄小的患儿,如表现为低体重和低血红蛋白小细胞性贫血者,多为营养不良的表现,其毛细血管通透性也会增加,体外循环术后在炎性介质的作用下易出现渗漏综合征及低心排综合征。这些患者术前应作充分准备,纠正贫血,最大限度地改善患者营养状况。

第四章　泌尿外科疾病

第一节　输尿管畸形

一、输尿管膨出

是指输尿管末端在膀胱黏膜下呈囊状扩张突向膀胱,使输尿管口失去正常形态,常呈针孔状。大小差别很大,直径从 1~2cm 到几乎占据全膀胱;囊肿的外层是膀胱黏膜,内层为输尿管黏膜,两者之间为菲薄的输尿管肌层。

其形成是源于输尿管芽管腔延迟开放;按其位置可分为单纯性输尿管膨出,囊肿完全位于膀胱腔内,输尿管口较正常略有偏移;如输尿管膨出部分位于膀胱颈或尿道,则称异位输尿管膨出。单纯性输尿管膨出多并发于单一输尿管,囊肿较小,多见于成人,又称成人型,对上尿路影响较小。异位输尿管膨出多较大,常合并重复肾双输尿管畸形,下肾部的输尿管穿越膀胱肌层,开口于膀胱三角区。带有囊肿的上输尿管经黏膜下层,开口于膀胱颈或后尿道,引起尿路梗阻。故上肾部多发育不全、发育不良乃至积水性萎缩并有肾盂肾炎等改变。

【临床表现】

异位输尿管膨出是女孩严重下尿路梗阻中最多见的原因。小儿多于生后数月内就有尿路感染,女孩的输尿管膨出可间歇地从尿道脱出,不常见尿潴留,但当异位输尿管膨出经膀胱颈脱出时,可有尿潴留。女孩因大的异位于尿道的输尿管膨出使外括约肌松弛及降低其有效率,故可有些尿失禁。

【诊断】

异位输尿管膨出,常并发肾部发育不良,无功能或功能很差,故放射线所见是它对同侧或对侧肾、输尿管影响的情况。大的异位输尿管膨出不但引起下肾部输尿管梗阻,也同样影响对侧。更常见输尿管膨出歪曲了同侧下输尿管口,使下肾部的黏膜下输尿管段变短而发生反流。

静脉尿路造影所见同于输尿管口异位,但上肾部更扩张、积水或不显影,膀胱颈部有圆形光滑的充盈缺损。有时膨出局部壁过薄凹入似呈分叶状,但与膀胱横纹肌肉瘤的多发不规则充盈缺损不同。

用稀释的造影剂做排尿性膀胱尿道造影,可观察有无反流,排尿时输尿管膨出是否被压缩,及其后有无逼尿肌支持,呈膀胱憩室样。

单纯性输尿管膨出,可因膨出内并发结石而有血尿。静脉尿路造影因肾功能良好,可见膀胱内有圆形充药的输尿管膨出及菲薄的膨出壁。

【治疗】

输尿管膨出的治疗常需个别化。对于小的单纯性输尿管膨出,如无症状,也不引起尿路梗阻,就不需要治疗。绝大多数输尿管膨出,其上半肾因受压积水、感染,功能不良,则须做患侧上半肾切除。如术后仍有症状再处理输尿管膨出。如经内腔镜单纯切开异位输尿管膨出或做膨出去盖术,则术后多有膀胱输尿管反流,须再切除患侧上半肾。对于肾功能良好的单一输尿管膨出可经内腔镜用 3FBugbee 电极刺入,或做膨出切除、输尿管膀胱再吻合术。并有双输尿管的可做输尿管肾盂吻合术或上输尿管与下输尿管的端侧吻合术。

二、输尿管口异位

多见于女性。异位输尿管口可位于泌尿系或生殖管道,如开口于三角区与膀胱颈间则不产生症状;如开口于膀胱颈远侧可致梗阻、反流,在女性可有尿失禁。

女性输尿管口异位于前庭附近约占 1/3,位于阴道者占 25%,罕见开口于宫颈及子宫。男性则位于前列腺尿道者占半数,位于精囊者约 1/3,其他可位于输精管或射精管、附睾。输尿管口异位于直肠是很罕见的。

双侧输尿管口异位占 7.5%~17%,有些是单肾并输尿管口异位;一侧输尿管口异位,对侧是重复畸形并不少见。异位输尿管口距正常位置愈远,相应肾发育也越不正常。

【临床表现】

男性常无症状,除非有梗阻或感染,由于持续有小量尿流入后尿道,可能有尿频、尿急。如输尿管口异位于生殖道,可有前列腺炎、精囊炎、附睾炎。如系单一输尿管,膀胱镜检查可见患侧三角区不发育,膀胱底后外侧常被其下扩张的输尿管抬高,而其内扩大膨出的输尿管酷似异位输尿管膨出。

女性约半数有尿失禁,表现为正常分次排尿及持续滴尿。如尿储存于扩大的输尿管中,则患者于仰卧时不遗尿,但站立时则有尿失禁。女性有尿失禁是因异位输尿管口位于括约肌的远侧。输尿管口位置愈高,尿失禁愈轻,但常有梗阻,这是由于输尿管跨过膀胱颈的肌肉受挤压所致。较高位的异位输尿管口中 75% 有膀胱输尿管反流,也就是既反流又梗阻,常并发感染,多见于幼儿。小婴儿也可因梗阻出现腹部肿物。

【诊断】

诊断女性输尿管口异位有时很容易,有时却很困难。如并发重复肾双输尿管时,静脉尿路造影,功能良好的下半肾常显示向外下移位。仔细检查女性外阴,有时可在尿道口附近找到间断滴尿的异位输尿管口,自此插入导管做逆行造影可确诊。但造影常有困难,一方面由于管口难找,其次导管难插入狭窄的开口。静脉注射靛胭脂罕有帮助,这是因为病肾欠缺足够的浓缩能力。假如是单一输尿管,病肾常无功能,尤以异位肾或交叉异位及融合时诊断困难,应用超声检查在膀胱后寻找扩大的输尿管可有帮助。膀胱镜及阴道镜有时可协助寻找异位输尿管口。

【治疗】

根据肾功能决定,如单一输尿管开口于生殖系,肾功能常严重丧失,则做肾、输尿管切除。如异位开口于膀胱颈或尿道,肾功能常较好,则做输尿管膀胱再吻合术。如并发重复肾,上肾部功能丧失,做上半肾切除。罕见的情况是上半肾尚有功能,则做上输尿管与下肾盂吻合或将上输尿管与下输尿管吻合;也可做双输尿管膀胱再吻合。

双侧单一输尿管口异位,如输尿管口位于尿道,则膀胱三角区及膀胱颈均发育差。多见于女性,患者有完全性尿失禁。静脉尿路造影及排尿性膀胱尿道造影可以诊断。可试做重建手术,包括输尿管膀胱再吻合,用肠管扩大膀胱及 Young-Dees-Leadbetter 膀胱颈重建术。如仍不能控制排尿,可考虑做以阑尾为输出道的可控性尿路改流术(Mitrofanoff 术)。

(王文昌)

第二节　膀胱畸形

一、重复膀胱

有完全性与不完全性重复。一般说完全性重复,左右并列,在男性 90% 有双阴茎,在女性则有双子宫、双阴道。40%～50% 的患者有肠重复,而腰骶椎也可能重复。

部分重复可能是矢状面或冠状面分隔,各连一输尿管,共同连一尿道。此外尚有葫芦形或多房性膀胱。

本症多合并上尿路或其他器官畸形,而致产或生后不久死亡。但也有重复膀胱无症状被偶然发现或因合并其他尿路畸形继发感染、结石经尿路造影而被诊断的。

二、膀胱憩室

本症是由于先天性膀胱壁局限性薄弱,加以下尿路梗阻,膀胱内压上升,使膀胱壁自分离的逼尿肌束之间突出而形成憩室。但也有先天性巨大憩室不并发尿路梗阻者。

膀胱憩室多见于男性,多为单发性,以位于输尿管口附近者最常见,憩室增大时,输尿管口就被包括在憩室内而发生反流。做排尿性膀胱尿道造影时发现平日小的膀胱憩室于排尿时显著增大,当排尿终了时,其内容又回入膀胱,呈假性剩余尿。另一型膀胱憩室位于顶部,大概与脐尿管消失不全有关。

治疗:主要是解除下尿路梗阻,控制感染。如憩室巨大,压迫膀胱颈及尿道须切除。而输尿管口邻近憩室或在憩室内造成严重反流,须做防反流的输尿管膀胱再吻合术并修复输尿管口膀胱部的肌肉缺损。

三、脐尿管畸形

在胚胎长达 40～50mm 时,泌尿生殖窦分为两部分,上方膨大部分演化成膀胱,其下段管形部分形成尿道。膀胱顶部扩展到脐部,与脐尿管相互固定。随着胚胎的逐渐长大,膀胱沿前腹壁下降。在此下降过程中,自脐有一细管即脐尿管与膀胱相连,以后退化成一纤维索。若脐尿管完全不闭锁,则在胎儿出生后膀胱与脐相通称脐尿管瘘。若脐尿管两端闭锁,而中段有管腔残存,则形成脐尿管囊肿。如果脐尿管只在一端闭锁,则形成脐窦或膀胱顶部憩室。

(一)脐尿管瘘

多见于男性,表现为脐部瘘口被覆黏膜或皮肤,不断有清亮尿液渗出。静脉注射靛胭脂或从尿道导管将亚甲蓝注入膀胱,可见染色尿液自脐部漏出。

本症应与卵黄管未闭、脐茸鉴别。经瘘口注入造影剂照侧位像,以判断造影剂进入膀胱还是小肠。膀胱造影在脐尿管瘘患者可见造影剂从膀胱顶上达脐部。

如无下尿路梗阻,则可手术闭合瘘管。

(二)脐尿管囊肿

多见于男性,囊肿位于脐下正中,介于腹横筋膜与腹膜间。小者无明显症状,大者可引起腹疼及肠道压迫症状。囊肿可继发感染。腹侧位平片显示前腹壁与囊肿间无肠曲存在。膀胱造影可显示膀胱顶部有受压现象。治疗为切除囊肿,如继发感染形成脓肿,应先切开引流,待炎症消退后再行切除。

四、泄殖腔外翻

约 200 000 个出生儿中有 1 例。患儿常早产。在外翻组织中,中间是肠黏膜,两侧是膀胱黏膜,其上缘相连如蹄铁形,并有各自的输尿管,外翻的肠管似盲肠。本症最常合并脊柱裂及双下腔静脉。

(王文昌)

第三节　肾损伤

肾位于第 12 胸椎和第 3 腰椎之间的腹膜后间隙,后面有腰大肌、腰方肌和胸廓软组织,外面有第 10~12 肋骨,前面有腹膜及腹腔脏器,这些解剖结构使肾受到保护。肾外面被 Gerota 筋膜所包围,其中富有脂肪,称为脂肪囊,形成肾的脂肪垫,同时肾有一个锥体上下的活动度,可以缓冲外界暴力的作用,所以轻度外力,肾不易受到损伤。但是肾作为一实质器官,血流相当丰富,每分钟有 1200~1500mL 血流通过双肾,相当于心排出量的 1/4,这使肾的脆性大大增加,因此外力强度稍大即可造成肾的损伤。

肾损伤可在以下情况下发生。

1.直接暴力

患者受到撞击、跌打、挤压等,肾区受到直接打击所致,为最常见的致伤原因。

2.间接暴力

患者在运动中突然加速或减速、高处坠落后双足或臀部着地,爆震冲击波等致使肾受到惯性移位而致伤。

3.穿透伤

多见于弹片、枪弹、刀刺等锐器损伤,多合并胸、腹及其他脏器损伤,损伤复杂而严重。

4.医源性肾损伤

医疗操作如肾穿刺、腔内泌尿外科检查或治疗也可发生肾损伤。

5.自发性肾破裂

如果肾已有原发疾病如:肾积水、肾结核、肾肿瘤或囊性疾病,肾也可在无明显外来暴力作用下自发破裂。

根据肾损伤的严重程度可以分为:

1.肾轻度挫伤

损伤仅局限于部分肾实质,形成实质内瘀斑、血肿或局部包膜下小血肿,也可涉及肾集合系统引起少量血尿。由于损伤部分的肾实质分泌尿液的功能减低,故很少有尿外渗。一般症状轻微,愈合迅速。

2.肾挫裂伤

是肾实质挫裂伤,如伴有肾包膜破裂,可致肾周血肿。如肾盂、肾盏黏膜破裂,可见明显的血尿。但一般不引起严重的尿外渗。经内科治疗,大多可自行愈合。

3.肾全层裂伤

肾实质严重挫伤时外及肾包膜,内达肾盂、肾盏黏膜,此时常伴有肾周血肿和尿外渗。如肾周筋膜破裂,外渗血尿可沿后腹膜外渗。血肿若破入集合系统,则引起严重的血尿。有时肾一极可完全撕脱,或肾完全裂伤呈粉碎状。这类肾损伤症状明显,后果严重,均需手术治疗。

4.肾蒂损伤

肾蒂血管撕裂时可致大出血、休克。如肾蒂完全断裂,伤肾甚至可被挤压通过破裂的横膈进入胸腔。锐器刺伤肾血管可致假性动脉瘤、动-静脉瘘或肾盂静脉瘘。对冲伤常使肾动脉在腹主动脉开口处内膜受牵拉而破裂,导致肾动脉血栓形成,使肾失去功能。

5.病理性肾破裂

轻度暴力可使已有病理性改变的肾破裂,如肾肿瘤、肾积水、肾囊肿、脓肾等。有时暴力甚至不被察觉,称为自发性肾破裂。

一、诊断

(一)临床表现

肾损伤的主要症状有休克、出血、血尿、疼痛、伤侧腹壁强直和腰部肿胀等。

1.休克

早期休克可由于剧烈的疼痛所致,但其后与大量失血有关,其程度依伤势和失血量而定。除血尿失血外,肾周筋膜完整时,血肿局限于肾周筋膜;若肾周筋膜破裂,血液外渗到筋膜外形成大片的腹膜后血肿;若腹膜破裂,则大量血液流入腹膜腔,使病情迅速恶化。凡在短时间内迅速发生休克或快速输血2单位后仍不能纠正休克时,常提示有严重的内出血。晚期继发出血常见于伤后2～3周,偶尔在2个月后亦可发生。

2.血尿

90%以上的肾损伤患者可存在血尿,轻者仅为镜下血尿,但肉眼血尿较多见。严重者血尿甚浓,可伴有条索状血块和肾绞痛,有大量失血。多数病例血尿是一过性的。开始血尿量多,几天后逐渐消退。起床活动、用力、继发感染是继发血尿的诱因,多见于伤后2～3周。部分病例血尿可延续很长时间,甚至几个月。值得注意的是没有血尿不能除外肾损伤的存在,尿内血量的多少也不能断定肾损伤的严重程度和范围。如肾盂遭受到广泛的损伤、肾蒂撕脱、肾动脉血栓形成、输尿管断裂或被血块或者是肾组织碎片完全堵塞、血液流入腹腔以及血和尿同时外渗到肾周围组织时,尽管伤情很严重,但血尿可不明显。

3.疼痛与腹壁强直

伤侧肾区有痛感、压痛和强直。身体移动时疼痛加重,但轻重程度不一。这种痛感是由于肾实质损伤和肾被膜膨胀所引起。虽然腹壁的强直会影响到准确的触诊,但在某些病例仍可在腰部扪及肾出血形成的肿块。疼痛可局限于腰部或上腹部,或散布到全腹,放射到背后、肩部、髋部或腰骶部。如伴腹膜破裂而有大量尿液、血液流入腹腔,可致全腹压痛和肌紧张等腹膜刺激征。这种情况在幼童较易发生。

另外,当血块通过输尿管时可有剧烈的肾绞痛。腹部或腰部的贯通伤常有广泛的腹壁强直,由腹腔或胸腔的脏器损伤引起,但亦可由肾区血肿或腹腔内出血所造成。

4.腰区肿块

肾破裂时的血或尿外渗在腰部可形成一不规则的弥漫性肿块。如肾周筋膜完整,则肿块局限,否则在腹膜后间隙可形成一广泛的肿胀。以后皮下可出现瘀斑。这种肿胀即使在腹肌强直时也往往可以扪及。从肿胀的进展程度可以推测肾损伤的严重程度。为缓解腰区疼痛,患者脊柱常呈侧突。有时尚需与脾、肝包膜下出血形成的肿块鉴别。

(二)辅助检查

1.X线检查

肾挫伤及表浅肾裂伤,腹部 X 线片常无重要发现。当严重肾损伤引起肾周血肿、尿外渗时显示肾影增大、边缘模糊。另外尚可发现有腹腔内游离气体、气-液平面、腹腔内容物移位、气胸、骨折、异物等严重损伤的证据。排泄性尿路造影能确定肾损伤的程度和范围,肾损伤时应采用大剂量静脉尿路造影,不需要腹部加压,避免进一步造成肾损伤。当肾内有出血时显示肾盂、肾盏受压、变形或移位,肾破裂时出现造影剂外渗。尿路造影对伤肾及对侧肾功能的评价有重要意义,但由于肾损伤后血管挛缩或肾分泌功能受抑制,显影效果差,对肾损伤程度分级缺少特异性和敏感性,当前已很少使用,大多为 CT 所替代。

2.B超检查

具有快速、简便、无创伤之优点,能立即提供肾实质损伤的情况、有无肾周血肿和尿外渗以及腹膜后间隙的情况,常作为首选检查。当全身情况不稳定不宜做其他检查时,更有意义。但肾挫伤时可无异常发现,也不能清晰显示肾实质破裂程度。

3. CT 检查

CT 检查是一种安全、迅速、有效而无创伤的检查,能精确显示肾脏损伤部位、程度,其诊断肾损伤敏感性与特异性高,分辨率也高,诊断符合率为 98%～100%。肾损伤时常规行 CT 增强扫描检查,增强 CT 扫描能精确显示肾实质裂伤、尿外渗、肾周血肿以及肾损伤程度。

4.肾血管造影

目前已很少用,当 CT 或静脉尿路造影显示一侧或双侧肾不显影,或其他肾血管损伤征象时,应作肾动脉造影或数字减影血管造影,进一步确定诊断。在肾动脉造影时可进行肾动脉栓塞治疗。

5.放射性核素检查

有助于确定诊断。但在急症情况下,其可行性及正确性均不及 CT 或静脉尿路造影。

(三)鉴别诊断

1.肝脏损伤

出血量较大,多有休克症状,腹腔可抽出不凝血,有腹膜刺激症状,没有血尿。

2.脾脏损伤

内出血及休克发展较快,腹腔内积血,可叩诊出移动性浊音,腹腔穿刺可抽得不凝固血液。

腹膜刺激症状不明显。没有血尿。

二、治疗

肾损伤的治疗依照伤员的一般情况、肾损伤的范围和程度,以及有无其他器官损伤而确定。

1.一般处理

对有严重休克的患者,首先进行紧急抢救,包括卧床休息、镇静止痛、保温、补充血容量等。许多病例经过处理后,休克获得纠正,一般情况得以好转。若休克系大量出血或弥漫性腹膜炎引起,则应选择及早而安全的探查手术。伴有腹腔脏器损伤时,需剖腹探查。单纯的肾损伤,如无严重的出血一般采用支持治疗。包括:①绝对卧床休息至少 2 周,待尿液变清后可允许起床活动,但小裂伤创口的愈合需 4～6 周,因此剧烈活动至少应在症状完全消失后 1 个月才能进行;②镇静、止痛、解痉;③合理的抗生素的预防性应用和止血药物的应用;④严密的观察生命体征,必要时输血补充血容量;⑤及时随访有无并发症如高血压的出现。

2.闭合性肾损伤的处理原则

轻度肾损伤采用非手术治疗,包括卧床休息,预防性应用抗生素,密切观察血尿及局部情况,测定血红蛋白、红细胞数、血细胞比容等。近来,对深度皮质裂伤亦主张先采用非手术治疗,避免了不必要的手术探查及由此所致的肾切除。观察期间若有继续出血的征象,应及时手术治疗。肾蒂损伤、肾粉碎性损伤、完全性肾断裂应采取手术治疗。大的腹膜后血肿及尿外渗亦有手术引流的指征。大多数闭合性肾损伤已不再需要手术治疗。

3.开放性肾损伤的处理原则

开放性肾损伤经复苏处理后,若血流动力学仍不稳定,应立即手术探查。枪伤所致者,因损伤范围及强度大,应及早探查。刺伤所致的肾损伤,若病情稳定,可先做影像学检查,再行决策。对浅表肾实质刺伤未累及集合系统,仅表现为包膜下血肿或肾周血肿,有无持续性出血时,可先采用非手术治疗。

4.手术治疗

若出现下列情况者应及时手术探查:①开放性肾损伤伴有腹腔其他脏器损伤者;②经检查证实肾蒂损伤、肾粉碎性损伤、完全性肾断裂;③经抗休克治疗后血压不能回,升或升而复降,提示有大出血者;④持续性血尿无减轻趋向,红细胞计数、血红蛋白量、血细胞比容均呈进行性下降;⑤非手术治疗过程中,肾区肿块无缩小且不断增大。手术探查对于多数患者宜采用经腹切口,以便全面探查,探查肾前,先控制肾蒂,以防止难以控制的出血及保护肾脏。

肾损伤的手术治疗有下列常用的几种方法。

(1)肾修补术:适用于肾裂伤的范围较局限,整个肾的血液循环无明显障碍者。创缘整齐者可直接缝合;创缘不整、血运不良者应先清创。若创缘对合有困难者,可用肾周筋膜或肌肉瓣填充,并用腹膜覆盖固定。

(2)肾部分切除术:适用于肾的一极严重挫伤或一极肾组织已游离且无血运,无保留价值,而其余组织无创伤或有裂伤可以修补者。肾部分切除后的断面应以肾包膜或游离的腹膜覆盖,促进切面愈合及防止继发性出血。

(3)肾切除术:肾切除术既能解除出血原因和感染来源,亦可避免再度手术和晚期残疾的后患,但原则上应尽一切力量保留伤肾。在病情危重需行肾切除时必须证实对侧肾功能良好后才能进行。肾切除适应证:①无法控制的大出血;②广泛的肾裂伤,尤其是战时的贯通伤;③无法修复的肾蒂严重损伤;④伤肾原有病理改变且无法修复者,如肾肿瘤、肾脓肿、巨大结石和肾积水。

(4)肾血管修复手术或肾血管重建手术:肾蒂损伤时,在术中应根据伤情,争取吻合或修补断裂或破裂的血管,重建肾的血液循环。此类手术应争取在伤后 12 小时以内完成,若延迟至18 小时以后,手术修复已无意义。

5.栓塞治疗

随着介入技术和设备的不断完善,尤其是数字减影血管造影技术的出现,可以动态监测血管和组织内密度的微小变化,为肾内动脉超选择性栓塞治疗(即超选择性插管至出血动脉分支内进行栓塞)提供可靠的依据,也使超选择性栓塞更为准确。对于经非手术治疗仍无缓解的严重血尿、单纯的肾血管损伤、肾血管损伤合并轻微的、不需要外科手术处理的其他脏器损伤及肾碎裂伤范围较局限者宜选用;相反,对于严重的肾盂、肾盏或近段输尿管破裂,则需外科手术探查或修补;合并确切的或可疑的需外科手术处理的肾毗邻脏器损伤、生命体征不平稳者则不宜选用。

(王文昌)

第四节　输尿管损伤

输尿管为一细长而由肌肉黏膜构成的管形器官,位于腹膜后间隙,周围保护良好并有相当的活动范围。因此,由外界暴力(除贯通伤外)所致的输尿管损伤较为少见;但在临床上因腹部手术、盆腔手术、妇科手术及泌尿外科腔道镜检查及手术而造成的输尿管损伤却常有发生。

1.外伤性损伤

多见于战时,输尿管损伤时常伴有其他内脏的损伤或贯通伤。非贯通性损伤很少见,可因直接暴力使肾突然向上移位及使相对固定的输尿管被强烈牵拉而过度伸展,导致输尿管从肾盂肾盏撕裂或离断,这种创伤多见于背后受到重击。

2.手术损伤

多见于腹部或盆腔内进行较广泛的手术时,如子宫切除、结直肠癌根治性切除术时。手术损伤多见于下段输尿管,因此部位解剖较复杂,手术野较深,不易辨清输尿管位置。损伤可为结扎、钳夹、切开、切断、部分截除或损害输尿管血供而致管壁坏死。术时不一定被发现。直到术后出现漏尿或无尿(双侧损伤)时才被发现。

3.器械损伤

多见于泌尿外科输尿管逆行插管、输尿管肾盂镜或腔内泌尿外科操作时。有过结石、创伤或感染性炎症的输尿管,因壁层溃疡或组织脆弱较易遭受损伤。正常输尿管轻度损伤时大多不产生永久性的损害,仅在严重损伤时可致输尿管狭窄。

4.放射性损伤

比较罕见,多见于盆腔脏器肿瘤高强度放射物质照射后,输尿管及周围组织充血、水肿、坏死,以致输尿管壁瘢痕纤维化、粘连狭窄,引起输尿管梗阻。

分类

输尿管损伤的病理变化及后果与创伤的类型、发现及处理的时间和方法有密切关系。

1.钳夹伤

轻者无不良后果,重者造成输尿管狭窄、肾积水。如钳夹部位短期内坏死脱落则形成输尿管瘘。

2.结扎伤

(1)单侧结扎:若对侧肾功能正常,可无症状,或仅轻度的腰部胀痛。单侧输尿管完全结扎后的梗阻,引起肾盂、肾盏反流及再吸收来维持尿生成与尿排泄之间的平衡,在一定时期内可以保持肾功能不致丧失,当梗阻解除后,肾的排尿功能可完全恢复。病理缓冲的安全时间,根据已知的动物实验及临床经验,2周的时间比较安全,也有长达至术后2~3个月发现的病例。如在上述安全期内,仍可考虑行修复性手术,不可贸然实行肾切除。长期完全输尿管梗阻,可因反流压力致使肾血液循环受阻而发生肾萎缩。

(2)双侧结扎:一旦双侧输尿管均被完全结扎,壶即发生无尿,很容易被查出。如贯穿结扎为部分性的,则所致的部分性狭窄可引起肾积水或输尿管瘘。也有将结扎肠线吸收后,梗阻解除而不留上述病理改变者。

3.离断或切开

如在手术或外伤当时即被发现,立即实行修补或吻合,处理得当,则不留后遗症。若未发现,尿液渗入腹膜腔可引起尿性腹膜炎,渗入腹膜后可引起蜂窝织炎。此类病例如不及时处理,终将中毒、休克致死。部分病例尿液可经阴道或腹壁切口引流出来,形成输尿管瘘。未经手术处理的输尿管切口或形成的输尿管瘘,必将引起输尿管狭窄,继而引起肾、输尿管积水,并易诱发肾盂肾炎。

4.穿孔伤

多见于输尿管插管、输尿管镜检查、输尿管镜下碎石术中,尿液漏至腹膜后,可引起腹痛、腹胀,穿孔较小者可自愈。

5.扭曲

结扎缝合输尿管附近组织时,可牵拉输尿管形成扭曲,或因输尿管周围组织的炎症反应及瘢痕收缩,粘连牵拉输尿管形成扭曲,导致尿液引流不畅,输尿管上段扩张、肾积水,并可并发结石形成及感染。

6.缺血性坏死

在盆腔手术时,如根治性子宫切除术,广泛的清扫髂血管及输尿管周围淋巴组织时,输尿管盆段的鞘膜和血液循环都可能遭到破坏,有的甚至使平滑肌撕裂。这样一段输尿管的蠕动功能势必减退或消失,尿液将在此淤积、扩张。而广泛的组织创伤,盆腔的组织液的渗出较多,引流不畅易导致感染。缺血、扩张、内压升高、蠕动很差的输尿管浸泡在可能感染的积液中,必会发生穿孔及大段坏死。此时若已形成周围组织粘连,尿液外渗后,可被包围形成局限性的盆腔脓肿,并向薄弱的阴道穿孔,形成输尿管阴道瘘。完成上述病理过程,常需经1~2周的时间。故此类输尿管损伤多在术后一周左右开始出现症状,多为双侧受累。

一、诊断

(一)临床表现

输尿管损伤的症状极不一致,可因术中及时发现并立即处理而无临床表现,也可因伴有其他重要脏器的损伤而被忽视。另外,输尿管单侧损伤和双侧损伤的临床表现也不一致。

1.尿外渗或尿瘘

可发生于损伤一开始,也可于 4~5 天后因血供障碍(钳夹、缝扎或外膜剥离后缺血)使输尿管壁坏死而发生迟发性尿外渗。尿液由输尿管损伤处外渗到后腹膜间隙,引起局部肿胀和疼痛,腹胀、患侧肌肉痉挛和明显压痛。如腹膜破裂,则尿液可漏入腹腔引起腹膜刺激征。一旦继发感染,可出现脓毒血症如寒战、高热。尿瘘常发生于输尿管损伤后 2~3 周,如同时有腹壁创口或与阴道、肠道创口相通,可发生尿瘘。

2.感染

多为继发性感染,受伤后的输尿管周围组织发炎、坏死及尿液渗入腹膜后及腹腔,很快形成脓肿或腹膜炎,临床上多表现为发热、腰痛、腹肌紧张及肾区叩痛。

3.血尿

输尿管损伤引起的血尿的严重程度与创伤的程度不成正比,如输尿管逆行插管或输尿管镜术后,引起输尿管黏膜的擦伤可引起较严重的血尿,而输尿管完全离断或被结扎,不一定有血尿出现。

4.梗阻症状

术中误扎输尿管引起梗阻的早期,因肾盂、肾盏反流及再吸收能力,可维持尿生成与尿排泄之间的平衡,在一定时期内可以保持肾功能不致丧失。尤其是单侧输尿管完全结扎可因对侧肾功能正常而无症状或症状轻微。部分患者患肾因长期完全梗阻而萎缩,可完全无症状。双侧输尿管被离断、撕脱或结扎后,伤后立即出现无尿。输尿管损伤也可因炎症、继发感染、水肿、尿瘘、粘连等造成输尿管狭窄引起梗阻,可表现为腰痛、肾积水、继发性的肾感染、肾功能受损。

(二)辅助检查

盆腔手术后的患者,如果发现尿少、血尿、无尿、肾区压痛及尿外渗等现象,应考虑到输尿管损伤的可能性,应进一步检查。

经膀胱镜逆行插管时,往往插管受阻,逆行造影显示梗阻或造影剂外溢。

排泄性尿路造影时伤侧肾脏显影不佳或不显影。

B 超检查的诊断意义不大,只能发现尿外渗和梗阻造成的肾积水。

二、治疗

输尿管损伤的治疗原则为恢复输尿管的连续性或完整性,减少局部发生狭窄的机会,保持尿液引流通畅,尽一切可能确保患侧肾功能。

(一)处理原则

患者全身情况危重、休克、脱水、失血严重或合并有其他重要脏器创伤时,应先改善全身情况及优先处理重要器官的创伤,再根据情况处理输尿管损伤。

手术中发生并及时发现的输尿管损伤,立即进行处理是损伤修复的最佳时机,此时损伤组织尚无水肿或粘连,手术修复简单易行,术后恢复良好,并发症亦少。对手术中未能及时发现,术后72小时内及时发现并明确诊断的输尿管损伤,应立即处理。对延迟发现或发生的输尿管损伤,若超过72小时,原则上不宜立即修复,因为尿外渗引起局部组织充血、水肿及炎症反应,输尿管及周围组织的修复能力差,手术成功的机会很小。

对输尿管的损伤段应彻底扩创,直至输尿管两端有明显渗血为止,以防止因局部组织缺血、失活而导致吻合口破裂,同时应注意不能过多破坏输尿管鞘及周围组织;修复及吻合输尿管应在无张力的情况下进行。

(二)处理方法

根据输尿管损伤的类型、部位、缺损范围、损伤时间长短、患者全身情况及肾功能情况选择不同的处理方法,目前尚无统一的治疗标准。

1.留置支架管法

对于输尿管挫伤、逆行插管、输尿管镜操作等造成的损伤或术后早期发现的输尿管损伤,若输尿管的完整性未被破坏,血运良好,可经输尿管镜逆行插管或破裂部位插入输尿管导管或双J管,保证引流通畅即可。

2.经皮肾穿刺造瘘术

对于休克、全身条件差的患者,肾造瘘术是挽救生命的重要措施。另外对于发现较晚(超过72小时)的输尿管损伤,也应当行肾造瘘术,3个月后再行输尿管修复手术。

3.吻合手术

对开放手术术中及术后72小时内发现的输尿管损伤应立即行输尿管端端吻合术或输尿管膀胱吻合术。若输尿管部分断裂或完全断裂,但无明显缺损者,可行端端吻合术,内置双J管引流;对损伤部位距输尿管膀胱开口5 cm以内的输尿管损伤可考虑输尿管膀胱吻合术;对缺损或病变段在5~9 cm的患者,可采用输尿管膀胱瓣(Boari膀胱瓣)吻合术,对于缺损或病变段较长者,也可采用膀胱腰大肌悬吊输尿管膀胱吻合术;若缺损段太长,也可行回肠代输尿管术。后者因手术较复杂,并发症多,选择应慎重。

4.肾切除术

对梗阻时间长,患肾功能丧失者;长期尿瘘继发肾脏感染无法控制者;以及因肿瘤、腹膜后广泛粘连,已无法再做修复手术者,且对侧肾功能良好,可行患侧肾切除术。

(王文昌)

第五节　膀胱损伤

膀胱是贮存、排泄尿液的肌膜性囊状器官,其大小、形状、位置随储尿量及年龄的变化而变化。其随着贮存尿液的多少而呈膨起或空虚。儿童的膀胱位置较高,几乎全在前腹壁之后,无骨盆保护。在成年男性,膀胱介于耻骨与直肠之间,顶部及后壁的一部分为腹膜所覆盖,其下与前列腺部尿道相通,后面为精囊和输精管壶腹部,膀胱与直肠之间是直肠膀胱陷凹。在膀胱排空时,全部在骨盆内;膀胱充盈时,则顶部上升与前腹壁接触。女性膀胱之后方为子宫,两者之间是子宫膀胱陷凹。故女性膀胱的位置较男性为靠前和较低,而覆盖于膀胱后壁的腹膜返折,因与子宫相连,故较男性者为高。

一、病因与分类

空虚的膀胱位于骨盆深处,受到骨盆、筋膜、肌肉及软组织的保护,除骨盆骨折或贯通伤外,一般不易损伤。但当膀胱充盈时,膀胱顶部高出耻骨联合以上,与前腹壁相贴,失去骨盆的保护,由于体积增大,壁薄而紧张,故而在受到外力作用时容易导致膀胱损伤。膀胱在肿瘤、结核、结石、神经源性膀胱等病理情况下其损伤的概率较正常膀胱高,而且易发生自发性膀胱破裂。此外,骨盆手术、下腹部手术、妇科手术及泌尿科膀胱镜操作时,均可造成医源性损伤。膀胱异物如铁钉、铁丝、缝针等尖锐异物也可造成膀胱穿孔。

根据膀胱损伤的原因不同,膀胱损伤可分为闭合性损伤(钝挫伤)、开放性损伤(贯通伤)、医源性损伤三类。

1.闭合性损伤

最常见,约占膀胱损伤的80%。多发生于膀胱膨胀时,因直接或间接暴力,使膀胱内压骤然升高或强烈震动而破裂,如撞击、踢伤、坠落或交通事故等。其他如骨盆骨折时骨片刺破膀胱或待产,膀胱被压于胎头或耻骨之间过长,造成膀胱三角区缺血性坏死,形成膀胱阴道瘘。酒醉后膀胱膨胀、壁薄,也易受伤破裂。另外,存在病变的膀胱如肿瘤、结核等不能耐受过度膨胀,发生破裂,则称之为自发性膀胱破裂。

2.开放性损伤

多见于战时,以弹片和刺伤多见,常合并其他脏器损伤如直肠、阴道损伤,形成膀胱直肠瘘或膀胱阴道瘘。

3.医源性损伤

也较常见,膀胱镜检查、尿道扩张、TURP、TURBT、膀胱碎石术等操作不慎,可损伤膀胱。下腹部手术如疝修补术、输卵管结扎术、剖宫产以及盆腔脏器手术等也易伤及膀胱。

由于膀胱位于腹膜间位,故膀胱破裂可根据裂口与腹膜的关系分为腹膜内型、腹膜外型和腹膜内外混合型。当膀胱膨胀时,其破裂部位多位于膀胱顶部及后壁,裂口与腹腔相通,尿液进入腹腔,可引起严重的尿性腹膜炎。而骨盆骨折所致的膀胱破裂,其破口多在膀胱的前侧壁或底部,尿液外渗均在腹膜外膀胱周围组织中。战时的火器伤,其损伤部位与弹道方向有关,腹膜内外破裂可同时存在,且多伴有其他脏器损伤。

二、诊断

(一)病史及体检

患者下腹部或骨盆受外来暴力后,出现腹痛、血尿及排尿困难,体检发现耻骨上区压痛,直肠指检触及直肠前壁饱满感,提示腹膜外膀胱破裂。全腹剧痛、腹肌紧张,压痛及反跳痛,并有移动性浊音,提示腹膜内膀胱破裂,行腹腔穿刺可抽出血性尿液。

(二)临床表现

膀胱壁轻度挫伤仅有下腹部疼痛,少量终末血尿,短期内自行消失。膀胱全层破裂时症状明显,腹膜外型与腹膜内型破裂有不同的表现。

1.休克

骨盆骨折所致剧痛、大出血,膀胱破裂引起尿外渗及腹膜炎,伤势严重,常发生休克。

2.腹痛

腹膜外破裂时,尿外渗和血肿引起下腹部疼痛、压痛及肌紧张,直肠指检可触及肿物且有触痛。腹膜内破裂时,尿液流入腹腔而引起急性腹膜炎症状,并有移动性浊音。

3.血尿和排尿困难

有尿意,但不能排尿或仅排出少量血尿。当有血块堵塞或尿外渗到膀胱周围、腹腔时,则无尿液自尿道排出。

4.尿瘘

开放性损伤可有体表伤口漏尿;如与直肠、阴道相通,则经肛门、阴道漏尿。闭合性损伤在尿外渗感染后破溃,也可形成尿瘘。

(三)辅助检查

1.导尿检查

骨盆骨折时,常合并前列腺尖部尿道断裂。对此,应首先进行导尿检查。若能顺利将导尿管插入膀胱导出尿液,则应进一步在导出尿液后向膀胱内注入一定量的生理盐水。然后抽出,如抽出量与注入量相同,则表明膀胱壁是完整的。但若抽出量明显多于或少于注入量,则提示膀胱可能有破裂。

2.膀胱造影

自导尿管注入 15％泛影葡胺 200～300mL,拍摄前后位 X 线片,抽出造影剂后再拍摄 X 线片,可发现造影剂漏至膀胱外。腹膜内膀胱破裂时,则显示造影剂衬托的肠袢。

3.腹腔穿刺

采用腹腔穿刺抽液,并测定抽出液中氨的含量。对诊断有无腹膜内型膀胱损伤有一定帮助。

4.手术探查

经检查证实有膀胱破裂、腹内其他脏器损伤或后尿道断裂者,应做好术前充分准备,及时施行手术探查。根据探查发现,分别进行适当处理。

三、治疗

膀胱挫伤一般不需要特殊处理,除卧床休息,多饮水,让其自行排尿或尿道置管引流外,必要时给予镇静、抗感染药物。血尿和膀胱刺激征可在短期内消失。

各种原因引起的腹膜内膀胱破裂和开放性膀胱损伤应手术治疗。

(一)紧急处理

抗休克治疗,如输液、输血、止痛、使用广谱抗生素预防感染。合并骨盆骨折时,行骨盆固定,防止加重损伤。

(二)保守治疗

膀胱挫伤或造影时仅有少量尿外渗,症状较轻者,可从尿道插入导尿管持续引流尿液 7～10 天,并保持通畅;使用抗生素,预防感染,破裂可自愈。

(三)手术治疗

膀胱破裂伴有出血和尿外渗,诊断明确后,立即手术修补,根据损伤部位和程度修补裂口,充分引流尿外渗,耻骨上留置膀胱造口管或者留置导尿。腹膜外膀胱破裂行修补术后,应放置引流管,充分引流外渗的尿液。腹膜内膀胱破裂则行剖腹探查,吸净腹腔内尿液,并处理其他脏器的损伤。

(王文昌)

第六节 肾感染

根据不同的感染途径、细菌和病变部位,肾脏非特异性感染可分为:①肾盂肾炎;②肾乳头坏死;③肾皮质化脓性感染;④肾周围炎及肾周围脓肿;⑤脓肾。

一、肾盂肾炎

肾盂肾炎是常见病,女性多于男性,有两种感染途径:①上行性感染,细菌可由输尿管进入肾盂,再侵入肾实质。②血行性感染,细菌由血流到肾小管,从肾小管蔓延到肾盂。由于感染途径不同,因此炎症首发部位不一样,但肾实质和肾盂先后都发生炎性病变,所以,临床上均称为肾盂肾炎。而单纯性肾盂肾炎,实属罕见。

(一)急性肾盂肾炎

【病因】

肾盂肾炎感染的细菌主要来自尿路上行感染。当用各种器械检查或者经尿道手术时,细菌可由体外带入,经尿道上行感染。但更常见的是移居于会阴部的肠道细菌经尿道、膀胱、输尿管至肾脏。尿路梗阻和尿流停滞是急性肾盂肾炎最常见的诱因。尿路在梗阻以上部位扩张和积液,有利于细菌繁殖,引起肾盂肾炎。肾盂肾炎经常是由革兰阴性杆菌所引起,约占70%以上,其中大肠杆菌最为常见,其次是变形杆菌、克雷白杆菌、产气杆菌、绿脓杆菌等;革兰阳性细菌约占20%,常见的为链球菌和葡萄球菌。近年来研究发现有些大肠杆菌株表面有P纤毛,其黏附素与尿路上皮细胞特异性P纤毛大肠杆菌受体结合。黏附于尿路上皮引起急性肾盂肾炎。P纤毛的黏附素分为Ⅰ级、Ⅱ级、Ⅲ级,其中具有Ⅱ级黏附素的菌株与肾盂肾炎紧密相关。血行性感染仅约30%,多为葡萄球菌感染。

【病理】

急性肾盂肾炎可侵犯单侧或双侧肾脏,肾盂肾盏黏膜充血、水肿、表面有脓性分泌物,黏膜下可有细小的脓肿。于一个或几个肾乳头,可见大小不一,尖端指向肾乳头,基底伸向肾皮质的楔型炎症病灶。病灶内肾小管腔中有脓性分泌物,小管上皮细胞肿胀、坏死、脱落。间质内有白细胞浸润和小脓肿形成,炎症严重时可有广泛性出血。较大的炎症病灶愈合后可留下疤痕。合并尿路梗阻者,炎症范围常很广泛。肾小球一般无形态改变。

【临床表现】

常发生于生育年龄妇女,有两组症状群。①泌尿系统症状:包括尿频、尿急、尿痛等膀胱刺激症状、腰痛和(或)下腹部痛、肋脊角及输尿管点压痛,肾区压痛和叩痛。②全身感染症状:如寒战、发热、头痛、恶心、呕吐、食欲缺乏等,常伴有血白细胞计数升高和血沉增快。

【诊断】

急性肾盂肾炎的诊断,主要根据病史和体征,还需进行下列检查。

1.实验室检查

血液白细胞总数和分叶核粒细胞升高,血沉较快。尿液中有少量蛋白,若干红细胞,大量脓细胞,偶见白细胞管型。尿沉渣涂片染色可找到致病细菌,细菌培养阳性,为了临床选用合适的抗菌药物,同时需做抗生素敏感试验和菌落计数。当患者有脓毒性症状时,需做血液细菌培养。

2.X线检查

腹部平片有时可显示尿路结石阴影。静脉尿路造影可发现肾盏显影延缓和肾盂显影减弱。有时可见输尿管上段和肾盂轻度扩张,这并非由于梗阻,而是细菌内毒素麻痹了集合系统的缘故。在急性肾脏感染期间忌施逆行性尿路造影,以免炎症扩散。

3.B型超声检查

显示肾皮质髓质界限不清,并有比正常回声偏低的区域。

4.CT扫描

显示患侧肾外形肿大,增强扫描可见楔形强化降低区,从集合系统向肾包膜放散。

【鉴别诊断】

急性肾盂肾炎需要和急性膀胱炎、肾皮质化脓性感染或肾周围炎、急性胰腺炎、急性胆囊炎、肺底部炎症相鉴别。胰腺炎患者,血清淀粉酶升高,尿中不含脓细胞。肺底部肺炎刺激胸膜引起肋缘下疼痛,与急性肾盂肾炎的区别可予以胸部摄片明确诊断。急性胆囊炎时疼痛在腹部,伴有右上腹部肌肉紧张和反跳痛,尿中无脓细胞。

【并发症】

急性肾盂肾炎因诊断不及时,未能很好地控制感染,特别是革兰阴性杆菌若侵入血循环,可导致菌血症和中毒性休克。若治疗不适当,可发展为慢性肾盂肾炎,引起肾衰竭。在急性暴发性肾盂肾炎期间,除可引起败血症外,可造成对侧肾感染和多数皮质脓肿,亦可在其他脏器引起转移性脓肿。

【预防】

首先要早期发现尿路梗阻,及时治疗。应用泌尿系器械时,必须严格执行无菌操作。对于全身性感染和身体其他部位的感染病灶,积极治疗,防止血行扩散。日常应注意个人卫生,及时清除附着于外阴部的细菌。

【治疗】

1.全身支持治疗

急性肾盂肾炎患者有高热,需卧床休息,给予足够营养,补充液体,保持体内水电解质平衡,应维持尿量每日在1500mL以上,以促进体内毒素排出。膀胱刺激症状明显者,可给予解痉药物泌尿灵。

2.抗菌药物治疗

首先收集尿液做尿沉渣涂片、细菌培养和抗生素敏感试验。急性肾盂肾炎病情较急,需要及时处理,在细菌培养尚未明确前,根据尿涂片染色结果,采用毒性小的广谱抗生素治疗。如为革兰阳性球菌,可选用万古霉素;革兰阴性杆菌,可选用头孢菌素、广谱青霉素、氨基糖甙类抗生素或者给予复方新诺明、喹诺酮类合成药物。根据尿液细菌培养结果和对抗生素敏感情况,选用有效抗菌药物。病情较重者,可以几种抗菌药物联合应用。有的患者在治疗过程中,原发细菌经治疗后消失,但又产生一种新的细菌,或者细菌本身发生突变,对正在应用的抗菌药物产生耐药性,所以需反复进行细菌培养及药物敏感试验,根据检查结果,重新调整抗菌药物。伴有肾功能不良者,应使用对肾脏毒性小的抗生素,氨基糖甙类抗生素对肾脏有毒性反应,要慎重使用。抗菌药物的使用,应持续到体温正常,全身症状消失,细菌培养阴性后 2 周。若治疗后,症状未好转,则应考虑并发肾内或肾周围脓肿,需行 B 型超声或者 CT 检查,以明确炎症发展情况。

【预后】

急性肾盂肾炎虽然发病较急,病情严重,若处理及时,选用适当的抗菌药物,彻底治疗,预后良好。根据 Mevrier 近 15 年观察,若急性肾盂肾炎由于延误诊断和治疗不彻底,约 20％患者有导致患侧肾萎缩或皮质瘢痕形成的危险。有一部分病例因尿路梗阻而未采取相应措施,反复感染,可以转为慢性肾盂肾炎。

(二)慢性肾盂肾炎

慢性肾盂肾炎是由于急性感染期间治疗不当或者不彻底而转入慢性阶段。有时因为重新感染而引起轻度炎症。慢性肾盂肾炎的特征是有肾实质瘢痕形成。

【病因】

慢性肾盂肾炎常见于女性,有的患者在儿童时期有过急性尿路感染,经过治疗,症状消失,但仍有"无症状菌尿",到成人时逐渐发展为慢性肾盂肾炎。大多数慢性肾盂肾炎是由于上行性感染引起。有些急性肾盂肾炎治愈后,因经尿道器械检查后而又激发感染。尿流不畅(如后尿道瓣膜、膀胱憩室、尿路结石和神经源性膀胱等),膀胱输尿管反流也是引起反复尿路感染、肾瘢痕形成、肾功能损害的主要原因。革兰阴性菌的尿路感染,可引起全身和局部反应,在反复感染的患者中抗体增加,这些抗体大多数为 IgG 和 IgA,IgG 抗体可能形成抗原抗体复合物,并能固定补体,从而造成肾脏损害。

【病理】

慢性肾盂肾炎的肾脏根据病程和病情的进展,可以正常或者缩小。肾包膜苍白,不易剥脱,肾外表因瘢痕收缩而凹凸不平,呈大小不等的结节状,肾漏斗部瘢痕收缩,肾盏呈钝性扩张;肾实质萎缩,皮质与髓质有时分界不清;肾盂黏膜苍白和纤维化。镜下可见肾实质内有浆细胞和淋巴细胞广泛浸润,部分肾实质被纤维组织所代替。早期肾小球尚正常,肾小球周围有纤维化改变。晚期肾小球有硬化,肾小管萎缩,管腔内有时可见白细胞和透明管型。叶间动脉和弓状动脉壁变厚,管腔变窄导致肾脏瘢痕形成。

【临床表现】

慢性肾盂肾炎的临床表现根据肾实质损坏和肾功能减弱的程度而有所不同,而肾脏变化是进行性的。当炎症在静止期,症状不明显,但有持续细菌尿,常有肾区轻微不适感,或伴有轻度膀胱刺激症状。当出现反复发作的急性炎症时,可伴有局部肾区疼痛、畏寒、发热和膀胱刺激症状。如果侵犯双侧肾脏,可表现为慢性肾衰竭,患者有高血压、面部、眼睑等处水肿,恶心、呕吐和贫血等尿毒症症状。

【诊断】

目前多数学者认为,其诊断标准应该严格。指影像学检查发现有肾皮质疤痕和肾盂肾盏变形,肾功能学检查有异常,且在病史中或尿细菌学检查有尿路感染的证据者。如无上述改变,则尿路感染的病史虽长亦不能诊断为本病。对慢性肾盂肾炎患者需做全面彻底检查,以明确:①致病菌;②单侧或双侧感染;③原发病灶;④肾实质损害范围及肾功能减损程度;⑤有无尿路梗阻。首先应行尿液细菌培养和抗生素敏感试验,菌落计数每毫升尿液超过 10^5 细菌可肯定为感染。慢性肾盂肾炎患者往往有贫血,除非急性发作时血液中白细胞数可升高,一般正常。腹部平片可显示一侧或双侧肾脏较正常为小,同时发现有无尿路结石存在。静脉尿路造影可见肾盏扩张,肾实质变薄,有时显影较差,输尿管扩张。逆行肾盂造影能显示上述变化。如行膀胱排尿造影,部分患者可显示膀胱输尿管反流。膀胱镜检查可能发现在患侧输尿管口有炎症改变,输尿管插管受阻,静脉注射靛胭脂证实患肾功能减弱。放射性核素扫描可测定患肾功能损害,显示患肾较正常小。动态扫描还可查出膀胱输尿管反流。

【鉴别诊断】

必须指出,有些肾盂肾炎患者的临床表现与膀胱炎相似,仅凭临床表现很难鉴别,需进一步做定位检查方能确诊。

1.输尿管导尿法

通过输尿管导管收集肾盂尿液标本做培养,查明感染部位是一侧或双侧肾。此项检查为损伤性检查法,不作为临床上常规使用。

2.膀胱冲洗试验

是尿路感染直接定位诊断方法,近年来常用此法来定位,认为比较简便和准确。将导尿管插入膀胱,行尿液培养计数,然后注入 0.2%新霉素 100mL,20 分钟后排空膀胱,再用 2000mL无菌生理盐水,反复冲洗,以后每 10 分钟收集尿 1 次,行尿菌培养及细菌计数,共计 3 次。经冲洗后,尿培养无细菌生长,说明为膀胱炎;如 3 次尿细菌培养为阳性,而每次菌落计数逐渐上升,说明为肾盂肾炎。

3.用免疫荧光技术检查

尿沉渣中抗体包裹细菌(ACB)肾盂肾炎为肾实质感染,机体可产生抗体将致病菌包裹;而膀胱炎为黏膜浅表感染,故细菌无抗体包裹。

4.尿沉渣镜检

如能发现白细胞管型则是肾盂肾炎的有力证据。

5.尿酶测定

肾盂肾炎时,尿 N-乙酰-β-氨基葡萄糖苷酶(NAG)排出量增多,而下尿路感染时多为正常,但也有学者认为其定位作用有限。

6.尿 β2 微球蛋白(β2-MG)测定

多数学者认为尿 β2-MG 含量升高提示肾盂肾炎,但少数膀胱炎患者的尿 β2-MG 也可能升高。

7.Tamm-Horsfall(TH)蛋白及其抗体测定

曾有报告血清抗 TH 蛋白抗体在急性肾盂肾炎时会上升,特别是有膀胱输尿管反流时。

新近提出,尿 TH 蛋白包裹游离细胞在肾实质感染时呈阳性,膀胱炎时则阴性。

8.血清 C-反应蛋白含量

Hellerstein 将 C-反应蛋白含量与 Fairley 试验多次比较,证实在肾盂肾炎患者中,存在 C-反应蛋白量升高的倾向,但本试验假阳性较高。

9.尿乳酸脱氢酶(LDH)测定

LDH 以几种同功酶形式在体内存在。正常尿液内 LDH 的 5 个同工酶不显,在膀胱炎时尿内仅见 LDH1 但在肾盂肾炎时可见 LDHl-5。

慢性肾盂肾炎与泌尿系结核,临床症状有相似之处。在结核患者中,尿液可发现抗酸杆菌,结核菌培养可确诊。静脉尿路造影可发现典型的一侧肾肾小盏边缘如虫蛀状,有时出现空洞和钙化。

【并发症】

由于严重血管硬化、肾缺血,可导致高血压,还可出现尿毒症的征象。

【治疗】

慢性肾盂肾炎的治疗,应采用综合措施。

1.全身支持疗法

注意适当休息,增进营养和纠正贫血,中医中药治疗等以促进全身情况的改善,每日需要保持足够液体的摄入。

2.加强抗菌药物治疗

抗菌药物治疗在慢性期间具有非常重要的意义,需要达到彻底地控制菌尿和反复发作的目的。所以抗生素的选择,应根据尿液细菌和抗生素敏感试验结果,选用最有效和毒性小的抗生素。抗菌药物的应用至少 2～3 周,还需要继续长期应用小剂量口服抗生素来抑制细菌生长。有时需维持几个月以上。治疗期间反复检查尿液中的白细胞和细菌培养。

3.彻底控制和清除体内感染病灶

慢性前列腺炎、盆腔炎和尿道炎等感染病灶需彻底控制和清除。

4.外科治疗

及时纠正引起感染的原发病变,如尿路梗阻、结石、畸形和膀胱输尿管反流等。

【预防及预后】

在治疗过程中,应当防止反复感染,如能早期解除尿路梗阻和纠正膀胱输尿管反流,则预后较好。由于延误诊断或治疗不彻底,导致双侧肾脏瘢痕萎缩,病情恶化,需行血液透析治疗和肾移植。但一般在无梗阻、反流及其他并发症时,成年患者,肾盂肾炎很少引起肾衰竭。

(三)黄色肉芽肿性肾盂肾炎

黄色肉芽肿性肾盂肾炎是慢性细菌性肾盂肾炎的一种类型,其特征是肾实质破坏,出现肉芽肿、脓肿和泡沫细胞。

【病因】

目前病因仍不明了,可能与以下因素有关:①细菌感染,长期慢性炎症致肾组织持续破坏,脂质释放,被组织细胞吞噬而形成黄色瘤细胞。②尿路梗阻合并感染。③脂代谢异常。④免疫功能紊乱,特别是局灶型黄色肉芽肿性肾盂肾炎多由于宿主免疫功能低下,以致肾实质内轻度炎症性病变不能自行愈合。变形杆菌、大肠杆菌是最常见的病原菌。耐青霉素的金黄色葡萄球菌也可引起。尽管可以肯定本病由细菌感染引起且尿路梗阻可促进其发生,但发病机制尚不清楚。

【病理】

病理表现有两种类型,①局灶型:较少见,主要表现为肾内黄色瘤样肿物。②弥散型:患肾明显增大,多数为脓肾,肾实质严重破坏,肾盂肾盏表面或肾实质内可见大小不等的黄色瘤样肿物。病变可扩展到肾周和肾外组织,肾周广泛粘连纤维化,并累及周围邻近组织器官。

Malek临床分期Ⅰ期肾内期:病变局限于肾实质,仅侵入1个肾盏或部分肾实质;Ⅱ期肾周期:肾内病变同Ⅰ期,但已穿透肾实质侵犯肾周围脂肪;Ⅲ期肾旁期:病变弥漫于大部分或全部肾脏,并广泛累及肾周围组织及后腹膜。

镜下见橙黄色病变由炎症组织构成,其组成为大的泡沫巨噬细胞、细胞质呈颗粒状的小巨噬细胞、中性白细胞、淋巴细胞、浆细胞和成纤维细胞。肾盂黏膜周围可见大量的中性粒细胞和坏死组织碎片。偶尔可见异物巨细胞。泡沫巨噬细胞的胞浆,特别是颗粒小巨噬细胞的胞浆,PAS染色呈强阳性。

【临床表现】

本病不常见,但近年来有增多趋势。可发生于任何年龄,最常见于50~70岁,女多于男(2:1)。本病仅仅累及一侧肾脏,极少双侧肾同时受累。临床表现多样复杂,缺乏特异性,绝大多数患者表现为肾区疼痛、发热、腹部肿块、乏力、厌食、体重下降和便秘。常合并有尿路结石、梗阻性肾病或糖尿病病史。常存在泌尿系感染,尿中有大量白细胞,中段尿细菌培养阳性率达57%~78%。Ballesfercs等报道尿中发现泡沫细胞阳性率达80%,但其他报道阳性率不高。此外可有贫血、血沉增快、血白细胞增多等。部分病例表现为肝功能异常,是由于反应性肝炎所致,表现为α-球蛋白升高,A/G蛋白倒置,碱性磷酸酶升高,当肾切除后可恢复正常,这种肾原性肝功能改变是其重要特征。

【诊断】

黄色肉芽肿性肾盂肾炎临床表现缺乏特异性,应根据实验室和影像检查综合分析。静脉尿路造影检查无特异性,可表现患肾肾影增大,肾输尿管结石并肾积水、患肾不显影或肾盂肾盏受压、破坏。B超对诊断黄色肉芽肿性肾盂肾炎无特异性,可表现为肾积水、肾输尿管结石,或肾内低回声病变。近年来有采用B超引导下细针穿刺活检而明确诊断的报道。CT扫描对诊断黄色肉芽肿性肾盂肾炎有重要意义。局灶型,较少表现有泌尿系结石及梗阻,表现为肾实质内低密度软组织肿块,平扫密度低于肾实质,由于肿块内含有大量脂质的泡沫细胞,CT值可为负值。增强扫描强化不明显或轻度强化:明显低于肾实质强化后密度。弥散型,可显示肾输尿管结石,增大的肾内见多个水样低密度区(为扩张的肾盏及坏死液化的肉芽组织),增强扫描显示包绕低密度区域的周围肾组织轻度或中度强化,而低密度区并无强化。肾血管造影时,可见大多数黄色肉芽肿样肾病变区血管减少或完全无血管。虽可见肾内小动脉但无周围血管分支,然而,也有些病例显示血管增多。如尿中发现了泡沫细胞则可做出定性诊断。

【鉴别诊断】

黄色肉芽肿性肾盂肾炎常与尿路结石、梗阻和感染并存,而常被诊为尿路结石、脓肾、肾结核或肾肿瘤，术前需与这些疾病鉴别。其中与肾癌鉴别最为重要。肾癌多有肉眼血尿；肾癌CT 平扫与肾实质相近，CT 值 30～50Hu，增强扫描有强化；血管造影，肾癌表现为血管增粗紊乱，并出现病理性血管和动静脉瘘，有助于鉴别。肾结核是易与黄色肉芽肿性肾盂肾炎混淆的另一疾病，肾结核常有膀胱刺激症状，并进行性加重，尿沉渣可查到抗酸杆菌，静脉尿路造影、CT 有助于二者鉴别。

【治疗】

黄色肉芽肿性肾盂肾炎抗菌治疗效果不佳，但亦有报道小儿局灶型及弥散型经长期抗感染治疗而痊愈者。因病变为单侧性，难与肾肿瘤鉴别，或肾功能完全破坏，大部分患者行肾切除术。近年来由于影像学发展，早期诊断率提高，主张根据临床分期决定治疗方案。Ⅰ、Ⅱ期可行肾部分切除术，Ⅲ期行患肾切除及肾周围病变组织切除术。

二、肾乳头坏死

肾乳头坏死又称为坏死性乳头炎，是由肾乳头处髓质内层缺血性梗死而引起的一种疾病。在肾脏感染中为不常见类型。1877 年由 Friedreich 首先报道，多见于女性，发病年龄一般在50 岁左右。

【病因】

肾乳头坏死病因复杂，常发生于其他疾病病程内，直接或间接侵害肾脏，如糖尿病、酒精中毒、肝硬化、镰状细胞血色素病、尿路梗阻、感染等。常继发于长期服用某些非甾体类镇痛消炎药，包括阿司匹林、非那西汀、消炎痛、布洛芬等。罕见于长期服用利福平等抗结核药物。动物实验表明富含咖啡因的物质如咖啡、茶等可增加消炎止痛药物对肾小管间质的破坏作用，增加肾乳头坏死的发病率。关于肾乳头坏死的发病机制仍有争论，研究资料表明肾乳头微血管改变和局部缺血性损伤是主要原因，局部缺血被认为是引发肾乳头坏死最终的直接原因。

【病理】

肾乳头坏死的病理改变一般是双侧性，可以几个或者全部肾小盏进行性受损。根据肾乳头坏死严重程度分为原位肾乳头坏死、部分肾乳头坏死和全肾乳头坏死。最初损伤发生在肾乳头附近的肾髓质部直小血管，引起不同程度的循环障碍，血流缓慢而淤滞，造成乳头缺血性坏死。肾乳头坏死由乳头顶端开始直至皮质和髓质交界处。坏死乳头有时可脱落，随尿液排出体外。肾切面可见一个或几个乳头消失，有时在肾盂内可见到游离的脱落坏死乳头，表面钙化。肾乳头脱落处镜下可见有分叶核粒细胞，小圆形细胞和浆细胞浸润，有典型慢性肾盂肾炎的病变，肾锥体严重缺血。

【临床表现】

1.暴发型

少数患者表现为高热、寒战、肾区疼痛。病情迅速恶化出现中毒性休克、少尿和尿毒症，昏迷而死亡。

2.慢性型

大多数患者呈比较长期慢性症状，少数患者症状不明显，静脉尿路造影发现乳头病变。多数患者有不同程度的症状，有时表现为慢性膀胱炎症状，有时并发为急性肾盂肾炎。由于脱落的坏死乳头引起输尿管梗阻，有时表现为反复发作肾绞痛。

【诊断】

急性型肾乳头坏死有高热、休克和肾区叩痛。慢性型症状较少,若急性发作体温可升高,肾区有叩痛。病史中有糖尿病、镰状细胞血色素病、尿路梗阻、感染和长期使用消炎镇痛剂者有助于本病的诊断。

急性暴发型白细胞计数显著升高,尿液检查有脓细胞和细菌尿,进行性尿毒症,尤其是在未完全控制的糖尿病患者,氮质血症不断加重。慢性型患者有感染尿,贫血和肾功不全表现,酚红排泄试验降低.1.5 小时内排出量小于 30%,尿素氮升高。

排泄性尿路造影是诊断肾乳头坏死的首选方法,原位肾乳头坏死尿路造影缺乏特异性。部分肾乳头坏死和全肾乳头坏死尿路造影较典型,表现为肾乳头萎缩,边缘不规整,肾盏扩大,髓质内空洞。如全肾乳头坏死,坏死乳头脱落游离于充满造影剂的小腔中形成典型的"印戒征"(ringshadow),通常为三角形充盈缺损。超声对肾乳头坏死的诊断敏感性较低,表现为肾窦周围髓质多个圆形或三角形囊腔,偶尔可在囊腔边缘见到弓状动脉产生的强回声。肾盂内脱落的乳头,表面有时钙化,可拟诊为肾盂结石。

【鉴别诊断】

急性肾乳头坏死与急性肾盂肾炎的区别在于后者不像前者突发和发展为急性肾衰竭;菌廊症引起双肾皮质脓肿与急性肾乳头坏死相似,两者都有进行性肾功能损害。初期,静脉尿路造影,两者都可无异常,2～3 周后当肾乳头坏死脱落时,可显示肾乳头髓质之间的空洞。肾皮质脓肿 B 超、CT 检查可显示肾内占位病变,以此可助鉴别。

【治疗】

治疗上应积极控制原发病,肾乳头坏死与多种原发病有关,最常见的是糖尿病,对伴有糖尿病者,应首先设法控制血糖。对长期服用镇痛剂患者,应立即停止使用。加强抗菌药物治疗,根据尿细菌培养和药物敏感试验选用合适的抗菌药物。同时加强全身支持疗法。肾乳头坏死位于一侧,是暴发型不能控制而危及生命者,如对侧肾脏正常,可考虑切除患肾,但必须慎重,因对侧肾也有可能有早期病变或在以后受损。坏死的肾乳头脱落下降到输尿管引起急性尿路梗阻,需行输尿管内插入导管,最好是双 J 管,或者肾造瘘解除梗阻。Abek 等采用前列腺素 E_1,40mg 每日 1 次静脉注射治疗糖尿病引起的肾乳头坏死,在静脉注射前列腺素 E_1 后,肾血流量增加,血浆肌酐清除率提高,而抗生素治疗和输尿管插管肾盂积液引流都不能有效改善肾功能。前列腺素 E_1 治疗肾乳头坏死可以改善肾脏微循环,缓解局部缺血和阻止组织损伤,改善肾脏功能。

【预后】

少数急性暴发型肾乳头坏死患者,病情发展迅速,可引起死亡。多数慢性肾乳头坏死患者,虽然肾功能有所下降,经长期治疗后,预后尚好。

三、肾皮质化脓性感染

肾皮质化脓性感染为葡萄球菌经血运进入肾脏皮质引起的严重感染,在没有形成液化的肾脏炎性肿块称为急性局灶性细菌性肾炎,形成脓肿时称之为肾皮质脓肿或化脓性肾炎,几个脓肿融合则称为肾痈。在广谱抗生素发展的今天,由于及时应用抗生素控制原发感染灶,肾皮质化脓性感染的发生率较前减少,而且多数表现为急性局灶性细菌性肾炎。

【病因】

肾皮质化脓性感染的致病菌最常见的是金黄色葡萄球菌,细菌可由体内其他部位化脓性病灶,经血液循环进入肾脏。例如,疖、痈、脓肿、感染的伤口、上呼吸道感染或者肾邻近组织感染,偶可继发于尿路梗阻如尿路结石,或者先天性畸形如儿童的膀胱输尿管反流。近来有报道艾滋病患者发生肾脓肿常为真菌感染。

【病理】

初期病变局限于肾皮质,表现为肾间质充血、水肿和白细胞浸润,炎症可扩散至肾周。肾实质病灶可以坏死、液化形成脓肿,这些多发微小脓肿可集合形成多房性脓肿。多数病例由于治疗及时,控制炎症,皮质感染能自行消失:一部分病例由于未及时治疗,小脓肿融合成大脓肿,成为肾痈;少数病例发展到晚期,可穿破肾被膜,侵入肾周围脂肪,形成肾周围脓肿。偶尔感染侵犯、穿破肾盂肾盏。病变愈合后局部可形成瘢痕。

【临床症状】

本病一般为突然发作,伴有寒战、高热、食欲缺乏和菌血症症状,初期无泌尿系刺激症状,因感染在皮质未侵入肾盂,尿液检查无脓尿。患侧腰部可触及肿大的肾脏,肌肉紧张,由于化脓性病灶局限于肾皮质,使肾被膜张力增高,出现患侧腰痛及压痛,肋脊角有明显叩痛。部分病例在病程开始时仅呈亚急性或慢性炎症的表现,以至诊断困难,延误治疗,所以病程往往维持较长时期。

【诊断】

除上述病史,临床症状体征外,血液中白细胞增多,以分叶核粒细胞增多为主,血液细菌培养可呈阳性。影像学检查根据病变程度而有不同的表现。

1.急性局灶性细菌性肾炎

腹平片常无明显异常,静脉尿路造影对诊断有一定帮助,少数患者可出现肾盂肾盏受压。B超检查示肾实质局灶性低回声区,边界不清。CT检查为低密度实质性肿块,增强后密度不均匀增强,仍低于正常肾组织,肿块边界不清,不同于肾皮质脓肿由新生血管形成的界限清楚的壁。有文献报道CT示肾实质局限性肿大并有多个层面肾筋膜增厚是该病定性诊断依据。

2.肾皮质脓肿

腹部平片显示患侧肾脏增大,肾周围水肿使肾影模糊,腰大肌阴影不清楚或消失。当脓肿破裂到肾周围时,腰椎侧弯。静脉尿路造影可显示肾盂肾盏受压变形。B型超声显示不规则的脓肿轮廓,脓肿为低回声区,或混合回声区,肾窦回声偏移,稍向肾边缘凸出。CT肾扫描显示肾皮质不规则低密度病灶,CT值介于囊肿和肿瘤之间,增强CT扫描边缘增强明显,中心部无增强。肾被膜、肾周筋膜增厚,与邻近组织界面消失。放射性核素肾扫描显示肾占位病变,肾缺损区与肾囊肿相似,用67Ga可提示感染组织。

【鉴别诊断】

本病应与急性肾盂肾炎区别,因为两者症状和体征相似。急性肾盂肾炎在尿路造影中无肾盂肾盏受压移位改变,B超、CT无肾内占位病变。应注意与急性胆囊炎区别,急性胆囊炎患者尿液常规正常,右上腹可触及有压痛的胆囊,胆囊造影和尿路造影可助鉴别。与伴有发热的肾癌区别,肾癌不同于肾皮质化脓性感染的血白细胞,分叶核粒细胞明显增高,而血白细胞常为正常高值,肾区无明显叩痛,与急性局灶性细菌性肾炎相比较肾癌肿物较大,边界较清楚,经抗炎治疗后急性局灶性细菌性肾炎症状消退,复查 B 超、CT 肿块缩小,可助鉴别。肾肿瘤内液化坏死与肾皮质脓肿难以区别.CT 增强扫描脓肿壁呈壳状增强,而肿瘤不具有此特征。

【并发症】

本病治疗不及时,可发展为败血症,肾皮质脓肿可穿透肾包膜进入肾周围引起肾周围脓肿。

【治疗】

肾皮质化脓性感染一旦确诊为金黄色葡萄球菌引起,应立即应用耐青霉素酶及对 β 内酰胺酶有抵抗力的抗生素治疗。例如羧苄青霉素或先锋霉素等。对急性局灶性细菌性肾炎,局限于肾实质内小于 5cm 的脓肿采取抗菌药物治疗常能治愈,疗程 3～5 周,并定期 B 超、CT 检查监测肿物的变化。肾皮质脓肿如药物治疗无效时,脓肿直径大于 5cm,中心部液化明显,突向肾外者可行脓肿切开引流。

肾皮质化脓性感染继发于慢性肾盂肾炎,治疗可根据血液、尿液或脓肿穿刺液细菌培养和抗生素敏感试验结果,选用合适的抗生素。若伴有尿路结石,则需行取石术。如脓肿引流不畅,肾脏破坏严重,必要时可行肾切除术。并发肾周围脓肿时,应施行肾周围脓肿切开引流术。

【预后】

肾皮质化脓性感染若能早期获得诊断,选用对金黄色葡萄球菌有效的抗生素,预后良好,一般病程为 1～2 周,急性炎症症状逐渐消失。个别病例因严重脓毒症偶可死亡,但由于目前广谱抗生素的应用,已极为罕见。若延误诊断,内科治疗无效,并发肾周围脓肿,如早期手术切开引流,亦可获得治愈。

四、肾周围炎与肾周围脓肿

肾周围炎是指炎症位于肾包膜与肾周围筋膜之间的脂肪组织中,如感染未能及时控制,则可发展成为脓肿,称为肾周围脓肿。以单侧多见,双侧少见,右侧多于左侧。男性较多。发病年龄常见于 20～50 岁。

【病因】

肾周围炎、肾周围脓肿可由多种致病菌引起,近年来由于广泛应用广谱抗生素,血运感染日趋减少,致病菌昔日以金黄色葡萄球菌为主,转为大肠杆菌及变形杆菌为主,金黄色葡萄球菌次之。其他致病菌还包括许多革兰阴性杆菌,如克雷白杆菌、肠杆菌、假单孢菌和绿脓杆菌等。肠球菌和链球菌在文献上也有过报道。某些厌氧菌如梭状芽孢杆菌、多形杆菌和放线菌也可致病,而且常规细菌培养为阴性。肾周脓肿约 25% 为混合性感染。约 25% 既往有糖尿病病史。

感染途径包括:①肾内感染蔓延至肾周间隙。多数肾周脓肿由此途径感染,包括肾皮质脓肿、慢性或复发性肾盂肾炎(由于存在尿路梗阻)、肾积脓、黄色肉芽肿性肾盂肾炎等。②血源性感染。体内其他部位感染病灶,经血运侵入肾周围间隙。常见有皮肤感染、上呼吸道感染等。③经腹膜后淋巴系统侵入。来自膀胱、精囊、前列腺、直肠周围、输卵管或其他盆腔组织的感染,由淋巴管上升到肾周围。④来自肾邻近组织的感染,包括肝、胆囊、胰腺、高位盲肠后阑尾炎和邻近肋骨或椎骨骨髓炎等。有时为肾外伤以及肾、肾上腺手术后引起的感染。

肾周围炎如原发病灶经抗菌药物控制感染后,炎症可在数周内逐渐消失,仅遗留纤维组织。如炎症继续发展,则形成脓肿。脓肿如在肾上部周围,离膈肌较近,可引起病侧胸膜腔积液、肺基底部炎症,或穿破横膈、胸膜和支气管形成支气管胸膜瘘。肾旁间隙脓肿,可向上形成膈下脓肿,如脓肿位于肾下后方,刺激腰肌,脓液沿腰大肌向下蔓延,可破入髂腰间隙、腹腔或肠道。

【临床症状】

如继发于严重慢性肾感染,则有持续和反复发作尿路感染病史。如为金黄色葡萄球菌感染,常有体内其他部位感染病灶(如皮肤感染等)。肾周围炎症进展缓慢,患侧肾区有叩痛。2周后当肾周围脓肿开始形成时,患者有寒战、发热等症状,患侧腰部和上腹部疼痛,患侧肋脊角叩痛,患侧腰部肌肉紧张和皮肤水肿,并可触及肿块。当患侧下肢屈伸及躯干向健侧弯曲时,均可引起剧痛。

【诊断】

肾周围炎的诊断除根据病史和体征外,还应行实验室检查。有贫血、白细胞总数和分叶核粒细胞升高。如为金黄色葡萄球菌感染,因系血运扩散,尿中无白细胞和细菌。如继发于肾脏本身感染,则尿中可找到脓细胞和细菌,血液培养可发现细菌生长。X线检查,腹部平片显示肾外形不清,肾区密度增加,腰椎向一侧弯曲,凹向患侧,腰大肌阴影模糊;静脉尿路造影显示患侧肾显影差或不显影,摄片时如令患者做吸气动作,由于肾脏固定显影不受影响,相反,健侧肾由于可自由活动反而影像变模糊。有时可见肾盂或输尿管移位,肾盏拉长,如有结石则伴有尿路梗阻、积水;胸片有时可见患侧肺下叶浸润,胸膜腔积液,膈肌升高,胸部透视可发现膈肌运动受限。近年来B型超声检查和CT扫描对肾周围脓肿诊断和定位具有特殊意义。B型超声检查可显示肾周围有一低回声的肿块,壁常不规则。如脓肿由产气菌引起,肿块内可能有强回声区。可在超声引导下行穿刺诊断,并可放入导管引流作为治疗手段。一项研究表明与CT比较超声检查有36%的假阴性率。CT是确定诊断的首选方法,CT肾区扫描可见肾移位和肾周围有低密度肿块及密度稍高的炎性壁,患侧肾增大,肾周围筋膜增厚,有时可见病变内气体和气液面。CT还能够确定脓肿累及范围及判断周围解剖关系。MRI与CT在肾周脓肿诊断上没有太大差别,但MRI对判断脓肿与周围脏器界限敏感度较高,因而对因造影剂过敏或肾功能不全而不能做增强CT检查的患者,MRI有其优越性。

【鉴别诊断】

肾周围脓肿与急性肾盂肾炎的区别在于后者经抗生素治疗后,病程较前者为短,B超和CT检查可区别肾内和肾周围感染。肾周围脓肿有时容易误诊为胸膜炎、膈下脓肿、腹膜炎和腰椎结核引起腰大肌脓肿等。

【并发症】

肾周围脓肿若延误治疗,向上穿过横膈,进入胸腔形成支气管瘘。脓肿向下延伸可到髂嵴或腹股沟部,偶尔脓肿越过脊椎侵入对侧肾周围间隙。脓肿压迫输尿管可导致肾积水,脓肿引流后,在愈合过程中,由于纤维组织生长可引起输尿管狭窄。

【治疗】

早期肾周围炎在脓肿未形成前,若能及时应用合适的抗生素和局部理疗,炎症可以吸收。一旦脓肿形成,自行吸收而愈合的机会较少,应行切开引流术。也有学者认为对小于5cm肾周脓肿应首先考虑严格的抗生素治疗,如临床疗效不满意再考虑手术引流。目前由于腔内泌尿外科发展,也可在 B 超或 CT 指引下置管引流,引流术后继续配合有效的抗菌药物。症状好转,体温和血液中白细胞逐渐下降至正常范围,引流管内无分泌物,复查 B 超或 CT 扫捕,证明脓肿消失,可作为拔除引流管的适应证。肾周脓肿位于肾周围疏松脂肪组织中,感染不易局限,且常呈分隔的多房脓肿,因此早期确切充分的手术切开引流是治疗成功的关键。手术切口部分缝合,脓腔凡士林油纱填塞,术后脓腔换药,使脓腔自内向外愈合,引流充分,避免和减少术后复发。肾周围脓肿若继发于尿路结石而引起脓肾,或者继发于感染的肾积水,该侧肾功能严重损害,应考虑做肾切除术。切开引流术和肾切除术是否同时进行,还是分两期进行,应根据病情决定。

【预后】

如不是继发于肾脏疾病的肾周围脓肿,早期进行切开引流术,预后良好。若延误诊断和治疗,预后欠佳,死亡率可高达 57%。

五、脓肾

脓肾为肾脏严重化脓性感染,肾实质全部破坏,形成一个充满脓液的"肾囊"。

【病因与病理】

以上尿路结石引起梗阻,继发感染最为常见;其次是肾和输尿管畸形引起感染性肾积水;亦可继发于肾盂肾炎。致病菌以大肠杆菌属为多见。肾组织遭到严重损坏,肾全部或一部分成为脓性囊。

【临床表现】

临床表现有两大类型,一类为急性发作型,以寒战、高热、全身无力、呕吐和腰部疼痛为主。另一类为慢型病程型,患者常有长期感染病史,或有上尿路结石病史,反复发作腰痛,腰部可扪及肿块。血液中白细胞升高,患者均有不同程度的贫血,如尿路有不完全梗阻,尿液常规检查有大量脓细胞,尿液细菌培养阳性。若尿路已完全梗阻,尿液常规检查改变不显著,尿液细菌培养可呈阴性。

【诊断与鉴别诊断】

脓肾的诊断除根据病史、体征和实验室检查外,还可进行以下检查:腹部平片显示肾影不清,有时可发现上尿路结石。静脉尿路造影显示患侧肾显影差或不显影。B 型超声检查对脓肾的诊断比尿路造影更有帮助。CT 肾扫描可显示肾脏内有脓液聚积及肾实质破坏程度。

脓肾的急性发作型需与急性肾盂肾炎、肠梗阻和胆石症等区别。脓肾慢性病程型需与肾结核、肾积水和肾肿瘤等区别。

【并发症】

脓肾如不及时治疗,可穿透肾包膜而形成肾周围脓肿。

【治疗】

根据全身情况,如对侧肾功能良好者,应行患侧肾切除术,术中密切注意脓肾与周围重要脏器和大血管之间粘连情况,仔细分离,以免损伤,必要时可行肾包膜内切除术。有时因脓肾与肾周围粘连较紧,肾体积过大,估计肾切除有困难,且手术分离易引起感染扩散,甚至出现败血症,可先行肾造瘘引流,以后再行肾切除术。

（王文昌）

第七节　膀胱炎

膀胱炎常伴有尿道炎,统称之为下尿路感染。许多泌尿系统疾病可引起膀胱炎,而泌尿系统外的疾病(如生殖器官炎症、胃肠道疾患和神经系统损害等),亦可使膀胱受到感染。

【病因】

膀胱炎的高发人群包括4种,学龄期少女、育龄妇女、男性前列腺增生者、老年人。膀胱炎有多种因素引起:①膀胱内在因素,如膀胱内有结石、异物、肿瘤和留置导尿管等,破坏了膀胱黏膜防御能力,有利于细菌的侵犯。②膀胱颈部以下的尿路梗阻,引起排尿障碍,失去了尿液冲洗作用,残余尿则成为细菌生长的良好培养基。③神经系统损害,如神经系统疾病或盆腔广泛手术(子宫或直肠切除术)后,损伤支配膀胱的神经,造成排尿困难而引起感染。

膀胱感染的途径以上行性最常见,发病率女性高于男性,因女性尿道短,尿道外口解剖异常,常被邻近阴道和肛门的内容物所污染,即粪便—会阴—尿路感染途径。性交时摩擦损伤尿道,尿道远段1/3处的细菌被挤入膀胱;也可能因性激素变化,引起阴道和尿道黏膜防御机制障碍而导致膀胱炎。另外阴道内使用杀精子剂会改变阴道内环境,致使病菌易于生长繁殖,成为尿路感染的病原菌。男性前列腺精囊炎、女性尿道旁腺炎亦可引起膀胱炎。尿道内应用器械检查或治疗时,细菌可随之进入膀胱。最近青少年男性膀胱炎发病率有增高趋势,主要危险因素是包皮过长,性伴侣患有阴道炎症,以及男性同性恋者。下行性感染是指膀胱炎继发于肾脏感染。膀胱感染亦可由邻近器官感染经淋巴传播或直接蔓延所引起,但较少见。

膀胱炎致病菌以大肠杆菌属为最常见,其次是葡萄球菌、变形杆菌、克雷白杆菌等。

【病理】

膀胱炎分为急性膀胱炎和慢性膀胱炎。急性膀胱炎时,黏膜弥漫性充血、水肿,呈深红色。黏膜下层有多发性点状出血或淤血,偶见表浅溃疡,表面有时附着脓液或坏死组织,肌层很少受侵犯,病变以膀胱三角区为最明显。镜下所见除黏膜水肿外,还有黏膜脱落,毛细血管明显扩张,白细胞浸润可延伸至肌层。慢性膀胱炎黏膜苍白、粗糙、增厚,表面有时有滤泡,膀胱容量由于黏膜固有层和肌层有广泛纤维组织增生而降低,膀胱周围纤维化是罕见的并发症。镜下可见黏膜固有层和肌层有成纤维细胞、小圆形细胞和浆细胞浸润。

【临床表现】

急性膀胱炎可突然发生或缓慢发生,排尿时尿道有烧灼痛,尿频,往往伴尿急,严重时类似尿失禁。尿混浊,尿液中有脓细胞,有时出现血尿,常在排尿终末时明显。耻骨上膀胱区有轻度压痛。单纯急性膀胱炎,无全身症状,不发热。女性患者急性膀胱炎发生在新婚后,称之为"蜜月膀胱炎"。急性膀胱炎的病程较短,如及时治疗,症状多在1周左右消失。

慢性膀胱炎轻度的膀胱刺激症状,且经常反复发作。

【诊断与鉴别诊断】

急性膀胱炎的诊断,除根据病史及体征外,需做中段尿液检查,尿液中有脓细胞和红细胞。

为及时治疗,先将尿涂片行革兰染色检查,初步明确细菌的性质,同时行细菌培养、菌落计数和抗生素敏感试验,为以后治疗提供更准确的依据。血液中白细胞升高。在急性膀胱炎时,忌行膀胱镜检查。对慢性膀胱炎的诊断.需详细进行全面的泌尿生殖系统检查,以明确有无慢性肾脏感染,男性患者需除外阴茎头包皮炎、前列腺精囊炎;女性患者应排除尿道炎、尿道憩室、膀胱膨出、阴道炎和尿道口处女膜伞或处女膜融合等情况。

急性膀胱炎需与急性肾盂肾炎区别,后者除有膀胱刺激症状外,还有寒战、高热和肾区叩痛。结核性膀胱炎发展缓慢,呈慢性膀胱炎症状,对抗菌药物治疗的反应不佳,尿液中可找到抗酸杆菌,尿路造影显示患侧肾有结核所致改变。膀胱炎与间质性膀胱炎的区别,后者尿液清晰,极少部分患者有少量脓细胞,无细菌,膀胱充盈时有剧痛,耻骨上膀胱区可触及饱满而有压痛的膀胱。嗜酸性膀胱炎的临床表现与一般膀胱炎相似,区别在于前者尿中有嗜酸粒细胞,并大量浸润膀胱黏膜。膀胱炎与腺性膀胱炎的鉴别诊断,主要依靠膀胱镜检查和活体组织检查。

【并发症】

少数女孩患急性膀胱炎伴有膀胱输尿管反流,感染可上升而引起急性肾盂肾炎,成年人中比较少见。

【治疗】

急性膀胱炎需卧床休息,多饮水,避免刺激性食物,热水坐浴可改善会阴部血液循环,减轻症状。用碳酸氢钠或枸橼酸钾碱性药物,降低尿液酸度,缓解膀胱痉挛。黄酮哌酯盐(泌尿灵)可解除痉挛,减轻排尿刺激症状。根据致病菌属,选用合适的抗菌药物。喹诺酮类抗菌药为广谱抗菌药,对多种革兰阴性、阳性菌均有效,耐药菌株低,是目前治疗单纯性膀胱炎的首选药物。单纯性膀胱炎国外提倡单次剂量或 3 日疗程,目前采用最多的治疗方案是 3 日短程疗法,避免不必要的长期服药而产生耐药细菌和增加不良反应,但要加强预防复发的措施。若症状不消失,尿脓细胞继续存在,培养仍为阳性应考虑细菌耐药或有感染的诱因,要及时调整更换合适的抗菌药物,延长应用时间以期早日达到彻底治愈。对久治不愈或反复发作的慢性膀胱炎,在感染控制后则需做详细全面的泌尿系检查,对有尿路梗阻者应解除梗阻,控制原发病灶,使尿路通畅。对神经系统疾患所引起的尿潴留和膀胱炎,根据其功能障碍类型,进行治疗。

要注意个人卫生,使致病细菌不能潜伏在外阴部。由于性生活易引起女性膀胱炎,建议性交后和次日晨用力排尿;若同时服磺胺药物 1g 或呋喃妥因 100mg,也有预防作用。

急性膀胱炎经及时而适当治疗后,都能迅速治愈。对慢性膀胱炎,如能清除原发病灶,解除梗阻,并对症治疗,大多数病例能获得痊愈,但需要较长时间。

(王文昌)

第八节　尿道炎

尿道炎是一种常见的疾病,临床上可分为急性和慢性两类。

【病因】

尿道炎多见于女性。致病菌以大肠杆菌属、链球菌和葡萄球菌为最常见。尿道炎常因尿道口或尿道内梗阻所引起,如包茎、后尿道瓣膜、尿道狭窄、尿道内结石和肿瘤等;或因邻近器官的炎症蔓延到尿道,如前列腺精囊炎、阴道炎和宫颈炎等;有时可因机械或化学性刺激引起尿道炎,如器械检查和留置导管等。近年来男性尿道炎发病率增高主要与不洁性交有关。

【病理】

尿道急性炎症时,尿道外口红肿,边缘外翻,黏膜表面常被浆液性或脓性分泌物所黏合,有时有浅表溃疡。镜下可见黏膜水肿,其中有白细胞、浆细胞和淋巴细胞浸润,毛细血管明显扩张,尿道旁腺体充血或被成堆脓细胞所填塞。

慢性尿道炎病变主要在后尿道、膀胱颈和膀胱三角区,有时蔓延整个尿道。尿道黏膜表面粗糙呈暗红色颗粒状,因有瘢痕收缩,尿道外口较正常小。镜下可见淋巴细胞、浆细胞和少数白细胞,成纤维细胞增加。

【临床表现】

急性尿道炎在男性患者中的主要症状是有较多尿道分泌物,开始为黏液性,逐渐变为脓性,在女性患者中尿道分泌物少见。无论男女,排尿时尿道均有烧灼痛,出现尿频和尿急,尿液检查有脓细胞和红细胞。慢性尿道炎分泌物逐渐减少,或者仅在清晨第一次排尿时,可见在尿道口附近有少量浆液性分泌物。排尿刺激症状已不如急性期显著,部分患者可无症状。

【诊断与鉴别诊断】

尿道炎的诊断除性根据病史及体征外,需将尿道分泌物涂片染色检查或细菌培养,以明确致病菌。男患者若无尿道分泌物,应行三杯试验。急性期尿道内忌用器械检查。慢性尿道炎需行尿道膀胱镜检查以便明确发病的原因。有时可用金属尿道探条试探尿道,必要时行尿道造影,明确有否尿道狭窄。

鉴别诊断首先与淋菌性尿道炎区别,淋菌性尿道炎是一种特异性感染的性病,尿道有脓性分泌物,脓液涂片染色检查可见在分叶核粒细胞内有革兰阴性双球菌。其次应与非淋菌性尿道炎及滴虫性尿道炎区别,女性容易在阴道内找到滴虫,而男性不易找到滴虫,常需在包皮下、尿道口分泌物、前列腺液以及尿液中检查有无滴虫,做出诊断。Reiter症候群除尿道炎外,同时有结膜炎和关节炎。

【并发症】

尿道内感染可直接蔓延到膀胱或前列腺而引起膀胱炎或前列腺炎。急性尿道炎若处理不当可并发尿道旁脓肿,脓肿可穿破阴茎皮肤成为尿道瘘。在尿道炎症愈合过程中纤维化则可引起尿道狭窄。

【治疗】

急性尿道炎采用抗生素与化学药物联合应用,疗效较好。采用氟哌酸与磺胺药物联合应用,临床效果满意。近年来,喹诺酮类抗菌药物,由于对革兰阴性、阳性菌均有效,耐药菌株低,常作为治疗的首选药物。全身治疗应注意休息,补充足够液体,在急性期间,短期内避免性生活,否则会延长病程,慢性期间,若尿道外口或尿道内有狭窄,应作尿道扩张术。

(方兴中)

第九节　肾结石

肾结石指发生于肾盏、肾盂及肾盂与输尿管连接部的结石。肾是泌尿系统形成结石的主要部位,其他任何部位的结石都可以原发于肾脏,输尿管结石几乎均来自于肾脏,而且肾结石比其他任何部位的结石更容易直接损伤肾脏,因此,早期诊断和治疗非常重要。结石成分最多见的是草酸钙,其次为磷酸钙、尿酸盐,多数结石有两种以上成分,有蛋白基质将上述成分网络起来。磷酸镁铵见于感染性结石。胱氨酸结石很少见,黄嘌呤结石罕见。多为单侧发病,左右侧发病率相似,双侧结石者占10%。

一、诊断

(一)诊断要点

(1)阵发性肾绞痛伴血尿,为特征性临床表现。

(2)排尿过程中发现砂石样物,是尿石症的有力证据。

(3)肾区钝痛、尿路感染、单纯镜下血尿等可能是肾结石的唯一临床表现。

(二)临床表现

1.无症状

多为肾盏结石,镜下血尿可能是其唯一的临床表现,只是在体检时才发现。

2.疼痛

多数患者有腰部疼痛,其程度取决于结石的大小和位置,大结石在肾盂或肾盏内移动度小,痛感轻,表现为钝痛或隐痛,也可无痛;小结石在肾内移动度大,有时会突然造成肾盏颈部或肾盂输尿管连接部梗阻而导致肾绞痛。肾绞痛是一种突发性严重疼痛,表现为突然发作的脊肋角区剧烈疼痛,呈刀割样,疼痛常先从腰部或季肋部开始,沿输尿管向下放射到患侧下腹部、腹股沟及股内侧,甚至睾丸,这是由于肾和睾丸均属于同一神经支配所致。疼痛多为阵发性,持续数分钟甚至数小时,可自行缓解。疼痛发作时患者面色苍白、全身冷汗、脉搏快速、精神恐惧、坐卧不安,甚至翻身打滚、撞墙等。可伴有恶心、呕吐和腹胀。发作结束时,疼痛可完全缓解。

3.血尿

疼痛伴发血尿是结石的特征性表现,尤其在绞痛发作期间。血尿一般轻微,表现为镜下血尿或肉眼血尿。

4.尿石

少数患者可能发现排尿混浊,其中还有砂石样物质,这是尿石的有力证据。

5.其他症状

少数结石可能并发尿路感染,尤其是儿童,继发性尿路感染可能是主要的临床表现,诊断时容易忽略结石的存在。

(三)辅助检查

1.尿液检查

尿中红细胞是泌尿系结石的重要依据;白细胞出现说明存在尿路感染;结晶尿多见于肾绞

痛发作期;细菌培养可以查明病菌种类,为选用抗生素提供参考。

2.血液检查

包括钙、磷、钠、钾、氯、尿酸、二氧化碳结合力、尿素氮、肌酐、甲状旁腺激素等。甲状旁腺功能亢进者存在血钙升高、血磷降低、甲状旁腺激素升高;肾小管酸中毒者通常血氯升高、血钾和二氧化碳结合力降低;痛风并发尿酸结石者血尿酸往往升高;尿素氮和肌酐是临床上评估肾功能的常用指标。

3.B 超

B 超是肾结石的筛选性和随诊性检查手段。结石的 B 超影像特征是高回声区(或称强光团)伴声影。B 超还能检出尿酸类的 X 线透光结石,了解肾积水的程度及肾皮质的厚度和发现某些与结石相关的泌尿系统疾病,如多囊肾、输尿管末端囊肿等。B 超检出结石的敏感性较高,甚至可以分辨出直径为 2～3 mm 的小结石,但有时会出现假阳性结果。

4.泌尿系 X 线片(KUB)

至少 90% 的肾结石属于 X 线不透光结石,关于结石体积、数目和形状的记述也多以 KUB 为准。结石在 KUB 中大多表现为高密度影。如果结石直径小于 2 mm,X 线无法分辨。有时由于肠道内容物的遮盖和肾周骨骼的遮挡,也可造成结石漏诊。因此,不能仅凭 KUB 平片检查就轻易否定结石的存在。

通过 KUB 检查,有时可对结石成分做出经验性诊断。草酸钙和磷酸钙结石均系含钙结石,在 KUB 中表现为高密度钙化影;磷酸镁铵结石生长迅速,易被肾盂和肾盏塑形,往往表现为 X 线半透光的鹿角形结石影;胱氨酸分子中因含有硫原子,所以在 KUB 中呈均匀的磨砂玻璃状半透光影像,有时胱氨酸结石亦可呈鹿角形,但其"鹿角"呈圆形;尿酸结石具有 X 线透光性,在 KUB 中不显影,对此应结合 B 超检查进行判断。

5.静脉尿路造影(IVU)

IVU 既是肾结石的确诊方法,又是制定治疗方案的重要依据。凡是上尿路结石,都应该行 IVU 检查。IVU 能够确认结石是否位于尿路,同时还能全面了解左、右肾功能情况、肾积水的程度以及其他潜在的泌尿系统异常。尿酸结石虽然在 KUB 中不能显示,但可在 IVU 造影剂的衬托下呈现充盈缺损的影像,也就是常说的"阴性"结石,当然这还要结合其他检查,以除外肾盂肿物的可能。

6.逆行性尿路造影(RP)

RP 是对 IVU 的一种补充性形态学检查方法。通过膀胱镜逆行向输尿管、肾盂内插入输尿管导管,注入造影剂再摄片,这是一种侵入性操作,不作为结石的常规性检查手段。

7.CT

能够分辨出 0.5 cm 的微小结石,并且能显示任何成分的结石,包括 X 线透光结石。

(四)鉴别诊断

1.急性胆绞痛

表现为突然发作的右上腹疼痛,易与右侧肾绞痛相混淆。但有右上腹局限性压痛、反跳痛及肌紧张,Murphy 征阳性。尿常规检查一般无异常发现,B 超常能提示胆囊炎症等。

2.急性阑尾炎

表现为右下腹疼痛,应与肾绞痛发作时下腹部的放射性疼痛相鉴别。但一般为转移性右下腹痛,可伴发热,压痛部位局限,右下腹麦氏点压痛、反跳痛及肌紧张。尿液常规一般正常,B 超及 KUB 无结石征象。

3.肾盂肾炎

可表现为腰痛及血尿症状。但多见于女性,无发作性疼痛或活动后疼痛加重的病史。尿液常规检查可发现多量蛋白、脓细胞及管形;B 超及 KUB 无结石征象。

4.肾结核

可表现为血尿及病肾钙化灶。但有明显的尿路刺激症状,多为终末血尿;KUB 上钙化影分布于肾实质,呈不规则斑块状,密度不均匀。

5.腹腔内淋巴结钙化

钙化一般为多发、散在,而且靠近脊柱,侧位片可见其位于肾影之外。

6.卵巢破裂

多发生于生育年龄,突然发生下腹部剧烈疼痛,应注意与输尿管结石相鉴别。该病多在月经前发病,突然剧痛,短时间后呈持续性坠痛。由于内出血,有休克症状。下腹部有轻度触痛,重者触痛明显且有反跳痛。B 超及 KUB 可协助鉴别诊断。

7.异位妊娠

多为输尿管妊娠破裂。有突然下腹部剧痛,有闭经史及失血症状,下腹部有腹膜刺激征,妇科检查有相应体征。B 超及 KUB 可协助鉴别诊断。

二、治疗

肾结石治疗的目的是去除梗阻素和感染因素,排除结石,减除对肾脏的损害,挽救肾功能,减轻患者的痛苦,同时采取适当的措施预防结石复发,治疗结石的发病因素。由于结石的复杂多变,结石的性质、形态、大小、部位、泌尿道局部解剖情况等都存在差异,因此治疗方法的选择应该依患者的具体情况而定,实施个体化的治疗方案。小结石可观察等待其自然排出或应用药物排石,如伴疼痛即对症治疗。经常伴有症状、梗阻或者感染的结石又不能自行排出时,应积极采用微创技术或者手术取石,结石梗阻严重影响肾功能时,应及早解除梗阻,改善肾功能。

1.一般疗法

(1)饮水治疗:尽量多饮开水或磁化水,使每日尿量维持在 2000mL 以上,配合利尿解痉药物。尿液稀释有利于小结石的冲刷和排出,并有助于防止复发。

(2)对症治疗:肾绞痛发作时,首先应解痉止痛,可用阿托品或山莨菪碱,哌替啶,含服硝苯地平等。局部热敷,针刺肾俞、京门、三阴交、足三里或耳针,均可缓解疼痛。必要时静脉补液,或用吲哚美辛栓剂肛门塞入,据报告效果较好。合并感染者应同时进行抗感染治疗。

(3)排石治疗:其适应证为:结石直径小于 0.6cm,表面光滑,结石以下尿路无梗阻,结石未引起尿路完全梗阻,停留部位少于 2 周,泌尿系统无狭窄、畸形或感染者。可服用各种排石冲剂或中药煎剂,配合多量饮水和适当运动有助于结石排出。近年来报道口服 α 受体阻滞剂(坦索罗辛)或钙离子通道拮抗剂,排石效果较好。坦索罗辛是一种高选择性 α 肾上腺素能受体阻滞剂,使输尿管下段平滑肌松弛,促进输尿管结石排出。排石过程中应注意定期复查。

(4)病因治疗:患有甲状旁腺功能亢进者应先行治疗,然后再处理肾结石。有时在甲状旁腺瘤或癌切除后,尿石不再发展,甚至自行溶解消失,同时结石亦不再复发。患有肾小管酸中毒者常并发磷酸钙结石,服用枸橼酸钾、磷酸盐合剂、氢氯噻嗪等降低尿钙,碳酸氢钠可纠正酸中毒。特发性高钙尿使用噻嗪类利尿药、枸橼酸钾、磷酸纤维素钠、正磷酸盐等降低尿钙,减少尿中钙盐结晶和结石形成。肠源性高草酸尿可使用高钙饮食、钙剂、葡萄糖酸镁等,对原发性高草酸尿,可使用维生素 B_6。上尿路畸形、狭窄、长期卧床等,应采取相应的治疗措施。

(5)药物溶石治疗:单纯尿酸结石最常用碳酸氢钠或碱性溶液碱化尿液,碳酸氢钠剂量为650～1000mg,每天 3～4 次。若钠负荷过大,可选用枸橼酸钾,15～30mEq,每天 3～4 次。碳酸酐酶抑制剂乙酰唑胺是尿酸结石患者另一种常用的碱化尿液药物,常用剂量为 250～500mg,睡前服用,维持夜间尿液碱化。治疗期间,应经常监测尿 pH 值,以求达到最有效治疗。限制高嘌呤饮食,尿 pH 保持在 6.5～7.0,同时每天大量饮开水 3000mL 以上,亦有用1.5%碳酸氢钠溶液经肾造瘘管冲洗,局部溶石。如饮食不能控制高血尿酸时,可服用别嘌醇0.1～0.2g,每日 3 次,服用半年左右可使尿酸结石溶解,本药的优点为无不良反应。黄嘌呤肾结石治疗方法也相同。

胱氨酸结石采用低胱氨酸饮食,碱化尿液,大量饮水。使用降低胱氨酸药物,主要为硫醇类,如 D-青霉胺、硫普罗宁、乙酰半胱氨酸等。D-青霉胺的治疗剂量为 1～2g/d,分 4 次服用,一般从小剂量开始,耐受良好时可逐渐增加剂量,并加用维生素 B_6,以减少不良反应的发生。硫普罗宁的常用剂量为 600～1800mg/d,分 4 次服用,治疗目的是减少尿液中胱氨酸的排出量至 200～300mg/d 以下。乙酰半胱氨酸的成人常用剂量为每次 0.7g,每日 4 次,不良反应很少。磷酸盐结石可口服葡萄糖醛酸苷或亚甲蓝。溶石疗法配合 ESWL,疗效更佳。

2.体外冲击波碎石术(extracorporeal shock-wave lithotripsy,ESWL)

目前,ESWL 治疗肾结石的适应证为:①直径≤2cm 的肾盂或肾盏单发结石或总体积与之相当的多发结石是 ESWL 的最佳适应证;②直径 2～4cm 的肾结石,仍可以选择 ESWL 治疗,但术前常需放置输尿管导管或支架管,且往往需要多次碎石;③直径>4cm 的巨大结石或者难碎结石(胱氨酸结石),应根据具体情况选择 PCNL 或者 PCNL 联合 ESWL 治疗;④PCNL、输尿管镜碎石术或者开放性取石术后的残余肾结石、畸形肾结石、移植肾结石等。

目前认为,妊娠是唯一的 ESWL 绝对禁忌证,而其他的如结石以下尿路有器质性梗阻、泌尿系感染、心血管疾患等均属于相对禁忌证,在一定条件下或者经过适当处理后都可以行ESWL治疗。在临床工作中,下述情况应列为禁忌证:①不能纠正的全身出血性疾患;②高危患者如心肺功能不全,严重心律失常等;③泌尿系活动性结核;④无症状的肾盏憩室结石;⑤妊娠妇女,特别是结石在输尿管下段者;⑥严重肥胖或骨骼畸形;⑦结石以下尿路有器质性梗阻,在梗阻未解除之前不宜碎石;⑧严重肾功能不全;⑨尿路感染。

(1)治疗方法和效果:震波前必须有近期的尿路平片和静脉(逆行)肾盂造影证实。术前做血、尿常规检查,血小板计数,出凝血时间测定。ESWL 前晚用番泻叶 6～9g 冲服清肠。术晨禁食,以免肠积气影响结石定位。控制泌尿系统感染。常规在 ESWL 前半小时肌注哌替啶(2mg/kg)加异丙嗪(1mg/kg),可达到术中镇静止痛的目的。小儿肾结石的 ESWL 治疗应选用全麻。治疗时的工作电压应随不同厂家的碎石机而定。Domier 公司的碎石机工作电压为14～24kV,冲击次数则视结石粉碎为度,若结石不能完全粉碎时,其冲击总数不宜超过 2500次。对小儿肾结石和孤立肾结石,应适当调低工作电压和减少冲击次数,尽量减少其对肾的损害。对于同一部位的肾结石,ESWL 治疗次数不宜超过 3～5 次(具体情况依据所使用的碎石机),否则,应该选择其他方法如经皮肾镜取石术。治疗间隔时间目前尚无确定的标准,但多数学者通过研究肾损伤后修复时间认为间隔时间为 10～14 天。

一般来说,肾盂结石容易粉碎,肾中盏和肾上盏结石的疗效较下盏结石好。下盏漏斗部与肾盂之间的夹角为锐角,漏斗部长度较长和漏斗部宽度较窄,ESWL 后不利于结石清除。磷酸铵镁和二水草酸钙结石容易粉碎,尿酸结石可配合溶石疗法进行 ESWL,一水草酸钙和胱氨酸结石较难粉碎。

震波时并发症有:局部皮肤疼痛、血压改变、心绞痛、窦性心动过速或窦性心动过缓及心律失常等,经对症治疗后大多可以完成震波。震波后近期并发症:血尿(100％)、肾绞痛(约70％)、发热(1％～5％)、局部皮肤瘀点、恶心、呕吐、食欲缺乏、咯血、肾周围血肿、大便隐血或痰中带血等。震波后远期并发症有:高血压(8％左右)、结石复发(2 年后为 6％,4 年后为20％)及肾功能损害等。

(2)震波后的处理:每次震波完毕即予静脉补液,并维持 2～3 天;鼓励患者多饮水以利排石;用解痉剂、抗生素、排石汤和黄体酮等。及时观察和收集结石排出情况。尚需定期复查尿路平片和静脉尿路造影。对停留在输尿管的碎石不能排出者,或形成输尿管阻塞(石街)时,应及时给予再次震波或行输尿管镜碎石术等措施,解除梗阻,促进结石排出。并发肾严重感染者应积极抗感染,并及时行肾造瘘引流。

3.经皮肾镜取石术(percutaneous nephrolithotomy,PCNL)

是指在 B 超引导或 X 线荧光透视监控下,通过经皮肾穿刺造瘘(percutaneous nephrostomy,PCN)所建立的通道,在肾镜直视下借助取石或碎石器械到达去除结石、解除梗阻的一种微创技术。

PCNL 的适应证和禁忌证:①所有需开放手术干预的肾结石,包括完全性和不完全性鹿角结石、直径≥2cm 的肾结石、有症状的肾盏或憩室内结石;ESWL 难以粉碎及治疗失败的结石;②输尿管上段 L4 以上、梗阻较重或长径>1.5cm 的大结石;或因息肉包裹及输尿管迂曲、体外冲击波碎石(ESWL)无效或输尿管置镜失败的输尿管结石;③特殊患者的肾结石,包括:小儿肾结石梗阻明显;肥胖患者的肾结石;肾结石合并肾盂输尿管连接部梗阻或输尿管狭窄;孤立肾合并结石梗阻;马蹄肾合并结石梗阻;移植肾合并结石梗阻;无萎缩、无积水肾结石。

PCNL 禁忌证:①未纠正的全身出血性疾病;②严重心脏疾病和肺功能不全,无法承受手术者;③未控制的糖尿病和高血压者;④盆腔游走肾或重度肾下垂者;⑤脊柱严重后凸或侧弯畸形、极肥胖或不能耐受俯卧位者亦为相对禁忌证,但可以采用仰卧、侧卧或仰卧斜位等体位手术;⑥服用阿司匹林、华法林等抗凝药物者,需停药 2 周,复查凝血功能正常才可以进行手术。

(1)治疗方法:PCNL 术前必须进行一般生化检查及测出、凝血时间及尿细菌培养。术前做 KUB 和 IVU 检查,了解结石的位置、大小、形态及其与肾盏的位置关系。术前给予抗生素预防感染。

1)术前经膀胱镜逆行插入输尿管导管,经逆行输尿管插管造影,显示肾集合系统。

2)在 B 超或 X 线 C 臂机下定位下,穿刺点可选择在第 12 肋下至第 10 肋间腋后线到肩胛线之间区域,穿刺经后组肾盏入路,方向指向肾盂;对于输尿管上段结石、肾多发结石以及合并UPJ狭窄需同时处理者,可首选经肾后组中盏入路,穿刺点常选第11肋间腋后线和肩胛下线之间的区域。上组盏和下组盏的穿刺,须注意胸膜和肠管的损伤可能。

3)扩张肾穿刺通道,插入肾镜。

4)小的结石用取石钳直接取出,较大的结石通过激光(钬激光)、气压弹道、超声、液电击碎后排出。带超声和吸引的弹道碎石器(碎石清石系统),兼有气压弹道碎石与超声碎石并吸出的优点,使肾内压降低,尤其适用于感染性、大结石的患者。碎石结束后放置双J管和肾造瘘管较为安全,留置肾造瘘管可以压迫穿刺通道、引流肾集合系统、减少术后出血和尿外渗,并有利于再次处理残石。

PCNL的主要并发症有:术中出血(1%~2.5%)、延迟出血(1%左右)、结石残留(3%~3.5%)和复发(1年内复发率8%左右)、发热和感染、邻近器官损伤、肾集合系统穿孔、输尿管狭窄、电解质失衡、液气胸、高血压、肾周脓肿及腹膜后血肿等。如果术中出血较多,则需停止操作,并放置肾造瘘管,择期行二期手术。当肾造瘘管夹闭后,静脉出血大多可以停止,临床上持续的、大量的出血一般是由于动脉性损伤所致,需行血管造影进行超选择性栓塞,若出血凶险难以控制,应及时开放手术探查止血,必要时切除患肾。迟发大出血大多由于肾实质动-静脉瘘或假性动脉瘤所致,血管介入超选栓塞是有效的处理方法。

(2)术后处理:术后均有血尿,应卧床休息,直至尿色变清。术后静滴抗生素,有菌尿者连续3~5日,菌尿转阴后改为口服。术后检查血常规和电解质。术后摄KUB及顺行显影若无残留结石,显影剂进入膀胱,则可夹闭引流管。术后如无特殊并发症,尿液清晰,引流管可在2~4日拔除。如有残余结石,则保留引流管,待1~2周后再通过原通道取出残留结石。

4.输尿管镜取石术(ureteroscopic lithotripsy)

逆行输尿管镜治疗肾结石以输尿管软镜为主,其损伤介于ESWL和PCNL两者之间。随着输尿管镜和激光技术的发展,逆行输尿管软镜配合钬激光治疗肾结石(<2cm)和肾盏憩室结石取得了良好的效果。其适应证包括:①透X线的肾结石<2cm),ESWL定位困难;②ESWL术后残留的肾下盏结石;③嵌顿的肾下盏结石,ESWL治疗效果不好;④极度肥胖、严重脊柱畸形,建立PCNL通道困难;⑤结石坚硬(如一水草酸钙结石、胱氨酸结石等),不利于ESWL治疗;⑥伴盏颈狭窄的肾盏憩室内结石。禁忌证为:①不能控制的全身出血性疾病;②严重的心肺功能不全,无法耐受手术;③未控制的泌尿道感染;④严重尿道狭窄,腔内手术无法解决;⑤严重髋关节畸形,截石位困难。

采用逆行途径,向输尿管插入导丝,经输尿管硬镜或者软镜镜鞘扩张后,直视下放置输尿管软镜,随导丝进入肾盏并找到结石。使用$200\mu m$激光传导光纤传导钬激光,将结石粉碎成易排出的细小碎粒。综合文献报道,结石清除率为71%~94%。逆行输尿管软镜治疗肾结石可以作为ESWL和PCNL的有益补充。

5.手术治疗

其适应证包括:①ESWL、输尿管镜取石和(或)PCNL作为肾结石治疗方式存在禁忌证;②ESWL、PCNL、输尿管镜取石治疗失败,或上述治疗方式出现并发症需开放手术处理;③存在同时需要开放手术处理的疾病,例如肾脏内集合系统解剖异常、漏斗部狭窄、肾盂输尿管交界处梗阻或狭窄、肾脏下垂伴旋转不良等。

手术的方法较多,主要有以下几种:

(1)肾盂或肾窦内切开取石术:多用于肾盂或肾盏内单个结石。优点是手术较简单,手术创伤小,出血及并发症少,康复快。即使是高危或梗阻性尿毒症患者亦可接受此种手术。若是多发性小结石,可以凝块法取石,但仍有取不净结石的可能。对有肾盂输尿管连接处狭窄伴发肾结石者,在取石同时应行肾盂成形术,以解除梗阻,预防结石复发。

(2)肾实质切开取石术:适宜某些较为复杂的肾鹿角形结石、肾内型肾盂结石或因结石分支嵌顿于肾盏内,无法经肾窦内肾盂肾盏切口取出,或肾盂内多发性结石,难以经肾盂切口取出,又不适宜行肾部分切除术者。肾实质切开取石术的手术方法过去一直是沿用 Brodel 线的概念,其实这并不是真正的"无血管平面",在这个平面常会遇到肾动脉前支的后分支。Boyce的无萎缩性肾切开是根据肾段血管分布及其与肾盂肾盏的解剖概念而设计的手术方法。在无血管区行肾切开不会引起肾萎缩,能最大限度地保护肾功能,又能行肾盏整形,纠正肾内异常及改善引流,故这种术式比传统肾切开取石方法为佳。为保护肾功能,常需在阻断肾蒂血管后进行局部降温。鹿角形结石或较大多个分散结石可行肾实质劈开取石,亦可做离体肾工作台取石术与髂窝肾移植术。此法虽有取完结石的优点,但手术复杂,创伤大,故应用不多。

(3)肾部分切除术:多用于集中在上、下极肾盏的结石,或存在肾盏狭小,宜切除肾的一极,以及肾先天性异常合并结石者。肾部分切除术具有以下优点:易取净结石,手术并发症少,能去除结石复发的局部因素。

(4)肾盂-肾下盏(经肾实质)切开取石术:适合于肾盂-肾下盏巨大结石,因结石大而又延伸至下盏,单纯肾盂肾窦切开不能取出,需同时经肾下极实质延伸切开才能取出,临床上较为常用。

(5)肾切除术:现在很少应用,仅在肾大量结石伴有严重感染、积脓或患肾功能丧失,或癌变而对侧肾功能正常时采用。

(6)特殊类型的肾结石处理:一侧肾结石对侧输尿管结石,应先处理有梗阻的输尿管结石;双侧肾结石应先处理梗阻较重的一侧;若双肾结石伴有肾功能不全,宜先行肾功能较好的一侧取石;如病情严重结石难以去除,可先行经膀胱镜输尿管插管肾盂引流或肾造瘘术,必要时手术前后行透析治疗。

(方兴中)

第十节　输尿管结石

输尿管结石是一种常见病,占泌尿系结石的 28.8%,绝大多数来源于肾,包括肾结石或体外震波后结石碎块下落所致。由于尿盐晶体易随尿液排入膀胱,故原发性输尿管结石少见。输尿管结石大多为单个,左右侧发病大致相似,双侧输尿管结石占 2%~60%。临床多见于青壮年,20~40 岁发病最高,男与女之比为 4.5:1,结石位于输尿管下段最多,占 50%~60%。输尿管结石均能引起上尿路梗阻和扩张积水,并危害患肾,严重时可使肾功能逐渐丧失。

一、诊断

(一)临床表现

输尿管结石和肾结石的症状基本相似。结石的大小与梗阻、血尿和疼痛程度不一定成正比。在输尿管中、上段部位的结石嵌顿阻塞或结石在下移过程中,常引起典型的患肾绞痛和镜下血尿。疼痛可向大腿内侧、睾丸或阴唇放射。常伴有恶心、呕吐,有时血尿为肉眼可见。输尿管膀胱壁间段最为狭小,结石容易停留。由于输尿管下段的肌肉和膀胱三角区相连,并且直接附着于后尿道,故常伴发尿频、尿急和尿痛的特有症状。在不影响尿流通过的大结石,可仅有隐痛,血尿也较轻。在孤立肾的输尿管结石阻塞或双侧输尿管阻塞,或一侧输尿管结石阻塞使对侧发生反射性无尿等情况,都可发生急性无尿,甚至肾功能不全。

(二)辅助检查

1.尿液检查

尿中红细胞常见,是泌尿系结石的重要依据;如结石存在已久,有感染时,还可见到脓细胞或者管型。

2.B超

是输尿管结石的筛诊手段。因为输尿管缺乏一个良好的"声窗"作为衬托,所以往往B超不能检出结石,但很容易检出结石近端的尿路积水,为进一步寻找结石提供依据。

3.泌尿系平片(KUB)

是诊断输尿管结石的最基本方法。但由于输尿管结石一般较小,加之脊椎横突和骨盆的遮盖等因素,有时不容易发现结石,难免漏诊。因此,不能仅凭KUB平片检查就轻易否定结石的存在。

4.静脉性尿路造影(IVU)

凡是输尿管结石,都应该行IVU检查。IVU能够确认结石是否位于尿路之中,同时还能全面了解分肾功能情况、肾积水的程度以及其他潜在的泌尿系统异常。

5.CT

平扫对输尿管结石的检出率达90%。适用于普通检查未能确诊的结石。

二、治疗

输尿管结石的治疗旨在解除疼痛、去除结石、改善肾功能和预防复发。输尿管结石的治疗包括对症治疗、药物排石治疗、药物溶石治疗、ESWL、PCNL、输尿管镜碎石、腹腔镜取石和开放手术取石等。

(一)对症治疗

主要是控制肾绞痛,在明确诊断后可用阿托品0.5mg与哌替啶50mg肌注,痛区亦可热敷或行针刺,腰部敏感区可行皮下普鲁卡因封闭(先做皮试)。亦可用硝苯地平或吲哚美辛栓剂塞肛。有恶心、呕吐、腹胀者可适当输液。

(二)药排石治疗

适用于直径<0.6cm、表面光滑、结石以下无明显梗阻的结石。可选用中药清热利湿:如金钱草、海金砂等;清热解毒:如黄柏、银花、连翘等;活血化瘀、软坚化湿:如三棱、莪术等;补肾:如肉桂、附子、肉苁蓉等;补气补血:如党参、黄芪等。还有各种排石冲剂,应用方便。近年

来,研究表明,口服 α 受体阻滞剂(坦索罗辛)或钙离子通道拮抗剂,有较好的排石作用。坦索罗辛是一种高选择性 α 肾上腺素能受体阻滞剂,使输尿管下段平滑肌松弛,促进输尿管结石排出,特别是对于输尿管下段结石效果更明显。

(三)药物溶石治疗

只有纯尿酸结石才能通过口服溶石药物溶石,而那些含有尿酸铵或尿酸钠的结石则效果差。口服溶石药的剂量和方法见第一节。尿酸结石在行逆行输尿管插管进行诊断及引流治疗时,如插管成功到达结石上方,可在严密观察下用碱性药物局部灌注溶石,较口服溶石药溶石速度更快。

(四)ESWL

由于输尿管结石在尿路管腔内往往处于相对嵌顿状态,周围缺少一个有利结石粉碎的水环境,与同等大小的肾结石相比,粉碎难度较大,治疗的成功率较低,结石排净率为 53%~97%,再次治疗率 10%~30%。因此,ESWL 治疗输尿管结石通常需要较高的冲击波能量和更多的冲击次数。同时必须加强震波时的定位准确性,有困难者同时行排泄性尿路造影或做膀胱镜逆行插管造影,以协助定位。目前认为,输尿管上段结石宜采用仰卧位加稍向患侧倾斜,这种体位一方面可以减轻脊柱阻挡 X 线而有利于结石的观察与定位,另一方面可使冲击波避开椎体的阻挡而减少衰减,提高碎石效率。中段结石采用侧俯卧位,患侧向上,这种体位可使肠管挤向对侧,减少了肠道气体对冲击波的干扰。下段输尿管结石宜采用斜侧半卧位,对于髂骨翼重叠部位的结石应采用俯卧位,不能俯卧位者可改用坐位或者半坐位,适当提高电压,均可取得一定的成功率。

对于复杂结石(结石过大或包裹很紧)常需多次碎石或者需联合应用 ESWL 和其他微创治疗方式(如输尿管支架或输尿管镜碎石术等)。对直径≤1 cm 上段输尿管结石首选 ESWL,>1cm 的结石可选择 ESWL、输尿管镜(URS)和 PCNL 取石/碎石;对中下段输尿管结石可首选输尿管镜碎石术。目前,对于患输尿管结石特别是输尿管下段结石的妊娠妇女,ESWL 是唯一绝对禁忌证。

(五)输尿管镜取石术

目前认为,半硬性输尿管镜下钬激光碎石术是治疗输尿管结石特别是中、下段结石首选的治疗方法,具有微创、高效、安全、恢复快等优点。综合文献报道,碎石成功率为 100%,结石排净率为 87%~100%。

1.适应证和禁忌证

(1)适应证:①输尿管下段结石;②输尿管中段结石;③ESWL 失败后的输尿管上段结石;④ESWL 或者 PCNL 后形成的"石街";⑤结石并发可疑的尿路上皮肿瘤;⑥透 X 线的输尿管结石,ESWL 定位困难;⑦体型肥胖、坚硬、停留时间长的嵌顿性结石而 ESWL 困难。

(2)禁忌证:①不能控制的全身出血性疾病;②严重的心肺功能不全,无法耐受手术;③未控制的泌尿道感染;④严重尿道狭窄,腔内手术无法解决;⑤严重髋关节畸形,截石位困难。

2.治疗方法

(1)先在直视下将输尿管镜由尿道插入膀胱,然后在安全导丝(guide wire)引导下,向输尿管开口导入输尿管镜。输尿管口是否需要扩张,取决于输尿管镜的粗细和输尿管腔的大小。

输尿管硬镜或半硬性输尿管镜均可以在直视下逆行插入上尿路。输尿管软镜需要借助输尿管镜镜鞘或通过接头导入一根安全导丝,在其引导下插入输尿管。对于采用逆行输尿管镜途径困难、梗阻明显的输尿管中上段结石患者,可通过 PCN 通道行顺行输尿管镜取石术。

(2)在进境过程中,利用注射器或者液体灌注泵调节灌洗液体的压力和流量,保持手术视野清晰。

(3)经输尿管镜窥见结石后,利用碎石设备(如钬激光、气压弹道、超声、液电等)将结石粉碎成 3mm 以下的碎片。而对于那些小结石以及直径≤5mm 的碎片也可用套石篮或取石钳直接取出。

(4)手术结束时,并非所有患者都需常规放置双J管,但遇有下列情况,宜放置双J管引流:①较大的嵌顿性结石(＞1cm);②输尿管黏膜明显水肿或有出血;③输尿管损伤或穿孔;④伴有息肉形成;⑤伴有输尿管狭窄,有/无同时行输尿管狭窄内切开术;⑥较大结石碎石后碎块负荷明显,需待术后排石;⑦碎石不完全或碎石失败,术后需行 ESWL 治疗;⑧伴有明显的上尿路感染。一般放置双J管 1～2 周,如同时行输尿管狭窄内切开术,则需放置 4～6 周。

3.并发症

输尿管镜取石术并发症的发生率与所用的设备、术者的技术水平和患者本身的条件等有明显关系。据报道发生率为 50％～9％,较为严重的并发症发生率为 0.6％～1％。

近期并发症及其处理包括:①感染:应用敏感抗生素积极抗感染治疗。②黏膜下损伤:放置双J支架管引流 1～2 周。③假道:放置双J支架管引流 4～6 周。④穿孔:为主要的急性并发症之一。小的穿孔可放置双J支架管引流 2～4 周,如穿孔严重,应进行手术修补(输尿管端端吻合术等)。⑤输尿管黏膜撕脱:为最严重的急性并发症之一。应积极手术重建(自体肾移植、输尿管膀胱吻合术或回肠代输尿管术等)。

输尿管狭窄为主要的远期并发症之一,其发生率为 0.6％～1％。输尿管黏膜损伤、假道形成或者穿孔、输尿管结石嵌顿伴息肉形成、多次 ESWL 致输尿管黏膜破坏等是输尿管狭窄的主要危险因素。远期并发症及其处理如下:①输尿管狭窄:输尿管狭窄内切开或狭窄段切除端端吻合术;②输尿管闭塞:狭窄段切除端端吻合术或输尿管膀胱再植术;③输尿管反流:轻度:随访;重度:行输尿管膀胱再植术。

(六)腹腔镜输尿管取石术

仅用于 ESWL 和输尿管镜碎石、取石治疗失败以及输尿管镜取石或 ESWL 存在禁忌证的情况下,例如存在输尿管狭窄等。手术途径有经腹腔和后腹腔两种,腹腔镜下的输尿管切开取石可以作为开放手术的另一种选择。

(七)开放手术取石

输尿管结石的开放性手术取石仅用于:ESWL 和输尿管镜碎石、取石治疗失败、严重并发症以及输尿管镜取石或 ESWL 存在禁忌证的情况下,例如:输尿管严重穿孔、撕脱、存在输尿管狭窄等。手术前 2 小时须拍尿路平片定位。

(方兴中)

第十一节　膀胱结石

膀胱结石可分为原发性和继发性两种,主要发生于 5 岁以下的儿童和 60 岁以上的老年人。男性患者的发病率是女性的十几倍。原发性膀胱结石多由营养不良所致,偏远山区多发于婴幼儿外,已不多见。继发性膀胱结石主要继发于良性前列腺增生症或者下尿路梗阻,随着寿命的延长此病也逐渐增多。另外结石容易发生在有尿道狭窄、膀胱憩室、异物以及长期引流管和神经源性膀胱功能障碍等。

一、诊断

(一)临床表现

1.排尿疼痛、尿流中断

由于排尿时结石突然嵌顿在膀胱颈部而引起排尿中断并引起剧痛,疼痛可放射至阴茎及会阴部。儿童则表现为哭叫,用手牵拉阴茎,采用蹲位或卧位排尿,排尿极为困难,常发生急性尿潴留。

2.血尿

常合并终末血尿。

3.脓尿

合并感染时症状加重,可出现脓尿。

4.直肠指检

巨大的结石,在膀胱排空后,经直肠指检或腹部触诊可触及。

5.探条检查

成人以尿道探条插入膀胱,有时可触及结石。

(二)辅助检查

(1)尿常规可查出红细胞、白细胞。

(2)膀胱区 X 线片:能看到不透光的结石阴影。

(3)B 超:可以探到结石,并能明确结石的大小、数目、形状。

(4)膀胱镜:可以直接看到结石的大小、数目,还可以了解有无膀胱憩室、前列腺增生和其他病变。

(三)鉴别诊断

1.膀胱异物

有异物置入史。但患者往往掩盖病史,应仔细询问。膀胱镜检查可以鉴别。

2.后尿道瓣膜

常见于小儿,可有排尿困难。尿道膀胱镜检查及尿道造影均可鉴别。

二、治疗

膀胱结石治疗原则:①取出结石;②纠正形成结石的原因。治疗方法包括:内腔镜手术、开放手术和 ESWL。经尿道激光碎石术是目前治疗膀胱结石有效的方法,目前使用较多的是钬激光碎石。钬激光还能同时治疗引起结石的其他疾病,如前列腺增生、尿道狭窄等,且不受结石大小的限制。此外,还可以应用经尿道气压弹道碎石术,但碎石效率差于钬激光碎石术。

如成人的膀胱结石直径在 2cm 以内,也可采用经尿道碎石钳碎石术,并将碎石块冲洗干净。此法简单有效,可在门诊进行。对于有尿道狭窄和结石直径超过 4cm 者,如无条件行经尿道钬激光碎石术,也可行耻骨上膀胱切开取石;如有前列腺增生,应同时摘除,以免结石复发。其他亦有应用体外冲击波碎石或超声波、微爆破等碎石的报道,但目前应用较少。

婴幼儿有足够的乳制品,即可预防发生膀胱结石。

另外,去除诱发因素,如积极治疗尿道狭窄等梗阻疾病,在膀胱手术时不可用不吸收缝线穿入黏膜以免异物形成结石核心。有造瘘导管者应定期更换,并确保通畅。

(方兴中)

第十二节　尿道结石

结石绝大多数来自肾和膀胱。尿道狭窄、尿道憩室及异物存在时也可发生结石。多见于男性,多数结石位于前尿道。

（一）诊断

典型症状为排尿困难,点滴状排尿,伴尿痛,重者可发生急性尿潴留及会阴部剧痛。

前尿道结石可沿尿道扪及。后尿道结石经直肠指检也可触及。B 超和 X 线检查有助于明确诊断。

（二）治疗

结石位于尿道舟状窝者,可向尿道内注入无菌液状石蜡,然后轻轻推挤,或用小钳子取出。前尿道结石压迫结石近端尿道,阻止结石后退,注入无菌液状石蜡,再轻轻向尿道远端推挤,钩取或钳出。处理切忌粗暴,尽量不做尿道切开取石,以免尿道狭窄。后尿道结石可用探条将结石轻轻推入膀胱,再按膀胱结石处理。

第五章 脊柱疾病

第一节 脊柱骨折与脊髓损伤

(一)脊柱损伤的分类

1.按脊柱损伤的受力机制分类

(1)屈曲压缩:是最常见的损伤机制。例如在前屈腰体位,背部受砸压伤则发生脊柱的屈曲压缩损伤,轻者椎体前楔形压缩骨折,重者发生骨折脱位,脊柱前部压缩,后部分离。

(2)屈曲分离损伤:如安全带损伤,躯干被安全带固定,头颈及上半身向前屈曲,致脊柱损伤,发生骨折或脱位;由于上部并无受压砸力,故为分离损伤。

(3)垂直压缩:如重物砸于头顶或肩部,或高处落下,足着地或臀部着地,脊柱受垂直方向的压力,致椎间盘髓核突入椎体中致椎体发生骨折,如爆炸状,故称爆裂骨折。

(4)旋转及侧屈:脊柱由小关节突及椎体等连接,由于小关节的方向不同,侧屈时常伴有旋转、旋转侧屈或前屈可发生单侧关节脱位,常见于颈椎损伤;侧屈可致椎体侧方压缩骨折。

(5)伸展损伤:常发生在颈椎,例如向前摔倒时,头或前额撞击于物体上致颈向后伸展则发生伸展损伤,常无骨折或脱位;有时可见棘突被挤压骨折或椎体前下缘撕裂小骨折片,称泪滴骨折。

上述损伤暴力亦可为复合的,如屈曲并垂直压缩,屈曲旋转等。

2.按脊椎损伤的部位

如棘突骨折、关节突骨折、横突骨折(由肌肉突然收缩牵拉所致)、椎体骨折及骨折脱位等。

3.按骨折形态

为临床最常采用的分类:

(1)压缩骨折(compressionfracture):椎体前方压缩骨折,系上位椎间盘压其下方椎体上缘骨折。压缩程度以椎体前缘高度占后缘高度的比值计算,分Ⅰ度:轻度压缩 1/3;Ⅱ度中度:压缩 1/2;Ⅲ度重度,压缩 273 压缩骨折。Ⅲ度及Ⅱ度压缩骨折常伴有其后方棘韧带断裂。

(2)爆裂骨折(burstingfracture):髓核突入椎体致爆裂骨折,其骨折块可向左右前后移位,但主要是向椎管内移位,并常损伤脊髓。骨折向两侧移位,致两侧椎弓根距离加宽。

(3)Chance 骨折:骨折线呈水平走行,由椎体前缘向后经椎弓根至棘突发生水平骨折或致棘间韧带断裂;常见于安全带损伤,骨折移位不大,脊髓损伤少见。

(4)骨折脱位(fracture dislocation):椎体骨折可为屈曲压缩或爆裂骨折,其上位椎向前方脱位。在腰椎可发生反向损伤,例如腰背部被横向暴力打击,可发生上位椎向后方脱位。前脱位程度以关节突算分为Ⅰ度脱位；Ⅱ度关节突起跳跃，上位椎下关节突尖正在下位椎上关节突上；Ⅲ度关节突起交锁，上位椎的下关节突位于下位椎上关节突的前方，发生交锁不能自行复位。脱位程度以椎体前后径计算，上下椎体后缘相差1/4椎矢径以内为Ⅰ度，1/4～2/4为Ⅱ度，大于2/4不超过3/4为Ⅲ度，大于3/4为Ⅳ度，大于4/4为全脱位。Ⅱ度、Ⅲ度脱位常伴有脊髓损伤。

（5）脱位（dislocation）：分离屈曲损伤常致脊椎关节脱位而无压缩骨折，多见于颈椎，有单侧脱位及双侧脱位。

（6）其他：在颈椎还有寰椎前后弓骨折（Jefferson骨折），枢椎齿突骨折（odontoidpeg fracture），枢椎峡部骨折（Hangman骨折）、棘突骨折。腰椎有横突骨折、峡部骨折等。

4.按脊柱稳定性分类

分为稳定骨折（stable fracture）与不稳定骨折（unstable fracture）。棘突骨折、横突骨折、单纯压缩骨折属于稳定骨折。Denis将脊椎分为前中后三柱，椎体及椎间盘前1/2为前柱，后1/2加后纵韧带为中柱，椎弓根后结构为后柱。McAfee等将伴有后柱损伤的爆裂骨折分类为不稳定骨折，而无后方结构损伤爆裂骨折为稳定骨折。所有骨折脱位的三柱均受破坏，故为不稳定骨折；对压缩骨折伴有棘间韧带断裂的颈椎、胸腰段及腰椎骨折应视为不稳定骨折；$L_{4,5}$峡部骨折亦属于不稳定者。

（二）脊髓损伤分类

1.完全性脊髓损伤（complete spinal cord injur）

临床表现为完全截瘫，除损伤平面以下感觉、运动完全丧失，排尿排便功能障碍（括约肌失控）之外，必须包括肛门会阴区感觉和运动（括约肌）丧失。在圆锥损伤，则仅为括约肌和骶区感觉和运动丧失。

2.不完全脊髓损伤（incomplete spinal cord injur）

损伤平面以下感觉和（或）运动功能，或括约肌反射不完全丧失，但必须包括肛门骶区感觉存在。

3.脊髓震荡（contusion of spinal cord）

为轻度脊髓损伤，开始即呈不完全截瘫。并且在24小时内开始恢复，至6周时，恢复完全，其与不完全脊髓损伤之区别在于前者可完全恢复，而后者恢复不全。

其与脊髓休克（spinal shock）的不同，主要是组织病理学不同和预后不同。脊髓震荡的病理改变已于前述，脊髓休克本身无明显病理改变。Rita与Zllis提出脊髓休克本身可能的角色是接收器与突触传递的变化。脊髓休克完全脊髓损伤及严重不全损伤的伤后休克期，脊髓呈休克无反应期。

4.中央脊髓损伤（central cord injur）

不完全脊髓损伤，主要见于颈椎后伸损伤或爆裂骨折，其特征是上肢瘫痪重，下肢瘫痪轻，感觉不完全丧失，括约肌可无障碍或轻度障碍，此乃因中央脊髓损伤的范围，主要是中央灰质，对白质的影响，近灰质者重，离开灰质近周边者轻，而皮质脊髓侧束和前束中的神经纤维排列，上肢者近中央,下肢者远离中央,故下肢神经纤维受累轻。其预后较好。

中央脊髓损伤的平面并不一致,在爆裂骨折所致者,截瘫平面与骨折平面一致。在后伸损伤所致者,常累及中下颈椎,如三角肌麻痹,但麻痹最重者为手肌,特别是手内在肌,可完全瘫痪。

中央脊髓损伤可与脊髓半伤并存,即上下肢均为中央脊髓损伤表现,但可半侧重,而另半侧轻。

5.脊髓半伤(Brown-Sequard)

常由后关节单侧脱位或横脱位所引起。脊髓半侧遭受损伤,系不完全损伤,伤(同)侧平面以下运动障碍,对侧感觉障碍,括约肌功能多存在,因同侧皮质脊髓束下行受损,而肢体感觉传入脊髓后,交叉至对侧上行,故出现对侧感觉障碍。

6.前脊髓损伤(anterior cord injur)

脊髓前部遭受损伤,见于颈椎爆裂骨折,骨折块移位突然击入椎管,损伤或压迫前部脊髓。亦见于颈后伸损伤。何以颈椎后伸损伤和爆裂骨折,即可引起中央脊髓损伤,又可致前脊髓损伤,笔者的研究是与椎管矢状径有关。当椎管较狭窄时,后伸损伤使椎管进一步变窄,前后挤压脊髓发生中央脊髓损伤;同理,爆裂骨折时,骨折块自前方损伤脊髓,后方因椎管狭窄对脊髓的反作用,使脊髓受前后应力损伤,成为中央脊髓损伤。当椎管较宽时,后伸损伤时脊髓向后弯曲,后方未受挤压而前方被牵拉损伤成为前脊髓损伤。爆裂骨折致伤脊髓前部,因椎管较宽而后方无对冲损伤。

前脊髓损伤的主要表现是伤平面以下大多数运动完全瘫痪,括约肌功能障碍而深部感觉、位置觉保存。此乃因薄束与楔束保存之故。其损伤机制除直接损伤脊髓前部之外,还可有中央动脉损伤,其供养脊髓前2/3,与临床表现相一致。这也是前脊髓损伤运动功能恢复困难的原因之一。

7.后脊髓损伤(postenor cord injur)

很少见,可见于椎板骨折下陷压迫脊髓后部,感觉障碍包括深感觉丧失较运动功能障碍严重。

8.创伤性上升性脊髓缺血损伤(traumatic ascending ischemic cord injur)

多见于下胸椎损伤,伤后截瘫平面持续上升,有两种表现,笔者之5例,2例为T_{10}骨折脱位,3例为胸腰段损伤。熊思富、饶书城等报道12例,胸腰椎损伤部位是$T_{4,5}$,T_{10},$T_{11\sim12}$各1例,$T_{12}\sim L_1$为9例。伤后截瘫平面与骨折脱位一致。伤后2~3天截瘫平面开始上升,其中3例上升至$C_{2\sim4}$平面,因呼吸衰竭致死;其余截瘫平面上升3~5节段,大多数在$T_{7\sim8}$平面停止上升,停止时间最晚在伤后23天。死亡之1例解剖见整个脊髓自C_2~骶髓软化坏死;另2例于伤后4周~6个月手术探查,见胸髓自T_4以下坏死软化或呈瘢痕化,患者下肢截瘫一直呈松弛性而非痉挛性。其原因有二,截瘫平面上升至颈髓致死者,系胸10伤段脊髓血管(前后动静脉)血栓,逐渐扩大向上向下蔓延至颈髓和骶髓,致整个脊髓缺血坏死;另一种为胸腰段的大髓动脉(GMA)即过去称根大动脉(Adamkewicz)受损伤,致其供养之下胸段脊髓段缺血坏死。

9.无骨折脱位脊髓损伤（spinal cord injury without fracture-dislocation，SCIWOFD，or spinal cord injury without radiographic abrormality，SCIWORA）

其发生率有日渐增多之趋势，可分为四型。

（1）儿童颈椎 SCIWORA：见于 6 个月至 16 岁儿童，8 岁以下者过半，多因车祸、高处坠落、牵拉等严重损伤，由于脊柱弹性较大，可发生脊髓损伤而无骨折脱位，脊髓中央损伤占一半，其次为完全脊髓损伤、不完全脊髓损伤，个别为 Brown-Sequard。其一个特点是约一半病例在伤后至脊髓损伤出现有一个潜伏期，时间自数小时至 4 天。

（2）中老年人 SCIWOFD：以 50 岁以上多见。轻微损伤如摔倒、碰伤等后伸损伤占大多数，亦可发生于交通事故或高处坠落等，伤后即发生截瘫，中央脊髓损伤占 70%，其他为完全脊髓损伤、不全脊髓损伤、Brown-Sequard 和神经根损伤。X 线片、CT、MRI 等影像学检查，发现椎管狭窄占 70%，前纵韧带损伤、椎间盘突出者过半，后纵韧带出血，棘上韧带断裂等，个别有椎体骨折但无移位，故在 X 线片上未能显示。脊髓改变有受压、软化、断裂等，与临床表现一致。

（3）胸椎 SCIWORA：主要发生在儿童和青壮年，儿童组之年龄在 1～11 岁，青壮年为 18～38 岁。致伤原因系车祸、轧压伤、辗轧伤等严重砸压伤，成人伤后立即截瘫，儿童则半数有潜伏期，自伤 2 小时到 4 天才出现截瘫，截瘫平面在上部胸椎者占 1/3，在下部胸椎者占 2/3，绝大多数为完全截瘫，且系松弛性瘫痪。胸椎 SCIWORA 还有一个特点即胸部或腹部伴发伤较多，可达半数以上，胸部伤主要为多发肋骨骨折和血胸，腹部伤则主要为肝脾破裂出血。胸椎 SCIWORA 的损伤机制可能有大髓动脉（GMA）损伤，或由于胸、腹腔压力剧增致椎管内高压，小动静脉出血而脊髓缺血损伤，部分病例表现为脑脊液（csf）中有出血。例如一名 18 岁女性，乘电梯发生故障，被挤于电梯与顶壁之间达 4 小时，经救出后发现 T_{12} 以下不全截瘫，胸锁关节前脱位，右第 6～8 肋骨骨折，骨盆骨折，肉眼血尿，胸腰椎无骨折脱位，腰椎穿刺（腰穿）csf 中红细胞为 $150×10^6/L$。说明胸、腹腔被挤高压，可致脊髓损伤。

（4）一过性腰椎 SCIWOFD：少见，作者和 Macmillan 共报道 5 例，均为青壮年男性，致伤原因有背部撞伤，冰上摔倒，车上摔下，倒立过伸位摔倒等，伤后双下肢不全瘫。X 线检查，4 例腰椎椎管狭窄，可能是发病的基础因素，经保守治疗，截瘫完全恢复。

10.圆锥损伤（conus injur）

大多数人的圆锥位于 L_1 椎体平面，其上方为脊髓，周围则为腰骶神经根（马尾）。胸腰段损伤、L_1 爆裂骨折，可造成圆锥损伤，亦可造成脊髓和神经根损伤，因此，圆锥损伤可分为三类或三型：①脊髓、圆锥、神经根损伤，临床表现为脊髓平面损伤；②腰骶神经根圆锥损伤；③单纯圆锥损伤，支配下肢的腰骶神经根无损伤，仅表现为圆锥损伤，即肛门会阴区感觉障碍，括约肌功能障碍，球海绵体反射和肛门反射消失。第二类马尾神经根损伤一般较圆锥损伤为轻，可获得恢复，即下肢瘫恢复，而遗留括约肌障碍和会阴感觉障碍。MRI 可观察到圆锥部损伤改变。

11.马尾损伤（cauda equina injur）

L_2 以下骨折或骨折脱位，单纯损伤马尾，可为完全损伤或不完全损伤，双侧平面可以一致,亦可不一致。完全损伤时,感觉丧失,运动瘫痪为松弛性,腱反射消失,包括 $S_{2\sim4}$ 神经损伤者,括约肌功能障碍,球海绵体反射和肛门反射消失。

12.脊髓锐器伤

由于锐器刺伤脊髓,可为全横断或部分横断,MRI 可显示脊髓损伤情况,脊椎多无明显损伤,因锐器常从椎间隙或椎间盘刺入。

13.脊髓火器伤

弹丸等投射物进入椎管或贯通,系弹丸直接损伤脊髓,多致脊髓横断,椎管外脊椎火器伤如击中椎体、椎弓、棘突、横突等,系弹丸的冲击压力波损伤脊髓,椎骨多系洞穿伤,极少破碎骨折片致伤脊髓,根据脊椎伤部位至椎管的距离和弹丸速度,脊髓损伤程度分为完全脊髓损伤,不完全脊髓损伤和脊髓轻微损伤不等。

(三)临床表现和神经学检查

1.脊柱损伤、骨折或骨折脱位

表现为伤部疼痛,活动受限,骨折椎的棘突常有压痛,在明显的压缩骨折或骨折脱位,常见伤椎和上位脊椎的棘突后凸和压痛,有棘突间韧带撕裂和脱位者,该棘突间隙增宽,严重者棘上韧带同平面腰背筋膜撕伤,可见皮下溢血,确切的检查诊断,依靠 X 线等影像学检查。

2.脊髓损伤

(1)脊髓损伤的表现为截瘫,颈脊髓损伤致上肢和下肢均瘫称四肢瘫(guadriplegia)(不称高位截瘫),而胸腰脊髓伤则双下肢瘫,称截瘫(paraplegia)。各类脊髓损伤的特点已如前述,在完全脊髓损伤和严重不全脊髓损伤病例,伤后可呈现一段脊髓休克期,即损伤节段以下的脊髓,其本身功能应当是存在的,由于损伤,致损伤节段和其以下脊髓功能暂时丧失,表现为感觉丧失,肌肉瘫痪,深、浅反射消失等下运动神经元损伤表现;待休克期过后,损伤平面以下脊髓功能恢复,则其支配之肌张力增加,腱反射恢复,由于失去上运动神经元控制,表现为反射亢进,及出现 Babinski 等病理反射。脊髓休克期的长短,依损伤平面和损伤严重程度而定,在颈脊髓严重损伤,脊髓休克期可长达 8 周~2 个月,而胸段脊髓损伤的脊髓休克期则短得多,肛门反射及阴茎海绵体反射的出现,表示脊髓休克期将过,待下肢腱反射出现,肌肉张力增高和痉挛,则常需更长的时间。

(2)神经学检查

1)神经平面即截瘫平面,依据感觉平面和运动平面而定。在一些患者特别是颈脊髓、胸腰段及腰椎、身体左右两侧的平面常是不一样的,因而应左右两侧分别记录,即左侧感觉节段、右侧感觉节段、左侧运动节段、右侧运动节段。感觉平面指该侧正常感觉功能的最低脊髓节段,运动平面则指正常运动功能的最低节段。感觉减退及肌力减低节段均不是正常节段,而是截瘫平面以下的节段,是部分功能保留即部分神经节段的支配区。

2)感觉检查:应检查上肢躯干及下肢共 28 个皮区的关键点,如 C_3 为锁骨上窝,C_4 为肩锁关节顶部,T_1 为肘前窝尺侧,T_2 为腋窝,T_3 以下为同序数肋间。每个关键点应检查轻触觉与针刺痛觉,以缺失为 0,障碍为 1,正常为 2 来记录与评分。

3)运动检查:推荐检查 10 对肌节中的关键肌。自上而下按肌肉分级,C₄ 为三角肌,C₅ 为屈肘肌(肱二头、肱肌),C₆ 为桡腕伸肌(包括肱桡肌),C₇ 为肱三头肌,C₈ 为中指屈指肌,T₁ 为小指外展肌,L₂ 为髂腰肌,L₃ 为股四头肌,L₄ 为胫前肌,L₅ 为踇及趾长伸肌,S₁ 为小腿三头肌。肌力按 0~5 级记录,评定分为无、减弱及正常。运动平面的确定是根据相邻的上一个关键肌的肌力必定在 4~5 级,表明这块肌肉受两个完整的神经节段支配,例如 C₇ 支配的关键肌无收缩力,C₆ 支配肌肉肌力 3 级,C₅ 支配肌肉肌力为 4 或以上,则运动平面在 C₆ 即以肌力为 3 级的神经节段为运动平面。

4)肛门括约肌及会阴感觉检查:此为美国脊柱损伤学会 1992 年修订脊髓损伤分类和功能标准所强调的一项检查。肛门括约肌的检查系带指套插入肛门中(略等片刻),问其有无感觉及令其收缩肛门,存在肛门括约肌收缩与肛门黏膜感觉及会阴部感觉者为不全脊髓损伤,消失者为完全性损伤。

(3)脊髓损伤严重程度的临床分级:2000 年美国脊柱损伤协会(ASIA)根据 Frankel 分级修订如下:

1)完全性损害:在骶段 S₄~S₅ 无任何感觉和运动功能保留。

2)不完全性损害,在神经平面以下包括 S₄~S₅ 存在感觉功能,但无运动功能。

3)不完全性损害:在神经平面以下存在运动功能,且平面以下,至少一半以上的关键肌肌力<3 级。

4)不完全性损害,在神经平面以下,存在运动功能,且平面以下至少一半的关键肌肌力≥3 级。

5)正常,感觉和运动功能正常。

注:3)和 4)级除 S₄~S₅ 有感觉或运动功能保留之外,还必须具备如下两点之一:①肛门括约肌有自主收缩;②神经平面以下有 3 个节段以上运动功能保留。

(4)截瘫平面高于骨折脱位平面:通常脊椎骨折或骨折脱位损伤其同平面的脊髓与神经根,截瘫平面与脊椎损伤平面是一致的。虽然在病理学上,损伤节段脊髓内出血可以向上向下累及 1~2 个脊髓节,但因脊髓节段数比同序数脊椎的平面为高,例如对应 T₁₂脊椎的脊髓节段为 L₂₋₄,其脊髓内出血,一般不会高于 T₁₂节段,故截瘫平面与脊椎损伤平面一致。但下列情况截瘫平面可以高于脊椎损伤平面 2 个脊髓节段。①胸腰段脊椎损伤,在完全性脊髓损伤中约有 1/3 可出现截瘫平面高于脊椎损伤平面的表现,根据 45 例具备此体征的手术探查中,发现脱位上方脊髓发生缺血坏死占 33.3%,脊髓横断 29.3%,严重挫裂伤 27.3%,脊髓液化囊肿与硬膜外血肿各 6%,说明脱位上方的脊髓损害严重,缺血坏死的原因可能系位于胸腰段的大髓动脉损伤所致,因其常供养下胸段脊髓。因此,出现截瘫平面高于脊椎损伤平面,表示脊髓遭受严重损伤,恢复之可能甚小,现在 MRI 检查可证明此种情况。②腰段神经根损伤,腰椎侧方脱位,可牵拉损伤神经根,当上位腰椎向右脱位时,则牵拉对侧即左侧的神经根,可以是同平面神经根,亦可为上位椎神经根,则截瘫平面高于脊椎损伤平面,神经根损伤较脊髓损伤恢复之机会为多,如有恢复则此体征消失。

(四)影像学检查

1.脊柱骨折的 X 线和 CT 检查

X 线检查为最基本的检查手段,正位应观察椎体有无变形,上下棘突间隙、椎弓根间距等有无改变;侧位应观察棘突间隙有无加大。测量:①椎体压缩程度;②脱位程度;③脊柱后弓角,正常胸椎后弓角不大于 10°,在颈椎及腰椎为生理前突。

根据 X 线片脱位程度间接来估价脊髓损伤程度。在胸椎,脊椎脱位达Ⅰ度以上,多为完全脊髓损伤,鲜有恢复;而在颈椎及腰椎,则 X 线片上严重程度与脊髓损伤程度可以不完全一致。

CT 检查可见有无椎板骨折下陷,关节突骨折,爆裂骨折骨折块突入椎管的程度,以该骨折块占据椎管前后径的比值算,占 1/3 以内者为Ⅰ度狭窄,1/2 者为Ⅱ度狭窄,大于 1/2 者为Ⅲ度狭窄。Ⅱ度、Ⅲ度狭窄多压迫脊髓。在急性期过后,为检查脊柱的稳定性,应摄前屈和后伸脊柱侧位片,如上下相邻椎体的前缘或后缘前后移位＞3 mm,即为不稳定的征象。

2.伴有脊髓损伤的影像学检查

除上述脊柱骨折检查外,应行磁共振成像(MRI)检查。MRI 可清晰显示脊椎、椎间盘、黄韧带、椎管内出血及脊髓的改变。脊椎骨折脱位、脊髓损伤行 MRI 检查的意义有以下三个方面:

(1)显示压迫脊髓的因素及部位:常见的压迫因素有①爆裂骨折向后移位的骨折片或脱位椎下方的椎体后缘;②椎间盘突出。约有一半病例其压缩骨折椎的上位椎间盘向后突出压迫脊髓;③压缩骨折椎体的后上角突入椎管压迫脊髓。常系不全截瘫,解除压迫有助于恢复;④椎板下陷压迫脊髓,极少见到。

(2)显示椎管狭窄程度:在矢状位横扫,可见椎管狭窄程度亦即对脊髓压迫程度,特别是脊柱后弓角对脊髓的压迫,并显示出压迫的长度及范围,作为减压的指导。

(3)显示脊髓损伤改变

1)急性脊髓损伤的 MRI 表现有三型:A.出血型:脊髓成像中有较大的中心低信号区,表明灰质出血细胞内的去氧血红素。周围绕以高信号区,表示脊髓水肿;B.水肿型:脊髓伤区呈现一致高信号;C.混合型:表现为脊髓内混杂高低不匀信号。此三型中,水肿型损伤较轻,有较高的(60％以上)恢复率,而混合型的明显恢复在 38％,出血型恢复率最低,仅 20％。

2)陈旧性脊髓损伤:脊髓损伤晚期其组织学改变,在 MRI 的表现不同。脊髓中囊腔,MRI 亦显示囊腔;脊髓内坏死软化,胶质组织疏松,MRIT1 为低信号;脊髓内白质组织胶质化与软化灶混在者,MRI 为斑点不匀信号;脊髓缺血胶质化萎缩,MRI 表现为近正常稍高信号,但较正常脊髓为细。表 5-1 示一组 76 例陈旧脊髓损伤 MRI 表现与神经功能的关系。

表 5-1　陈旧脊髓损伤的 MRI 表现(T$_1$ 加权成像)

截瘫	例数	受压正常信号	不匀	低信号增粗	很低信号	囊腔	萎缩
全瘫	40	—	1	19	4	大 3	长 13
不全瘫	36	16	11	6	—	小 2	短 1
合计	76	16	12	25	4	5	14

脊髓损伤 MRI 表现与治疗预后之关系:脊髓信号正常但受压迫者,于减压后可大部分恢复;脊髓信号不匀者,减压治疗可恢复 Frankel 1 级;低信号增粗,很低信号,脊髓萎缩变细者均无恢复;囊腔不论大小,治疗后亦无明显恢复。对脊髓损伤程度的判断及对预后的估价,以临床神经学与诱发电位及 MRI 检查三者结合,最有参考及指导意义。

美国急性脊髓损伤研究 3(NASCI3)在北美 10 个医疗中心治疗急性脊髓损伤(SCI)499 例,其中 191 例在 72 小时内做了 MRI 检查,其结果与临床 SCI 损伤程度关系如表 5-2。

表 5-2　SCI 后 MRI 表现与脊髓损伤程度

例　　数	MRI 出血型(%)	挫裂伤(%)	水肿型(%)
男 162	16.7	27.8	42.0
女 29	20.7	20.7	34.5
SCI 程度完全伤 75	26.7	33.3	46.7
不完全伤 87	13.8	23.1	41.4
无伤 29	3.4	20.7	24.1

上述统计虽然数量不小,但系多中心病例,根据我们的观察,MRI 表现有重要参考价值。

(五)电生理检查

1.体感诱发电位(somatosensor evokedpotential,SEP)检查

上肢检查正中、尺及桡神经,下肢检查股、胫后及腓总神经。根据 312 例行皮质感觉诱发电位(CEP)检查结果。179 例完全截瘫,CEP 未引出者占 97.8%,假阳性为 2.2%。133 例不全截瘫病例中,CEP 表现潜伏期延长或波幅降低者 96.25%,假阴性 3.75%,诊断较为准确。在颈脊髓损伤,C5 节段存在,正中神经 CEP 可引出;C6 节存在,桡神经 CEP 可引出;C7 节存在,尺神经经 CEP 可引出。在颈髓伤及中央型损伤中,尺神经 CEP 受损最重。在胸腰段脊椎脊髓损伤,CEP 检查有重要意义,此段脊髓圆锥、腰骶神经根混合存在,股、胫、腓 3 根神经 CEP 均引出。表明脊髓与神经根损伤均不完全,有恢复可能;三者 CEP 均引不出,表明脊髓及神经根均损伤严重且无恢复。股神经 CEP 可引出,胫、腓神经 CEP 引不出者,表明腰神经根不全损伤有恢复,而脊髓损伤无恢复。在急性脊髓损伤,伤后 12 小时以后引不出 CEP 者,表明为完全性脊髓损伤。癔症瘫痪的 CEP 均为阳性,CEP 检查有鉴别诊断及估价预后的意义。

2.运动诱发电位(motor evoked potential,MEP)

CEP 检查只代表脊髓的感觉通道有无传导功能,MEP 则系刺激大脑皮质通过脊髓运动通道(锥体束),在其支配之上肢肌或下肢的相应肌肉引起收缩,以肌电图形式检出。MEP 的引出表明脊髓运动通道功能存在。脊髓损伤时,感觉通道与运动传导束相同破坏者,CEP 可以代表;而二者不同损害者,则需分别检查 CEP 与 MEP 才代表整个脊髓功能情况。

Curt 和 Dietz 指出,正中神经和尺神经 SEP 正常者,90% 手功能正常;正中神经 SEP 一半为病理性,尺神经 90% 为病理性者,手有被动功能;而正中神经、尺神经 SEP 均消失者,手无功能。MEP 亦可预测手功能,外展小指肌 MEP 代表手内在肌,急性 SCI 测不出小指展肌和肱二头肌 MEP 者,手无功能或仅有被动功能。

下肢功能：胫后神经 SEP 消失者预后差，可引出者 80％以上在 1 年内恢复下肢活动；80％不全截瘫可引出胫前肌病理性 MEP，伤后 4 天可引出胫前肌 MEP 者预后较好。

膀胱功能，男性检查阴茎 SEP，女性检查阴部 SEP，可引出 SEP 者，表示膀胱功能预后较好。

(六)脊髓损伤的治疗原则和非手术治疗

1.治疗原则

①尽早治疗：根据前述脊髓损伤的病理改变，治疗应是愈早愈好，伤后 6 小时内是黄金时期，24 小时内为急性期；②整复骨折脱位，使脊髓减压并稳定脊柱：骨折块或脱位椎压迫脊髓，应尽早整复骨折脱位恢复椎管矢状径，则脊髓减压；存在椎体骨折块、椎体后上角或椎间盘突出压迫脊髓者，需行前方减压。稳定脊柱详见下述；③治疗脊髓损伤：Ⅲ级以下不全损伤，无须特殊治疗。完全损伤与Ⅰ、Ⅱ级不全瘫，由于脊髓伤后出血、水肿及许多继发损伤改变，需要进行治疗，才能争取恢复机会；④预防及治疗并发症：包括呼吸系、泌尿系及压疮等并发症；⑤功能重建及康复：主要为截瘫手及上肢的功能重建和排尿功能重建。

2.药物治疗

大剂量甲泼尼龙注射治疗(megadose of methylprednisolone,MP)，于伤后 8 小时内应用于完全脊髓损伤和较重不完全损伤，ASIA 已将 MP 列为 SCI 后的常规治疗，于患者到急诊室即开始应用，首次剂量 30 mg/kg，15 分钟静脉输入，间隔 45 分钟，然后 5.4 mg/(kg·h)静脉滴注持续 23 小时。如在伤后 3 小时内应用，则 24 小时治疗即可，在伤后 3～8 小时治疗者，可再继续 5.4 mg/(kg·h)24 小时，共计治疗 48 小时，其作用主要是针对脊髓损伤后的继发损伤，如对抗氧自由基等。

另一作用于 SCI 后继发损伤的药物是神经节苷脂，商品为 GM-1，在急性期 40～100 mg/d，连续 20 日。由于应用较晚，效果不及 MP。

3.牵引复位，详见下述

(七)各部位脊柱骨折的治疗

1.上颈椎损伤

(1)寰椎前后弓骨折(Jefferson 骨折)：头顶受垂直暴力，枕骨髁向下撞击寰椎，致其薄弱处前后弓骨折，由于环形结构不缩小，多无脊髓损伤。患者头颈疼痛，可以有枕大神经(C2)刺激或损伤症状，通过 X 线轴位片及 CT 检查可明确诊断，治疗为头颈胸石膏或 Halo 架固定 12 周或者以上。

(2)寰枢脱位齿突骨折或无骨折：多由屈曲暴力引起，寰椎横韧带断裂齿突无骨折，寰椎向前脱位，常于齿突与寰椎后弓间压迫脊髓；在齿突骨折者，可随同寰椎一同向前移位，其压迫脊髓较前者为轻。齿突骨折分为尖部骨折、基底骨折及经椎体骨折，分别为Ⅰ、Ⅱ、Ⅲ型骨折，后者复位后易于愈合，而基底骨折由于齿突血供不丰富而愈合迟延或困难。患者头颈疼痛，不敢转动，摄开口正位和侧位 X 线片及 CT 检查可明确诊断。

处理：寰枢前脱位或齿突骨折寰枢前脱位压迫脊髓时，因严重者脊髓完全损伤多立即呼吸停止而死亡，故来院救治者多为不全四肢瘫。应用颅骨牵引或 Halo 架牵引治疗，将头后仰以使寰椎复位及齿突骨折复位，牵引 3 周后，摄 X 线片证实复位满意，神经症状缓解后，可换头颈胸石膏固定或 Halo 架固定 3 个月。或于复位后行前路经枢椎体寰椎侧块螺钉固定术。对齿突基底骨折不愈合者,应行寰枢后弓牵拉钢丝与枢椎行内固定并植骨融合,齿突骨折无脱位或复位满意后,亦可经颈椎前路用空心螺丝固定。

Osman 教授对 Ⅱ 型齿突骨折 32 例,用支具保守治疗,78.4%颈椎稳定,69.1%无痛。

3 周以上陈旧性寰枢关节脱位压迫脊髓者,仍可行颅骨牵引复位。对不能复位者,处理之选择有:①对单纯寰枢关节脱位,齿突压迫脊髓严重者(经 MRI 或脊髓造影证实),可经口行寰椎前弓与齿突切除(用气钻)及侧块与枢椎融合;对寰椎后弓压迫脊髓严重者,行寰椎后弓切除减压,枕 C_2、C_3 植骨融合术。②对齿突骨折寰枢关节脱位骨折已愈合者,主要由于寰椎后弓压迫脊髓,应行后弓切除枕颈融合。

(3)枢椎椎弓根骨折(traumatic spondylolisthesis of the axis):多由后伸压缩或分离暴力所引起,枢椎椎弓向后移位而椎体可向前滑移,多无脊髓损伤。但绞刑架损伤系由于持续暴力致脊髓损伤立即呼吸停止而死亡,X 线片可见枢椎弓根处发生骨折。处理为石膏固定或 Halo 固定架 12 周,对椎体移位大者牵引复位;对椎弓根不愈合者,行后路 $C_{1\sim3}$ 植骨融合或椎弓根螺钉固定。

(4)枢椎侧块骨折:多由垂直暴力引起,骨折块向外移位,开口正位 X 线片可见侧块与齿突间距加大,一般无神经症状,行石膏固定治疗。

2.下颈椎损伤

发生于 $C_{3\sim7}$ 椎节。

(1)压缩骨折:多无神经症状,应后伸复位并石膏固定 8～10 周。

(2)爆裂骨折:对伴有脊髓损伤者,行前路减压,于爆裂骨折的上及下位椎间盘各行环锯减压后,取出骨折椎体向后移位的骨块,行上下三椎间植骨融合;对不伴脊髓损伤者,用石膏或 Halo 架固定 8 周。

(3)骨折脱位:单侧脱位,面转向无脱位侧,X 线片椎体前脱位不超过椎体矢径的 25%,而双侧脱位可超过 25%,CT 显示可助诊断。对单侧脱位,可行手法复位,双手牵下颌控制头颅,牵引向脱位反向旋转,而后伸展复位,经 X 线片证实后,石膏固定。对双侧脱位之Ⅰ度、Ⅱ度者颅骨牵引,先垂直牵引,而后向后伸复位。对关节突起交锁者,如合并脊髓损伤,宜选择手术复位;如用牵引复位,必须定时行 X 线检查,一旦牵开,立即后伸复位,减轻牵引重量,因持续牵引可加重脊髓损伤。对脱位者由于后方韧带断裂,复位愈合后,可发生不稳定,对此应行后路钢丝固定或侧块螺钉固定及植骨融合。

3.胸椎损伤

T_{10} 以上胸椎有胸廓保护,除非剧烈暴力,不发生严重脱位,但由于胸廓的存在,复位亦很困难。对 1/2 以内压缩骨折或爆裂骨折,未合并脊髓损伤者,可卧床 8 周或用石膏背心 8 周;对伴有脊髓损伤者应减压;对骨折脱位,可行过伸复位或手术复位。由于有胸廓保护,胸椎骨折脱位愈合后,一般均较稳定,可不行内固定及融合。

4.胸腰段损伤

$T_{11}\sim L_1$ 骨折,此段为脊柱骨折发生率最高之部位。

(1)压缩骨折:较严重的压缩骨折,脊柱后弓增加,骨折椎及上位椎的棘突较突出。Ⅲ度压缩常有其与上位椎棘间韧带断裂,触诊此间隙加大且压痛,甚者伴有背伸肌损伤,则该处肿胀压痛。压缩椎体的后上角受压而突入椎管压迫脊髓。X线片测量包括:椎体压缩程度,脊椎后弓角及后上角突入椎管之程度。

处理:过伸复位。对Ⅰ度、Ⅱ度损伤,行快速复位。患者仰卧,于胸腰段置横带向上在床牵引架上悬吊,固定股部于床面,悬吊至肩部离床,吊半小时,摄侧位X线片,复位后,打过伸胸腰石膏背心。此种处理常可加重胸腰段骨折致肠蠕动抑制腹胀;优点是复位较好,可达80%,石膏固定背伸肌锻炼2个月后带支具起床活动1个月。

对Ⅲ度骨折或Ⅱ度伴有棘间韧带断裂之骨折,为防止以后不稳定,可于局部麻醉下后正中入路,过伸复位固定,并植骨融合不稳定之间隙。后伸的标准为椎体前缘张开达80%,脊椎后弓角消失,固定可选用AF钉、RF钉等椎弓根钉设计。

(2)爆裂骨折:X线片正位可见椎弓根间隙加宽,椎体横径可加宽,侧位断层可见爆裂骨折,CT片可见骨折移位情况。对未合并脊髓损伤者,卧床8周,或石膏背心固定8周;对伴有脊髓损伤者,见后述处理。

(3)Chance骨折:卧床8周或石膏固定8周。

(4)骨折脱位:不论脱位程度,凡骨折脱位者均为不稳定骨折,体征可见棘突间隙加大、压痛,甚者背伸肌损伤。X线片应测量后弓角、椎体移位及压缩程度,骨折脱位大多合并脊髓损伤。

处理:对未合并脊髓损伤者,治疗原则为复位及固定。Ⅰ度、Ⅱ度脱位可于局部麻醉下俯卧过伸复位,然后过伸位石膏固定。后期观察如有不稳定者行植骨融合,亦可选择切开复位,内固定并植骨融合。

对合并脊髓损伤者处理见后述。

5.腰段损伤

(1)对爆裂骨折、压缩骨折、Chance骨折、骨折脱位之处理原则同胸腰段骨折。所以区分为 $L_{2\sim5}$ 段者,系因此段为马尾损伤,故未将L2骨折归类于胸腰段中。腰段不稳骨折,应手术内固定并植骨融合。

(2)横突骨折:有的可合并有神经根牵拉损伤,根据该神经根支配的感觉区及肌肉运动可以诊断,多行保守处理,卧床休息数周。横突骨折移位小者骨折可以愈合,移位大者多不愈合,腰痛症状缓解后起床活动,需4~6周。

(3)峡部骨折:急性骨折,斜位X线片可以帮助确定诊断,治疗为卧床休息或石膏固定8~10周,可愈合。或用螺钉固定骨折峡部。

(八)脊髓损伤的治疗

1.骨折脱位的复位要求

在伴有脊髓损伤的骨折脱位,其复位要求较单纯骨折者更为严格,因骨折脱位时对脊髓构成压迫者是脱位脊椎或骨折椎致椎管矢径减小,只有完全复位恢复了椎管的矢径,才能完全解除对脊髓的压迫,为其功能恢复创造条件,在整复胸椎或腰椎骨折或骨折脱位,应达到以下三项标准:①脱位完全复位;②压缩骨折椎体前缘张开达正常之80%;③脊柱后弓角恢复正常,即胸椎不大于10°,胸腰段为0°~5°,而腰椎需恢复生理前突,颈椎亦需恢复生理前突。如在手术中达到:①脱位的棘突间隙,恢复到与上下者相同;②上下 3 个椎板在同一平面;③关节突关节完全重合,则基本达到上述三项标准。整复方法主要是依靠手术台调整。以人牵拉躯干与下肢达不到过伸;依靠术中固定器械,能做一定的调整;最主要且有效的方法是手术台过伸,使脊柱过伸,过伸 30°可使脱位完全复位,过伸 45°,才使椎体张开 80%及后弓角消失,颈椎应使头向后仰。

2.脊柱骨折脱位复位后

一般应采用内固定,恢复脊柱的稳定性,预防骨折再脱位给脊髓造成二次损伤,也有利于截瘫患者早期康复活动。

(1)内固定的选择:在 20 世纪 80 年代,对脊柱骨折脱位的后方固定多选用 Harrington 棒或 Lugue 杆固定,一般固定骨折椎的上与下各 3 个节段脊椎共 7 节段脊椎。虽然从生物力学角度,长节段固定的力学性质较好,但对脊髓损伤患者,此手术创伤较大。以后则设计出椎弓根螺钉及连接杆的短节段固定,其类型有 Dick 钉、Steffee 钉,90 年代后又有 RF 钉、AF 钉以及更好的 SDRH 钉等,后两者有部分复位作用,由于固定椎弓根及椎体达到三柱固定,较为合理。固定 3 节,最少 2 节。对单纯脱位,仅固定脱位间隙的上下椎节;对骨折脱位特别是爆裂骨折,椎体已骨折,需固定上下各 1 椎即 3 个椎节。椎弓根的进入点以横突中线上关节突外缘交界处为宜、向内倾斜约 5°～15°,与椎体上缘平行,最好在 C 形臂可移动电视 X 线机监视下施行。

内固定要求:对爆裂骨折,应用分离固定,对分离压缩伤应加压固定。

(2)脊柱前固定:爆裂骨折行前方减压者,可行前固定,主要有钛制的 Morscher 带锁钢板、梯形钢板,用于颈椎前路固定;Z 形钛钢板等用于胸椎、腰椎固定。带着这种内固定仍可行MRI 检查。

(3)脊柱融合:颈椎骨折脱位,T_{11}～L_5 骨折脱位,在行内固定后,应行植骨融合脱位间隙。虽然有人主张多节融合,但多数患者并不需要,而仅需融合脱位间隙。在未行椎板切除者,融合椎板与关节突;已行椎板切除者,融合关节突与横突。对爆裂骨折可仅固定不融合。

3.脊髓减压

减压的适应证:脊柱骨折或骨折脱位于复位恢复椎管矢状径后,脊髓即已减压,但下述情况需要减压:①爆裂骨折,后纵韧带断裂,骨折块突入椎管;②压缩骨折,椎体后上角突入椎管;③椎间盘突出;④椎板骨折下陷压迫脊髓;⑤无骨折脱位,颈脊髓损伤伴颈椎管狭窄者。

具有上述压迫脊髓者,应行减压。

减压方式的选择:常用的减压方式有三种。

(1)颈椎前路减压(anterior decompression and fusion of corvical spine):适于 C_3～T_1 段损伤,椎体骨折块或椎间盘突出压迫脊髓者。行颈椎前入路、环锯减压并植骨融合,亦可加用前路钢板固定增加稳定性。

(2)后正中入路行椎板切除,经过关节突内侧椎弓根行脊髓前方减压,称经椎弓根前减压术(perpedicle anterior decompression):适用于胸椎、腰椎及胸腰段的爆裂骨折、椎间盘突出及椎体后上角压迫脊髓者。此手术的优点是创伤较小,可探查脊髓及神经根,并做后方固定及融合;缺点是不能直视下减压,需要有经验,有时减压不彻底。

（3）侧前方入路前方减压术（anterior decompression through antero-lateral approach）：在胸椎需剖胸经胸膜腔或剖胸胸膜外显露或肋横突切除术显露；在胸腰段需切开膈肌、胸腹膜外显露；在腰椎需侧腹切口，腹膜后显露。手术创伤较大，优点是直视下行脊髓前方减压及椎体间植骨融合，缺点是不能探查脊髓，取出内固定时手术亦较大。

此两者的选择因素：在胸椎损伤，特别是上胸椎脊髓损伤，本身亦易发生胸部并发症，再用剖胸显露，术后发生并发症机会增多。胸椎本身较稳定，用经椎弓根前减压，一般均能达到目的。在腰椎损伤，其椎管较宽大，又是马尾损伤，经关节突内侧椎弓根前减压，视野较清楚，不需要选择腹膜后显露。只有胸腰段损伤，才可选用侧前方显露前方减压术。根据笔者经验选择前路或后路。

前减压的范围：根据术前 CT 或 MRI 检查，不同损伤其减压范围有所不同：①对颈椎椎间盘突出，减压该椎间隙；②对爆裂骨折，减压达该椎体上下缘；③对椎体后上角突入椎管，多伴有椎间盘突出，少数病例还可伴有上位椎体下缘小骨折，亦向椎管突出，对此应将骨折椎上 4/5、上位椎间盘及上位椎体下缘切除减压。

除上下范围外，还有左右范围，从一侧前减压时，对侧有减压不足之可能，此时应从对侧将椎体后缘切断，使之塌陷减压。

（4）椎板切除减压（Laminectomy）：适于椎板骨折下陷压迫脊髓者。扩大半椎板减压适于颈椎管狭窄者。

于脊髓减压的同时，可以考虑局部冷疗，其适应证是局部硬膜内肿胀明显，轻触硬膜张力很高，且在伤后 24 小时之内，至晚 48 小时内，可先行硬膜外冷疗，方法是以 0～10℃生理盐水局部灌洗，最好置以进管与出管，灌洗 20～30 分钟，则肿胀消退，其目的是减轻水肿及继续出血，冷疗需维持 12～24 小时为佳，如仅维持 3 小时，则停止冷疗后，肿胀复发，有可能影响脊髓功能恢复，故于关闭切口后，留置进出管，继续冷疗至 12～24 小时。

4.有关脊髓损伤类型的治疗

（1）中央脊髓损伤，视 MRI 脊髓有无受压迫而定，对椎管矢径不狭窄，脊髓无受压迫者，应颈部外固定，用 MP，而有椎管狭窄者，行后路扩大半椎板切除减压，由前方椎间盘突出压迫者，行前路减压与固定。

（2）无骨折脱位脊髓损伤，有椎管狭窄者行扩大半椎板切除减压。

（3）前脊髓损伤由椎间盘突出压迫或爆裂骨折压迫者，行前路减压。

5.马尾损伤的修复马尾断裂

马尾神经虽无外膜，但其纤维已是周围神经，临床及实验研究证实，马尾修复后可以再生使截瘫恢复。因此，凡神经学及影像学检查疑为马尾断裂者，应手术探查予以修复。

（1）修复时机：伤后愈早愈好，7～10 天内均可进行，过迟则恐马尾断裂处粘连一起，修复困难。

（2）马尾断裂修复的方法：在 L₃ 椎间盘以上，马尾的排列呈圆形，以终丝为中心，前半为运动根，后半为感觉根数量众多，为 64～72 根，可以集群对合修复之；采用纤维素胶黏合或将后根较粗纤维，显微镜下缝合数根，以保持对合。在 L₃ 椎间盘以下，由于马尾神经纤维数量减少而分散开，需分别缝合。在每个神经根，由前后根纤维组成，前根较粗为一根、在前内侧，后根较细为多根在后外侧,以纤维素胶黏合修复前根及 $S_{1\sim3}$ 神经。腰神经后根恢复较难。

6.陈旧性脊髓损伤的治疗

由于一些病例错过初期治疗之机会或初期治疗不够满意,因而在损伤后期仍需治疗。

(1)陈旧脊髓损伤病例存在之问题:①椎体压缩骨折,椎体后上角突入椎管或伴有椎间盘突出,向后压迫脊髓;②骨折脱位未能完全复位,下位椎体上缘压迫向前移位的脊髓;③爆裂骨折的骨折块突入椎管压迫脊髓;④脊椎骨折存在不稳定,压迫脊髓;⑤严重骨折脱位未复位,呈后弓角加大驼背畸形,压迫脊髓者。

术前应行脊髓造影或 MRI 检查,明确压迫脊髓的部位及上下范围。

(2)手术适应证:主要适用于不全截瘫,各节段有所不同。

1)颈椎:不全截瘫者为明确适应证。对于全截瘫存在脊髓压迫者,如果同序数节段的神经根未恢复,例如 C_5、C_6 骨折脱位、C_5 神经根未恢复,且 MRI 示 C_5 以上脊髓信号正常者,则减压后 C_5 甚至 C_6 神经根可能恢复,有利于手功能重建。

2)胸椎:仅适于不全瘫。对于全瘫,即使减压术后有一神经根恢复,对功能亦无济于事,手术无多大效果。

3)胸腰段:不全截瘫特别是感觉恢复好于运动恢复者,是明确适应证。对全截瘫,如损伤平面以上 MRI 脊髓信号正常,由于腰椎神经根与腰骶脊髓混合存在,脊髓损伤不能恢复,神经根受压解除压迫后,有可能恢复,特别是 $L_{2\sim4}$ 神经根恢复,可使股四头肌、股内收肌恢复,有助于患者站立及步行。

4)腰椎:为马尾损伤,不全瘫存在压迫者,手术减压效果较好;即便是全瘫,如影像学检查马尾非断裂伤存在压迫者,亦应予以减压,有可能部分恢复。

5)严重驼背畸形:主要发生于胸腰段,常伴有神经根牵拉痛,多为全瘫。在中青年患者,带来的困难是不能仰卧,坐姿时上身前倾,需用手扶持股部才能维持,因而要求矫正。手术之目的是脊柱脱位复位,矫正驼背、缓解牵拉神经痛,以利于康复及提高生活质量。

(3)手术选择:

1)颈椎。应选择前减压,除椎间盘突出可行环锯减压外,对椎体减压应行包括椎体及其上下椎间盘的长窗式减压,才较彻底。

2)胸椎。选择经关节突起内侧及椎弓根的前方减压术。

3)胸腰段。对已行椎板切除者,或有后方内固定者,应选择后正中入路经关节突内侧及椎弓根行前减压。对于未接受过手术者,可根据患者情况,如尚有椎间不稳定者,可行前外侧入路前方减压,并同时椎体间植骨融合。

4)腰椎。一般可行后正中入路经关节突内侧行前减压术,并可探查马尾。

5)胸腰椎严重驼背畸形。可选择后正中入路,次全脊椎切除或楔形椎体切除,整复脱位,矫正驼背畸形并前方减压及后方椎弓根螺钉内固定、脊柱融合术,不全截瘫可望进一步恢复,神经根牵拉痛大多可缓解。

第二节 颈椎创伤

一、概述

（1）美国每年报道有 5 万例颈椎或颈髓损伤，大多数颈椎或颈髓损伤患者为 15～24 岁男性。

（2）损伤机制：最常见的原因是机动车事故（40%～56%），其他原因有高处坠落伤（20%～30%）、枪伤（12%～21%）、运动创伤（6%～13%）。

（3）中段颈椎（C_4～C_6）是最容易受伤的节段。

二、患者评估

（1）详细了解病史，包括受伤机制，并注意发现有无其他合并伤。

（2）在受伤现场就要及早发现有无颈椎损伤，患者佩戴颈围，使用脊柱搬运板搬运患者，迅速转运至急诊科，由专门的创伤复苏小组评估气道是否畅通，以及呼吸、循环情况，拍摄全脊柱的正、侧位片。

（3）药物治疗：急性脊髓损伤可使用大剂量甲泼尼龙治疗，开始时按 30 mg/kg 给药，使用时间 15 min，然后按 5.4 mg/kg 静脉滴注给药，使用时间如下：

1）距离受伤＜3 h——持续 24 h。

2）距离受伤 3～8 h——持续 48 h。

3）距离受伤超过 8 h——不使用该方法治疗。

最近有报道质疑其疗效，例如加拿大脊柱协会不再推荐该方法的使用。

三、上颈椎损伤

（一）枕骨髁骨折

该损伤极少见，1/3 为寰枕关节脱位的合并伤，其诊断往往通过头颅 CT 扫描无意发现，可能会合并有韧带损伤、颅内血肿及神经功能受损。

治疗：一般使用坚强的支具或 Halovest 架外固定 3 个月，3 个月后拍摄屈曲一后伸动力位片，如果仍不稳定则行枕颈融合术。

（二）寰枕脱位

寰枕脱位不稳定，往往为致命伤，幸存者经常会遗留严重的神经功能障碍，受伤机制为头部遭受强大的扭转或屈伸暴力，所有的韧带结构完全断裂。

影像学诊断：根据 Harris 线判断。

治疗：闭合复位，行枕颈融合术。

（三）C_1～C_2 半脱位

1.小孩较成人更常见

2.常见主诉

颈痛、伴有明显的斜颈畸形，枕下区疼痛，颈椎旋转受限，可能合并有齿状突或寰椎骨折。

3.寰椎横韧带断裂的判断

(1)寰齿前间隙为 3～5 mm 表明横韧带断裂。

(2)7～8 mm 表明韧带结构完全断裂。

(3)超过 10 mm 会造成脊髓受压。

4.治疗

如果不稳定范围在 3～5 mm,使用 Halo 架或坚强的支具外固定 2～3 个月,如果不稳定超过 5 mm,则行 C_1～C_2 融合术。

5.寰枢椎旋转固定

头偏向固定的一侧,但下颌以及 C_2 棘突指向另一侧。

(四)寰椎骨折

(1)轴向暴力造成寰椎环破坏,由于该处椎管较宽,神经损伤很少见。可能合并有脑神经损伤。

(2)行张口位齿状突正位片检查,注意 C_1、C_2 侧块的位置关系,如果两侧侧块移位共计超过 6.9 mm 提示横韧带断裂。可先行 Halo 架外固定 2～3 个月以使寰椎骨折愈合,骨折愈合后如果发现寰齿前间隙超过 5 mm,应再行 C_1～C_2 融合术。

(3)治疗:如无移位,使用颈椎支具外固定 3 个月;如存在移位或延迟愈合,则使用 Halo 架外固定 3 个月;骨折不愈合则行后路 C_1～C_2 融合术。

(五)齿状突骨折

1.Ⅰ型

尖部撕脱骨折,少见。骨折稳定,使用颈围保护即可。

2.Ⅱ型

齿状突基底部骨折,向前移位(屈曲损伤)较向后移位(后伸损伤)更为常见。

(1)不愈合率为 20%～80%,危险因素有:①年龄>50 岁;②移位超过 4 mm;③向后成角。

(2)治疗:①Halo 架牵引复位,如果复位可以接受,Halo 架外固定 12 周,后改用颈围固定 6 周;②C_1～C_2 融合的指征:延迟愈合或不愈合、Halo 架外固定治疗出现再次移位、骨折不愈合的风险很高(移位>4 mm、老年患者);③齿状突骨折合并 C_1 环骨折的治疗选择:进行后路 C_1～C_2 螺钉固定或前方齿状突螺钉固定;或先使用 Halo 架外固定使 C_1 愈合,如果 C_2 不愈合则进一步行 C_1～C_2 融合术。

3.Ⅲ型

经椎体骨折,骨折无移位可使用颈围或 Halo 架外固定,如存在移位则使用 Halo 架外固定 3 个月。

(六)创伤性枢椎滑脱(Hangman 骨折)

1.损伤机制

急性过伸损伤。

2.分型:

Ⅰ型:移位<3 mm。

Ⅱ型:移位明显(>3 mm),且成角>11°。

ⅡA 型:移位较小(<3 mm),但成角>11°。

Ⅲ型:合并有 $C_2 \sim C_3$ 关节突关节脱位。

3.治疗

Ⅰ型:佩戴 Halo 架 12 周。

Ⅱ型:颈椎牵引复位并促进骨痂形成,佩戴 Halo 架 10~12 周。

ⅡA 型:后伸复位,然后使用 Halo 架外固定。

Ⅲ型及晚期不稳定/骨不连:前路 $C_2 \sim C_3$ 融合术,或后方螺钉内固定($C_2 \sim C_3$ 侧块钢板)。

(七)下颈椎损伤

使用 Allen-Ferguson 下颈椎分型,该分型基于损伤机制,有助于对损伤生物力学的理解,详见表 5-3。

表 5-3　下颈椎骨折分型(Allen-Ferguson)

类　型	表　现
屈曲-压缩型	前柱受压破坏;后柱被牵张
垂直压缩型	爆裂骨折
屈曲-牵张型	关节突关节脱位
后伸-压缩型	后柱压缩;前柱牵张
侧方屈曲型	不常见
后伸-牵张型	椎间隙变宽和(或)上位颈椎向后滑脱

四、各种损伤的治疗

(一)单侧或双侧关节突关节脱位

(1)尽早进行颈椎牵引、获得复位,此后行融合术。

(2)如果患者清醒、配合较好,尝试复位后可行 IRI 检查。

(3)如果患者不太清醒或醉酒,在进行复位前应行 IRI 检查排除有无合并颈椎间盘突出。

(二)关节突关节脱位合并颈椎间盘突出

(1)闭合复位很危险,可能会使神经功能受损进一步加重。

(2)第一步先行前路颈椎间盘切除及融合术,再行后路手术。颈椎最终的融合固定方式可为前路植骨、前路钢板内固定,也可行前路植骨、后路内固定。

(3)如果关节突关节骨折引起神经根损伤,需要后路手术清除移位致压的骨折碎片。

(三)$C_3 \sim C_7$ 椎体骨折

1.楔形压缩性骨折

(1)如果后方结构完整,用颈围外固定 6 周。

(2)如果压缩明显或后方结构不完整,用 Halo 架外固定。

(3)如果有严重后凸成角或晚期不稳定,则需行后路融合术。

2.泪滴样骨折

(1)由于存在明显的骨破坏及前方韧带复合结构断裂,因此该骨折通常不稳定。

(2)后方韧带往往也同时有破坏。

(3)治疗:后路融合。

3.棘突骨折(Clay-Shoveler 骨折)

(1)稳定的屈曲损伤,为撕脱骨折。

(2)治疗:颈围外固定即可。

4.软组织损伤

(1)后伸——加速"挥鞭"样损伤

1)累及前纵韧带、前方肌肉和椎间盘。

2)症状:颈痛,头、肩、上臂牵涉痛,吞咽困难,眼部症状、头晕和颞下颌关节不适。

3)治疗:急性期颈支具外固定,如果晚期颈椎病症状明显需要手术治疗。

(2)屈曲——减速损伤

1)会引起肌肉扭伤和耳大神经牵拉伤,棘间韧带、关节囊撕裂,后纵韧带和椎间盘后部损伤。

2)治疗:首先非手术治疗,如果 White 评分为不稳定且有症状,则行后路钢丝固定和融合。

第三节　胸椎退行性疾病

一、概述

(1)胸部疼痛病因很多,病因见表 5-4。发生率约为 15%,发病年龄大多为 40～60 岁。临床可表现为神经根性症状,也可为脊髓压迫症状。由于胸椎管相对较小,脊髓的轻度受压也会有明显的症状表现。神经根性疼痛往往会有相近肋骨的放散痛。

表 5-4　胸痛的鉴别诊断

分　类	病　因
心血管	心绞痛
	心肌梗死
	二尖瓣脱垂
	心包炎
	主动脉瘤
肺	肺炎
	肺癌
	胸膜炎
	肺栓塞
	胸腔积液

分　类	病　因
纵隔	食管炎
	肿瘤
腹腔	肝炎
	腹腔脓肿
	胆囊炎
胃肠道	消化道溃疡
	食管裂孔疝
	胰腺炎
腹膜后	肾盂肾炎
	肾结石
	动脉瘤
神经病变	脊髓内囊肿/肿瘤
	脱髓鞘病变
	横贯性脊髓炎
感染	骨髓炎
	椎间盘炎
	硬膜外脓肿
	结核
创伤	脊柱压缩性骨折
	肋骨骨折
肿瘤	转移瘤
	多发性骨髓瘤
	硬膜内肿瘤
代谢性疾病	骨质疏松
	骨软化症
	Paget 病
其他	带状疱疹
	风湿炎症性疾病
	风湿性多肌痛

（2）辅助检查

1）MRI 是最有用的检查方法，能显示椎间盘蜕变、突出及椎管受压的程度，但有一定的假阳性率。另外，MRI 检查有助于排除脊柱感染和肿瘤的诊断。

2）脊髓造影/CT 脊髓造影：可更准确地显示椎管受压情况。

（3）胸椎管狭窄症,其病因包括:

1)后纵韧带骨化:常见于亚洲人群。

2)黄韧带骨化:会导致脊髓后方受压,需进行后路胸椎管减压术。

3)胸椎骨关节病(spondylosis)。

二、胸椎间盘疾病的治疗

(一)非手术治疗

如患者无脊髓受压症状,至少要先进行非手术治疗6个月。可以口服非甾体类抗炎药、运动锻炼、肌肉锻炼和心血管功能锻炼、根据需要进行理疗。

(二)手术治疗

1.适应证

（1）胸椎椎间盘突出伴脊髓受压。

（2）对仅有神经根,性疼痛,但无脊髓受压症状的患者,至少先非手术治疗6个月,疗效不佳方考虑手术。

2.手术技术

（1）单行后路胸椎板切除减压术不恰当。

（2）经肋-横突切除入路可用于治疗后外侧胸椎间盘突出。

（3）大多数病例需行前路手术,伴或不伴融合术。下述情况建议进行融合手术:背痛明显、脊柱不稳、椎间盘或骨切除减压后发现有医源性脊柱不稳、存在后凸畸形。

（4）对存在后凸畸形的病例可进行前路内固定。

（5）胸腔镜下胸椎间盘摘除术可以减低手术并发症发生率,但对医生手术技术要求很高,学习曲线陡峭。

第四节　腰椎管狭窄症

一、概述

（1）一般50岁后常见,男性多于女性,常与椎间盘蜕变有关。

（2）定义:椎管、侧隐窝、椎间孔狭窄引起神经结构受压,并引起神经源性跛行或神经根性症状,分别称为中央椎管狭窄、侧隐窝狭窄及椎间孔狭窄。

（3）需注意:只有在具有临床症状的前提下,影像学上的腰椎管蜕变性狭窄才有意义。

二、分型

1.先天性

通常为发育性,主要为中央型椎管狭窄。

（1）特发性。

（2）侏儒症(软骨发育不全)。

2.获得性

(1)蜕变性狭窄。

1)中央型椎管狭窄:下关节突关节、黄韧带肥大,椎间盘膨出引起中央椎管狭窄。

2)侧隐窝狭窄:上关节突关节和黄韧带增厚肥大,主要引起侧隐窝狭窄。

3)椎间孔狭窄:椎间孔变窄。

(2)退行性滑脱:L_4~L_5节段多见,L_5神经根被L_4的下关节突及L_5椎体后缘所卡压。

(3)综合性:退行性、先天性椎管狭窄情况下再出现腰椎间盘突出。

(4)医源性:椎板切除术后、脊柱融合术后、椎间盘手术后。

(5)脊柱创伤后椎管狭窄。

(6)其他原因,如 Paget 病、氟中毒。

三、发病机制

(1)某些形态的椎管容易发生椎管狭窄,腰椎管约有三种形态:圆形、卵圆形、三叶形(15%),其中三叶形椎管好似拿破仑帽样,容易出现侧隐窝狭窄。

(2)椎间盘蜕变是重要的发病基础:椎间盘老化或蜕变,其内胶原含量、蛋白多糖和含水量改变。

(3)关节突关节亦受累:椎间盘蜕变后即会出现,发生关节软骨破坏、关节突关节肥大、骨赘形成及半脱位。

(4)脊柱为三关节复合体结构,在蜕变发展过程中,后方的两个关节突关节及前方的椎间盘均发生病理改变。

1)反复的旋转和压应力会引起三关节复合体的退行性变。

2)椎间盘会出现环状或辐射状的撕裂,并伴有高度丧失。

3)后方关节突关节将出现滑膜炎症、软骨破坏、骨赘形成,将引起关节囊松弛、黄韧带肥大或膨出以及关节失稳或半脱位。

4)三关节蜕变还引起脊柱节段不稳,可出现:脊柱退行性向前滑脱、向后滑移、退行性脊柱侧凸以及旋转半脱位,进一步加重病情进展。

(5)L_4或L_5神经根最常受累。主要因为下腰椎所受压力及剪切力更大,椎间盘蜕变常发生在L_4~L_5和L_5~S_1节段,同时下腰椎椎弓根的下缘为凸面、而上腰椎为凹面,因此L_4、L_5神经根最易受累。

四、神经受压的解剖基础

中央椎管内有马尾和硬膜囊,侧隐窝内有上位神经根,椎间孔内有背根神经节(椎间孔)、椎间孔外有脊神经。

(一)马尾最常于椎间盘水平在中央椎管内受到前后方向上压迫

(1)前方致压因素为膨出的椎间盘。

(2)后方致压因素为黄韧带及关节突关节。

(二)神经根的压迫可能发生在多个解剖部位

1.入口区受压

(1)后外侧椎间盘突出压迫神经根。

（2）上关节突肥大压迫神经根。

2.中间区受压

峡部裂情况下,椎弓峡部增生的骨赘压迫神经根。

3.出口区(椎间孔)受压(图5-1)

解剖毗邻关系:前方为椎体、椎间盘,上方、下方为椎弓根,后方为椎板峡部、黄韧带及上关节突尖部。

（1）极外侧型椎间盘突出将压迫椎间孔内的神经根。

（2）上关节突关节半脱位可能会将神经顶挤至椎弓根、椎体或膨出纤维环上引起压迫。

4.椎间孔外受压

（1）可见于极外侧型,或椎间孔外椎间盘突出症。

（2）远外侧卡压综合征(Far-outsyndrome):腰椎滑脱时,L_5 的横突和骶骨翼引起 L_5 神经根的卡压。

（3）横突的横行骨折或植骨块进入横突前方,可能引起脊神经受压。

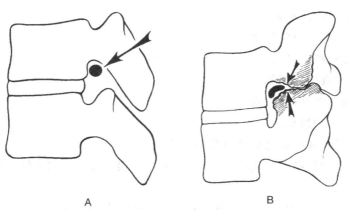

A　　　　　　　　　　B

图5-1　A.图示神经根在椎间孔内所处的位置;B.关节突关节肥大
及上关节突关节骨赘增生会引起椎间孔狭窄、神经根受压

五、腰椎管狭窄的影像诊断标准

1.中央椎管狭窄

绝对狭窄:腰椎管中央矢状径<10 mm,相对狭窄:10~13.5 mm。

2.侧隐窝狭窄

矢状径<3~4 mm。

3.椎间孔狭窄

（1）椎间孔高度<15 mm。

（2）椎间盘后部高度<3 mm(神经根受压的可能性为80%)。

六、神经根损伤的病理生理机制

（1）机械压迫和炎症反应共同作用。单纯机械压迫不会引起疼痛,疼痛症状主要因炎症反应引起,炎症介质主要有磷脂酶 A_2、神经肽等。

（2）脊柱动态不稳。脊柱不稳引起椎管和椎间孔内神经组织反复损伤。

（3）神经的静脉瘀血。

（4）神经的动脉缺血。

（5）神经营养缺乏。脑脊液流动异常、梗阻引起神经营养缺乏。

（6）马尾神经受能承受压力的临界值。硬膜囊缩窄 25% 没有影响，但硬膜囊缩窄 ≥50% 将出现运动障碍、体感诱发电位完全消失。

七、临床症状

（一）疼痛

（1）疼痛症状多种多样。

1）可表现为单根神经根症状。

2）也可表现为双腿神经源性跛行。

3）也可表现为不典型的腿痛。

4）也可表现为马尾综合征。

（2）疼痛一般位于腰部、臀部以及下肢。

（3）站立及行走时疼痛加重。

（4）休息、弯腰及坐下时疼痛缓解。

（5）患者的病史对腰椎管狭窄症的诊断最为关键。

（二）50%患者中有跛行症状

（1）必须排除血管源性跛行（表 5-5）。

（2）血管源性跛行的特点。

1）血管源性跛行其症状休息后缓解更为迅速。

2）弯腰动作血管源性跛行的症状不会减轻；骑车和爬山时由于腰椎处于屈曲状态，是不会发生神经源性跛行的。

3）但需要注意的是，有时血管性和神经源性跛行可能会同时并存。

表 5-5 血管源性跛行和神经源性跛行的比较

表现	血管源性	神经源性
出现跛行之前的正常行走距离	比较固定	每次变化不一
活动停止后症状缓解时间	迅速缓解	缓解较慢
疼痛缓解姿势	站立位休息即能缓解	需弯腰或坐下
爬坡	会出现疼痛	不发生疼痛
骑自行车	会出现疼痛	不发生疼痛
疼痛部位及放射	疼痛从肢体远端向近端发展	从近向远
肌肉萎缩	极少出现	有时会出现
腰背痛	不常见	常见
皮肤表现	可出现皮肤毛发脱落	正常

(三)体格检查

(1)客观体征往往缺乏。

(2)坐骨神经紧张的体征常为阴性。

(3)神经功能障碍可能存在也可能没有。

(4)最重要的体征是腰痛及腰椎活动度降低。

(5)应常规进行腹部及血管情况的彻底检查。

(四)辅助检查方法

1.X 线片

(1)可发现椎间隙狭窄或椎间盘蜕变表现。

(2)终板骨赘生成和硬化。

(3)关节突关节肥大或骨赘形成。

(4)骨性椎管或椎间孔狭窄。

(5)腰椎前凸减小或消失。

2.CT 扫描

有助于椎管、特别是侧隐窝和椎间孔的观察；脊髓造影检查有时会因椎管狭窄、造影剂显影阻断，阻断部位下方的部位无法显影观察，而 CT 检查亦能清楚观察到。

3.MRI 检查

(1)是检查腰椎管狭窄最好的方法。

(2)对软组织的观察非常清楚，但对骨组织的观察不及 CT。

八、鉴别诊断

(1)创伤(软组织扭伤、拉伤、脊柱压缩性骨折)。

(2)感染(脊椎骨髓炎)。

(3)风湿性炎性疾病。

(4)先天性疾病(软骨发育不全)。

(5)代谢性疾病(骨质疏松、Paget 病)。

(6)其他退行性疾病(腰椎间盘突出症、腰关节突关节综合征)。

(7)肿瘤(脊髓内肿瘤、骨肿瘤以及转移瘤)。

(8)神经疾病(周围神经疾病)。

(9)循环系统疾病(腹主动脉瘤、血管源性跛行)。

(10)肌筋膜综合征。

(11)精神问题。

九、治疗

(一)非手术治疗

(1)服用非甾体类抗炎药。

(2)佩戴腰骶部软腰围。

(3)腰部屈曲锻炼。

(4)硬膜外或椎管内注射疗法。

（二）手术

1.适应证

（1）马尾综合征。

（2）进行性肌力下降。

（3）腿痛非手术治疗无效，严重影响生活质量。

2.手术方法

（1）减压

1）中央椎管狭窄：行椎板切除减压术。

2）侧隐窝狭窄：潜行切除过度增生的部分上关节突。

3）椎间孔减压：行椎板切除及关节突潜行减压术后如果发现神经根仍紧张，可能需要再行进一步减压，以下是其他可能发生神经根卡压的部位。

· 上关节突与上位椎体后缘间构成致压。

· 上关节突与上位椎弓根间构成压迫。

· 上关节突或椎弓根与外侧膨出的纤维环间构成挤压。

· 下关节突和下位椎体之间致压（退行性腰椎滑脱）。

· L_5 横突和骶骨翼（远外侧卡压综合征）。

（2）腰椎管狭窄的同时，如果还存在以下情况时，建议进行融合术。

1）不稳定的脊柱退行性侧凸或后凸。

· 侧凸或后凸角度进展。

· 角度超过 20°。

· 腰椎前凸丧失、脊柱矢状面失平衡。

· 腰椎侧方滑移。

· 弯度较柔韧。

· 侧弯的凹侧有神经根性症状。

2）退行性腰椎滑脱。

3）医源性脊柱不稳。

4）双侧关节突关节切除超过 50%。

· 一侧关节突关节完全切除。

5）同一节段或相邻节段椎管减压术后复发。

（3）运动功能保留手术：X-Stop（St.Francis Medical，San Franclsco，CA）手术已获得 FDA批准，其适应证为神经源性跛行、弯腰可缓解；腰椎滑脱程度不能超过 1.5°。

第五节　腰椎滑脱症

一、定义

（1）腰椎滑脱症（spondylolisthesis）——是一个椎体在另一椎体上的移位。

(2)腰椎峡部裂(spondylolysis)——峡部的断裂,峡部是指上、下关节突之间的区域。

二、概述

1.遗传因素

(1)与峡部裂型脊柱滑脱相比(32%),发育不良型脊柱滑脱(94%)发病的家族因素更强。

(2)白种男性(6.4%)比黑人女性(1.1%)更多见,爱斯基摩人群中发生率较高(高达45%)。

(3)严重发育不良型脊柱滑脱中,往往会合并有骶骨脊柱裂及骨性结构的发育异常。

2.流行病学

(1)男性较女性更多见。

(2)足球运动员、女子体操运动员及常需背负重物训练的士兵发生率很高。

(3)卧床、不能行走的患者中发生率低。

三、生物力学机制

(一)腰骶交界区脊柱的力学强度突然改变

(1)峡部骨质较硬,但对疲劳骨折敏感,特别是反复后伸应力。

(2)髋部屈曲挛缩,进而引起腰椎前凸加大时,峡部所受剪切应力增加。S_1 上关节突和 L_4 下关节突会对 L_5 峡部产生钳夹效应。

四、分型

(一)改良 Wiltse 分型见表 5-6

表 5-6　Wiltse 腰椎滑脱分型

分型	名称	简述	常累及节段
Ⅰ	先天性/发育不良	骶骨、第五腰椎椎弓、关节突关节发育不良	$L_5 \sim S_1$
Ⅱ	峡部裂性	椎弓根峡部缺损	$L_5 \sim S_1$
Ⅲ	退行性	关节突关节和椎间盘退行性改变	$L_4 \sim L_5(90\%)L_3 \sim L_4$ 或 $L_5 \sim S_1(10\%)$
Ⅳ	创伤性	除峡部骨折外的神经弓骨折	$L_5 \sim S_1$
Ⅴ	病理性	病变或全身代谢疾患改变	任何节段
Ⅵ	医源性	关节突关节、韧带、椎间盘或脊柱骨医源性损伤	任何节段

(二)Marchetti-Bartolozzi 腰椎滑脱分型

1.发育性

"骨钩"缺失,L_5 椎弓根、峡部、下关节突解剖形态异常。

(1)高度发育不良:骨结构严重异常、伴有明显局部后凸畸形;常见于 7~20 岁;腰椎代偿性前凸加大。

(2)低度发育不良:进展缓慢;通常无明显症状;椎间盘蜕变会加重运动节段不稳定。

2.获得性

(1)创伤性(急性创伤或慢性应力性骨折)。

(2)手术后。

(3)病理性。

(4)蜕变性。

五、各类脊柱滑脱的诊治（按改良 Wiltse 分型）

(一)先天性或发育不良型(14%)

1.流行病学

(1)通常早期就会发生脊柱滑移。

1)最常见于青春发育高峰期。

2)发生率性别比例,女:男比为 2:1。

3)具有遗传因素,第一代直系亲属患病风险增加。

2.病因

(1)$L_5 \sim S_1$ 关节突关节先天性异常或发育不良。

1)关节突关节结构异常。

2)很早即出现脊柱滑移,但由于后方完整神经弓的限制,其滑移亦有限,但出现神经症状的概率较高(25%~35%)。

(2)峡部完整,但是发育不良或被拉长。

3.临床症状

(1)下肢放射痛,很少或完全无腰痛。

(2)马尾功能受损。

4.治疗

对先天性脊柱滑脱患者,如果滑脱不断进展,需要行减压及融合术。

(二)峡部裂型腰椎滑脱

1.流行病学

大多数发生在儿童和青年。

(1)7~20 岁常见。

(2)起病常与青少年发育高峰一致,10~15 岁疾病进展。

(3)最常见发生于 $L_5 \sim S_1$ 节段(95%)。

(4)通常无症状,也可能会出现腰痛和神经根性症状(L_5 神经根)。

2.临床表现

(1)髋及腰背前屈受限。

(2)腘绳肌紧张。

(3)臀部外形扁平(因骶骨变得垂直引起)。

(4)腰骶部后凸。

(5)腰椎代偿性前凸加大。

(6)骨盆前突。

(7)骨盆摇摆步态(pelvic waddle gait)。

3.影像学检查

(1)峡部缺损:斜位片检查,注意观察"斯科特狗征"颈部有无断裂。

(2)按 Meyerding 标准进行滑脱分级,测量滑脱角度。

(3)注意 L₅ 椎体楔形变,骶骨穹窿亦会变圆,在正位片上,表现为反"拿破仑帽"征。

(4)CT 扫描能够清楚发现峡部缺损和椎管狭窄情况。

(5)单光子发射断层扫描(SPECT)能够检测峡部缺损的代谢活性。

(6)使用 MRI 检查评估椎管狭窄情况:可能会出现"椎管变宽征",提示双侧峡部断裂。

(7)影像学测量。

1)Meyerding 滑脱分级。

Ⅰ级:滑移 0%~25%。

Ⅱ级:滑移 26%~50%。

Ⅲ级:滑移 51%~75%。

Ⅳ级:滑移 76%~100%。

Ⅴ级:滑脱≥100%。

2)滑脱角度(slipangle)的测量。

L₅ 上终板与骶骨后缘垂线之间的后凸角度,即为滑脱角。它是反应脊柱稳定性较为敏感的指标。滑脱角的纠正是脊柱滑脱手术复位非常重要的目标,相比之下,滑脱的纠正对获得满意的临床疗效并不重要。高度腰椎滑脱中,椎体间植骨融合有助于滑脱复位。

3)腰椎指数(lumbarindex):测量 L₅ 椎体前后方向的楔形变,滑脱椎体前、后椎高的比值即为腰椎指数。

4.治疗

(1)锻炼(非手术治疗)

1)背部和腹肌功能锻炼。

2)腘绳肌牵伸锻炼。

3)如果加强锻炼后疼痛仍持续,可佩戴支具。

如果骨扫描或 SPECT 扫描阳性,提示通过制动、峡部断裂有骨愈合的可能。

(2)手术治疗

1)手术目的:消除疼痛;防止进一步滑脱;恢复正常姿势;防止神经功能损伤。

2)手术技术:峡部直接修复;伴或不伴减压的脊柱后外侧融合,根据情况进行滑脱复位、内固定,可以进行椎间融合。

(3)假关节形成

1)与非吸烟者(95%)相比,吸烟者(57%)融合率降低。

2)常见于仅行原位融合而未行内固定者,此时植骨块所受应力较大影响融合。另外 L₅ 横突显露较为困难,影响植骨融合。

(4)滑脱进展:无内固定情况下,即使最终获得牢固融合,但其间 33% 的病例会出现滑脱进展。其影响因素有:

1)滑脱程度高。

2)进行了 Gill 椎板切除减压术。

3)术后未行辅助外固定。

(5)高度滑脱复位后可能造成 L_5 神经根麻痹,因此严重的滑脱并不需要完全复位,最重要的是纠正后凸畸形。但滑脱复位能提高增加融合率。

(三)退行性腰椎滑脱症

1.流行病学

(1)通常发生在 $L_4 \sim L_5$ 水平。

(2)妇女比一般人群发病率高约 5 倍。

(3)症状通常 40 岁以后出现。

2.临床表现

(1)腰痛伴双下肢放射痛,50%患者有神经根性症状,通常出现在 L_5 神经根支配区。

(2)腰背部僵硬感少见,大多数患者腰部活动度反而加大。

(3)通常伴有椎管狭窄症状。

1)下肢近端肌肉无力。

2)神经源性跛行:购物车征(shopping cart sign),向前弯腰症状缓解。

3.影像学检查

(1)X 线片

1)站立位行侧位片检查,比卧位不负重的检查对发现滑脱更敏感。

2)屈曲—过伸动力片:如果腰椎滑移超过 4 mm 就可认为动态不稳定;成角变化超过 10°,也认为不稳定。

(2)CT 脊髓造影

1)可判断椎管狭窄程度。

2)可评估骨质疏松程度。

3)能清楚观察关节突关节肥大情况。

4)有助于发现穿行神经根被下位脊椎上关节突致压情况。

(3)MRI 检查

1)是检查椎间盘、韧带和神经结构的金标准。

2)提供神经结构受压的详细信息。

3)显示关节突关节滑液囊肿形成及黄韧带肥大情况。

4.治疗

(1)非手术治疗

1)短期卧床休息(1～2 d)。

2)非甾体类抗炎药。

3)口服激素,但仅在腿痛急性恶化加重的情况下使用。

4)理疗:腰部活动度锻炼,有氧锻炼。

(2)手术治疗

1)适应证:腿痛较重、持续存在或反复发作;进行性的神经功能障碍。

2）治疗方案的选择见表 1-7。

(四)创伤性腰椎滑脱

（1）极为少见。

（2）因脊椎后部结构骨折引起，可能是严重多发创伤的一部分，要注意有无脊柱骨折或脱位。

(五)病理性腰椎滑脱

（1）一些全身骨病引起：骨质疏松和软骨病，因应力骨折不断发生、愈合，引起峡部拉长，出现脊柱滑脱不稳。

（2）Paget 病和成骨不全症引起。

（3）原发或转移肿瘤引起。

表 1-7　成人腰椎滑脱的各种术式

手术	优点	缺点	并发症
椎板切除术	疼痛缓解迅速 避免腰椎融合带来的不良反应	对脊柱不稳定未进行处理	滑脱加重（25%～50%）
椎板切除、后外侧融合术	如果获得了融合，脊柱滑脱将会停止进展	有脊柱融合失败的可能	与辅以内固定相比，不进行内固定其假关展节形成率较高
椎板切除、融合及内固定	能增加融合率 能部分进行滑脱复位 允许广泛的减压 对高度腰椎滑脱可联合使用椎体间融合装置	手术时间较长增加了医疗费用	需要进行内固定装置入操作 增加了感染风险 有内植物松动移位或断裂的风险

第六节　脊柱侧凸

一、分类

(一)非结构性：姿势性、坐骨神经痛性、炎症性以及代偿性

(二)结构性（脊柱侧凸研究学会分类）

（1）特发性（85%）。

1）婴幼儿（<3 岁）。

2）儿童（3～10 岁）。

3）青少年（10 岁至发育成熟）。

（2）神经肌肉型。

1）神经病变：脑瘫、脊髓空洞症、脊髓灰质炎、脊髓性肌萎缩、Freidrich 共济失调。

2）肌病：关节挛缩、肌肉萎缩、营养不良性强肌直。

（3）先天性：脊髓纵裂、脊柱裂、半椎体、楔形椎、一侧分节不全伴对侧半椎体、阻滞椎

（block vertebra）。

    （4）神经纤维瘤病。

    （5）结缔组织疾病：Marfan 综合征、Ehlers-Danlos 病。

    （6）风湿疾病性。

    （7）创伤后（骨折、手术后、放疗后）。

    （8）脊柱之外其他组织的挛缩（烧伤、胸部手术引起）。

    （9）骨软骨发育不良。

    （10）感染。

    （11）代谢性疾病。

    （12）腰骶交界区畸形引起的脊柱侧凸。

    （13）肿瘤。

二、青少年特发性脊柱侧凸

（一）病因

（1）神经肌肉方面的原因

1）已发现患儿存在肌纤维种类及肌梭的改变。

2）青少年特发性脊柱侧凸患儿发现有钙调蛋白（该蛋白调控肌肉收缩）水平上升、褪黑素（钙调蛋白拮抗药）水平降低。

（2）激素原因

（3）结缔组织原因

1）弹力纤维及胶原纤维是支持脊柱的基本成分。

2）已发现患儿椎间盘胶原纤维/蛋白多糖存在异常。

（4）遗传因素：角度＞10°的脊柱侧凸中，女孩多见，发病率女：男为 5：1。存在家族发病倾向（有家族史者，发病率增高 20 倍），同卵双生一方患病、另一方患病概率为 73%。有基因遗传因素（性染色体连锁遗传，不完全外显，表型多样）。

（5）褪黑素或羟色胺异常

（二）解剖学特点

（1）冠状面畸形——侧凸。

（2）矢状面畸形——胸椎后凸角度减少。

上述畸形的出现可能与患儿较正常小儿脊柱提早、过快的发育有关。

（3）横断面畸形——椎体旋转：棘突旋转指向凹侧，肋骨突出。

（4）胸弯分型（通常使用 King 分型，但该分型没有涵盖所有的胸弯类型）。

1）双主弯、右胸弯左腰弯（King Ⅰ）：腰弯大于胸弯。

2）右胸弯、代偿性左腰弯（King Ⅱ）：胸弯大于腰弯。

3）右胸弯（King Ⅲ）：代偿性左腰弯没有越过中线。

4）胸腰椎右弯（King Ⅳ）。

5）双胸弯（King Ⅴ）。

（5）新出现的 Lenke 分型基于侧凸种类、腰弯修正型、胸椎矢状面角度三方面进行分型，更为全面。

(三)自然史和预后

1.流行病学

侧凸角度＞10°的脊柱侧凸发病率为25/1000(2.5％),超过20°发病率为4/1000(0.4％)。

2.侧凸进展的有关因素

(1)角度大小:侧凸角度及旋转度数越大,进展的风险越高,如20°侧凸进展的可能性为20％,但40°进展可能性为60％。

(2)年龄:低龄发病是比性别或家族史更为重要的进展因素,脊柱90％的生长发育发生在青春期,该年龄段进展风险最高。

(3)反应骨骼发育成熟程度的Risser评分:1分或更低者进展的风险很高。

(4)侧凸包含的脊柱节段范围越短、越容易进展。

(5)部位:侧凸的部位越靠下,越容易进展(胸椎＜腰椎)。

(6)柔韧度:未成年人侧凸越僵硬,成年人脊柱侧凸越柔软,进展的风险越大。

(7)性别:女孩更容易患脊柱侧凸,特别是度数较大的侧凸。

(8)家族史阳性者。

(9)脊柱较为细长(slender)者。

(四)诊断

1.筛查

主要对象为10～14岁的在校学生。

(1)需要进一步检诊的患儿数量较多。

(2)其中约有1/3小儿具有不同程度的侧弯。

2.询问病史

年龄、性别、初潮时间、有无疼痛、家族史。

(1)30％的青少年特发性脊柱侧凸患儿存在疼痛。

(2)女孩生长高峰期为11～12岁,男孩为13～14岁。

3.体格检查

(1)视诊

1)双肩高度、乳房、腰或骨盆不对称。

2)肩胛骨或肋骨突出。

3)胸椎后凸消失。

4)Adams前屈试验:患者弯腰至90°,在弯腰过程中,注意脊柱两侧不对称及胸弯、腰弯的旋转畸形(剃刀背畸形)。

(2)测量

1)使用脊柱侧凸计(Scoliometer)测量肋骨突出程度(脊柱前屈时旋转畸形的大小)。

2)经C_7放一铅垂线,观察是否通过臀沟,以此判断冠状面平衡情况。

3)有无双下肢不等长。

(3)神经功能检查

1)腱反射(深反射)。

2)腹壁反射(浅反射):从外向内轻划两侧腹壁,检查肚脐的移动是否对称。肚脐向两侧移动不对称提示可能存在神经中枢病变。

4.X 线检查

(1)Cobb 角:测量侧凸大小。确定侧凸的上、下端椎,沿上端椎的上终板或两侧椎弓根的上(下)界画一条线,再沿下端椎的下终板或椎弓根画另一条线,做两条线的垂线,其交角即为 Cobb 角。

(2)Risser 征:提示髂骨骨骺的骨化程度,该处骨骺从髂前上棘向后逐渐骨化,骨骺与髂嵴完全融合 Risser 征为 5,Risser 征为 4 表明脊柱生长已结束。

(3)标记骶中线、判定稳定椎。

(4)观察脊椎环形骨骺影,如已经融合提示脊椎生长完全停止。

(5)测量骨龄:摄左腕和左手 X 线片,使用 Greulich-Pyle 图谱评定骨龄。

5.肺功能测试

侧凸>70°会引起肺活量降低,特别是合并有胸椎后凸减小的侧凸。

6.进行 MRI 检查的指征

(1)神经功能受损。

(2)脊柱先天性畸形。

(3)儿童、婴幼儿脊柱侧凸。

(4)脊柱侧凸快速进展。

(5)存在脊柱裂的皮肤表现。

(五)治疗

1.治疗目标

(1)阻止侧凸进一步发展和维持脊柱平衡。

(2)维持呼吸功能。

(3)减少疼痛和防止神经功能损伤。

(4)畸形矫正。

2.非手术治疗

(1)大多数脊柱侧凸患者没有严重到需要治疗的程度。

(2)非手术治疗适用于未成年人侧弯<25°以及成年人侧凸<50°的患者。

1)第一次就诊 3 个月后复查 X 线片,侧弯<20°患者此后每 6~9 个月复查一次,侧弯>20°患者复查间期为每 4~6 个月。

2)侧凸进展的标准:侧凸<20°者度数增大超过 10°,>20°者度数增大超过 5°。

(3)锻炼:只能作为其他治疗方法的一种辅助措施,主要适用人群是肥胖、腰背痛、腰椎前凸加大、患儿后凸柔韧度较好、躯干和肢体肌肉紧张的患者。

(4)佩戴矫形器:主要用于 Risser 征为 3 或更低的发育未成熟患儿,初诊时侧弯>30°~45°或侧凸>25°且有明显进展者。

1)不能用于颈胸段侧弯和胸椎后凸减小者。

2)目的是防止进一步进展:依从性好的患儿中 85% 治疗后侧凸会停止发展并有纠正(矫正率约为 50%),但是支具治疗停止后大多数患儿侧凸角度会反弹回原有度数±5°左右。

3)支具佩戴方法:必须每天佩戴 23h 直到初潮后两年或 Risser 征达到 4 级,此后 1 年逐步去除(也有间断佩戴的报道)。

4)支具类型:①胸腰骶支具(Boston 支具):适用顶椎最高为 T8 的侧凸、适用于所有侧弯类型,依从性中等;②Charleston 支具:适用于胸腰弯和腰弯(25°～35°),依从性较高;③颈胸腰骶支具(CTLSo)(Milwaukee 支具):适用于顶椎在 T_7 以上的胸弯,依从性很差。

(5)电刺激疗法已被摈弃。

(六)特发性脊柱侧弯的手术治疗

1.手术适应证

(1)生长期儿童,侧凸进展＞40°～45°。

(2)支具治疗失败。

(3)成年人侧凸进展＞50°。

2.治疗目标

(1)维持脊柱和骨盆的平衡比侧弯矫正更重要。

(2)防止呼吸功能减退。

(3)防治腰背痛。

(4)美容考虑。

3.后路手术融合节段的选择

(1)各种侧弯类型(按 King 分型)融合节段选择

1)Ⅰ型(S 形弯曲,腰弯较大且柔韧性较差):胸、腰弯均融合,但是不能低于 L_4。

2)Ⅱ型(S 形弯曲,胸弯较大且柔韧性较差):只融合胸弯,向下至稳定椎。

3)Ⅲ型(胸主弯,腰弯没有超过中线):只融合胸弯,向下至稳定椎。

4)Ⅳ型(长胸弯且 L_4 倾斜亦在侧凸内):融合整个侧凸,向下至稳定椎,为 L_4 或 L_3。

5)Ⅴ型(双胸弯):融合双弯,从 T_1～T_2 至稳定椎,特别是左肩高于右肩时。

(2)远端融合节段的选择

1)应到达 Harrington 稳定区,该区域是经由骶骨椎弓根两条垂线内的范围。

2)应到达中立椎,即没有旋转的椎体。

3)一般来讲,远端融合节段选择稳定椎,骶中线平分的椎体即为稳定椎。

4)如果可能,向下融合不要超过 L_4 以保留远端运动节段。

5)对Ⅰ型和Ⅳ型侧凸来说,如果 Bending 像上显示下端椎无旋转并进入 Harringtong 稳定区之内,远端融合节段可终止于稳定椎的上一节段。

6)如果术前 T_{12}～L_1 交界区有后凸存在而融合向下止于 T_{12} 的话,那么术后很容易出现交界区后凸畸形。

7)为防止术后出现冠状面失代偿,特别是在Ⅱ型侧弯,应避免对胸弯进行过度矫正。

8)对Ⅳ型侧凸,下方融合节段可选择稳定椎的上一节段。

(3)上方融合节段的选择

1)如果术前存在胸椎后凸角度减小,上钩放置的节段要高一些以纠正矢状面畸形。

2)如果上胸弯是结构性的、T_1 不平且左肩较高,那么上胸弯要进行融合。

4.前路矫形融合手术适应证

(1)孤立的、柔韧性较好、无后凸畸形、短的胸腰弯或腰弯可以进行前路矫形融合内固定术,前路器械有 Zielke 棒、TSRH、Isola 和 Moss-Miami 矫形系统。融合节段只包括结构性侧弯范围内的椎体。进行腰椎前路融合时,保留腰椎前凸很重要。

(2)下述情况的胸弯可以应用前、后路联合手术。

1)超过 90°的严重侧弯、僵硬且失平衡。

2)存在发生曲轴现象的高危因素:Risser 征为 0、Cobb 角>60°和顶椎旋转>20°。

3)术式一般为前路椎间盘切除融合、后路融合内固定术。

5.各种矫形内固定系统

(1)Harrington 棒矫形原理是撑开凹侧、压缩凸侧,但对矢状面矫形效果不好。

(2)Drummond 技术是 Harrington 和 Luque 技术的结合,将 Harrington 棒放在凹侧,而 Luque 棒放在凸侧,两棒均使用棘突钢丝进行节段固定。

(3)Luque 技术是使用椎板下钢丝进行节段性固定,对麻痹性脊柱侧凸或胸椎前凸畸形明显的患者仍有用(Luque-Galveston 技术可用来矫正骨盆倾斜)。

(4)多钩矫形技术,如 Cotrel-Dubousset、TSRH、Isola、Moss-Miami 系统等。

1)畸形矫正能力更强,纠正冠状面、矢状面失平衡的效果更好。

2)可使用旋棒技术,也可使用悬臂梁平移技术进行矫形,再使用多钩或螺钉进行节段性内固定。

3)无论使用何种脊柱内固定矫形技术,手术本身的目标必须牢记,那就是要获得坚固的融合及脊柱平衡。

4)进行坚强的内固定具有很多优点,比如能多保留脊柱远端运动节段、术后不需佩戴支具,也有利于促进术后康复。

(5)胸/腰椎椎弓根螺钉系统:脊椎的三柱都能够控制,能纠正脊椎的旋转畸形。

(6)前路内固定矫形系统有 Zielke、TSRH、Moss-Miami、前路 ISOLA 及 Kaneda 系统。

1)大多数用于胸腰弯或腰弯的矫形。

2)与后路手术相比,前路矫形内固定能多保留一到两个活动节段。

3)可以进行内镜下前路手术。

4)降低了手术并发症率。

6.手术技术

(1)使用术中自体血回输系统。

(2)进行脊髓功能检测并进行唤醒试验或运动诱发电位监测。

(3)融合技术。

1)骨膜下剥离直到横突尖。

2)去皮质、清除关节突关节软骨。

3)取髂骨进行自体骨移植,或使用胸廓成形术所切除的肋骨。

（4）内固定技术：目前大多数矫形内固定系统使用椎弓根螺钉，因此要掌握椎弓根螺钉技术。

7.术后处理、疗效及并发症

（1）术后不需要佩戴支具。

（2）患者循序渐进进行功能锻炼，直到6～12个月完全康复。

（3）根据使用的矫形内固定系统不同，畸形的矫正率从50％～75％不等。

（4）融合节段低于 L_3 增加术后腰背痛的风险。

（5）后路手术有5％～19％的翻修率。

（6）其他并发症。

1）迟发性感染：感染率为1％～7％，要取出固定物并抗感染治疗。

2）迟发手术部位疼痛：发生率5％，要取出内固定。

3）假关节形成：发生率3％，需进行假关节形成部位加压并植骨。

三、特发性婴幼儿脊柱侧凸

（一）概述

通常在2～3个月时发现，男孩比女孩发生率更高，英国比美国更常见，90％为左胸弯。

（二）预后

（1）60％～70％会自行消失。

（2）根据侧凸发展情况可分为两种。

1）良性侧凸：起病时一般＞1岁、双弯、柔韧性好。

2）恶性侧凸：1岁后发病，为胸弯、侧凸僵硬。

（3）如果 Iehta 角（肋—椎角）＜20°，且后前位片上顶椎凸侧的肋骨头与椎体无遮叠（Ⅰ期），那么预后较好；如果顶椎凸侧肋骨头遮叠椎体（Ⅱ期），那么预后较差。

（三）治疗

超过30°的侧凸需要佩戴支具治疗。如果侧弯进行性发展，建议手术治疗，术式包括皮下延长棒或可抽出棒（telescoping rod）非融合手术治疗，或进行前后路联合融合术。

四、特发性儿童脊柱侧凸

（1）最常见为右胸弯。

（2）根据侧凸是否进展选择治疗方法：1/3观察、1/3佩戴支具治疗、1/3需要手术。

（3）如果超过30°需要佩戴支具，支具治疗无效侧弯进展＞45°需要手术治疗，特别是进入青春期。

五、先天性脊柱侧凸

病因为脊柱分节障碍、形成障碍，或两者均有。可能并发其他畸形，如泌尿生殖系统矫形。

六、成人脊柱侧凸

（一）概述

（1）成人脊柱畸形僵硬度高。但即使侧凸角度已超过50°，侧凸仍可能会进展，每年可能加重1°～2°。腰椎侧凸进展的危险因素包括：①腰椎向侧方滑移，或旋转滑移；②顶椎旋转畸形重。

（2）可能合并有椎管狭窄、椎间盘疾病及骨质疏松症，椎间盘及椎体两侧高度的不对称丢失会增大 Cobb 角。

（3）成人脊柱侧凸引起疼痛的原因可能是多因素的。

1）因为肌肉疲劳的缘故，疼痛通常位于侧弯的凸侧，然后会因为凹侧关节突关节蜕变引起凹侧疼痛。

2）如果腰弯超过 45°，腰痛发生的可能性增加。

3）需要排除其他引起疼痛的疾病，例如腹主动脉瘤、肾结石、肿瘤及椎间盘疾病和椎管狭窄。

4）单纯疼痛而无侧凸进展，极少成为手术指征。

（4）凹侧可能因神经根受压引起坐骨神经痛。

（5）侧凸引起的呼吸功能受累可能会引起呼吸困难、肺性高血压、肺心病。

（6）成年人往往存在其他内科疾病，使得手术风险增大。

（二）评估

（1）仔细询问病史并查体，并与既往的检查结果对照。

（2）X 线检查：站立位脊柱全长正位片和侧位片来测量侧凸角度，所拍摄的 X 线片应与以前的 X 线片结果进行对照以了解侧凸进展情况，Bending 片检查对术前判断脊柱的柔韧性很有帮助。如患者有神经受压临床症状，可进一步行 CT 脊髓造影检查或 MRI 检查。

（3）某些病例可进行椎间盘造影检查确定疼痛来源。

（4）Ferguson 位 X 线检查：检查腰骶交界区特殊体位的 X 线检查，检查时射线头侧倾斜 30°并对准 $L_5 \sim S_1$ 交界区。

（三）治疗

（1）非进展性侧凸引起的局部腰背痛可使用非手术治疗，治疗方案与腰痛的常规治疗原则相同，包括短期休息、非甾体类抗炎药、肌肉拉伸运动、锻炼和神经阻滞治疗。

（2）佩戴支具有时对缓解腰痛有用，但不能用于坐骨神经痛、侧凸进展及患者存在呼吸功能受累的情况。

（3）手术适应证：进展性胸弯或胸腰弯超过 50°～60°侧凸伴持续腰背痛及坐骨神经痛、呼吸功能受损进行性加重。

（4）手术技术

1）柔韧性相对较好的胸弯或平衡的双主弯可行后路内固定矫形及融合术。

2）僵硬及严重失平衡的胸弯（超过 80°）需要进行前路松解和融合，然后再行后路矫形融合内固定。

3）柔韧性相对较好的胸腰弯或腰弯可行前路融合固定（无后凸畸形、侧凸范围限于 $T_{10} \sim L_4$）。

4）超过 75°的严重、僵硬并存在后凸的胸腰弯或腰弯需行前路松解、融合，再联合行后路融合及内固定。

5）合并有神经根性症状的退行性脊柱侧凸需行后路椎板切开探查减压，椎弓根螺钉内固定融合,伴或不伴前路融合。

(5)并发症

1)发生率较青少年脊柱侧凸高,特别是肺部并发症。

2)前后路联合手术假关节形成的发生率低于单纯后路手术。

3)对腰椎来说,如果后路手术矫形使用牵张力量或者前路手术过度加压,有可能引起术后平背综合征(腰前凸丧失)。维持腰椎的前凸及脊柱矢状面平衡非常重要。

4)感染:发生率 0.5%～8%,后路手术更常见。

5)神经并发症:发生率 1%～5%,前后路联合手术更多见。

6)肺栓塞:发病率 1%～20%。

七、神经肌肉型脊柱侧凸

(一)概述

(1)支具治疗不能阻止此型脊柱侧凸的自然进程。

(2)比较小的该型侧凸往往需要很长节段的融合。

(3)往往需要多钩、多螺钉固定,也可行椎板下钢丝节段性 Luque 手术。

(4)并发症发生率较高。

(二)脑瘫

(1)由于两侧椎旁肌力量不平衡而引起脊柱侧凸。

(2)手术指征:侧弯超过 50°。

(3)手术融合节段。

1)对可行走的患者,从近端稳定椎融合至远端稳定椎。

2)对不能行走的患者,从 T_2 融合到骨盆。

(4)通常行后路手术,但侧弯超过 100°者可能还需行前路手术。

(三)脊髓脊膜膨出

(1)先天缺陷引起脊膜和脊髓暴露在外,可能存在大小便及肢体运动和感觉障碍。

(2)发病率 1/1000,与怀孕期缺乏叶酸有关。

(3)15%患者对乳胶过敏。

(4)由于患者往往存在神经功能受损,需行 MRI 检查。

(5)手术:坐姿维持困难或压疮进行性加重的患者需要手术治疗脊柱畸形,往往需要前后路联合手术。

(6)出现脊柱畸形原因:先天性、肌力不平衡、脊髓栓系、脑积水。

(四)脊髓性肌肉萎缩

(1)由于脊髓前角神经元功能病变引起进展性肌肉无力。

(2)分三型。

1)Ⅰ型(Werdnig-Hoffman 病):新生儿期即发病,2 岁死亡。

2)Ⅱ型:5～6 个月发病。

3)Ⅲ型:3 岁前发病,15 岁时由于进行性肌肉萎缩无力患者丧失行走能力。

(3)手术:脊柱侧凸进行性发展可考虑手术,侧弯大的年轻患者应行前后路联合手术,侧弯小的老年患者仅行后路手术。

（五）Duchenne 肌营养不良

（1）为 X 连锁的隐性遗传疾病。

（2）一般在患者因疾病进展丧失行走功能,需要坐轮椅之后才由于肌肉力量失平衡出现脊柱畸形。

（3）手术进行全身麻醉时发生恶性高血压的可能性很高。

（4）术前需要仔细检查肺功能及心脏功能。

（5）手术:进展超过 25%～30%患者需要手术,使用后路 T_2 到骶骨融合术。

第七节　脊柱后凸畸形

一、概述

1.大体解剖

（1）正常情况下颈椎存在生理前凸、胸椎存在生理后凸、腰椎存在生理前凸。

（2）正常情况下矢状面铅垂线（经齿状突）应经过 C_7～T_1、T_{12}～L_1 以及骶骨（S_1）后部。

2.正常的胸椎后凸

20°～45°,平均为 34°。

3.正常的腰椎前凸

40°～60°,2/3 的前凸角度位于 L_4～L_5 和 L_5～S_1 节段。

二、生物力学

（1）压缩暴力引起前柱破坏,牵张力引起后柱破坏。

（2）后方结构对抗脊柱的牵张力,在对抗牵张力方面,椎板和黄韧带要强于关节突关节、关节囊和棘间韧带。

（3）脊柱后凸畸形一旦出现,会进一步使重力力臂增加,失代偿进一步加剧。

（4）畸形引起的偏心负荷会影响脊柱的软骨生长。①压力会降低脊柱前方的生长;②张力会增加脊柱后方的生长,两方面的因素综合作用将使后凸加大。

三、分型

（1）姿势性。

（2）先天性:①脊椎形成缺陷;②脊椎分节障碍;③混合型,既有形成障碍,又有分节障碍。

（3）Scheuermann 病。

（4）神经肌肉型后凸。

（5）脊髓脊膜膨出:①发育性（晚期出现瘫痪）;②先天性（出生即有神经功能障碍）。

（6）创伤性后凸因骨、韧带和（或）脊髓损伤引起。

（7）手术后继发椎板切除术后、椎体切除术后。

（8）放射治疗后。

(9)代谢性:①骨质疏松:分为老年型、青少年型;②骨软骨病;③成骨不全。

(10)骨骼发育不良:①软骨发育不全;②黏多糖疾病;③神经纤维瘤病。

(11)风湿类疾病、强直性脊柱炎:Marie-Strumpell 病。

(12)肿瘤性:良性肿瘤、恶性肿瘤(原发、转移瘤)。

(13)炎症和感染。

四、各类脊柱后凸畸形的诊治

(一)姿势性后凸

在青少年和青年中多见,表现为圆背畸形,后凸畸形较轻(40°~60°),后凸平滑且柔韧度好,无显著影像学改变。

(二)先天性后凸

1.可能是单节段也可能是多节段

(1)Ⅰ型:①脊椎形成障碍(半椎体畸形);②畸形进展并出现神经症状的风险高、预后较差;发生在较高脊柱节段的畸形比较低节段的预后更差。

(2)Ⅱ型:分节不全,椎体间有骨桥(bar)相连。

(3)Ⅲ型:Ⅰ型和Ⅱ型畸形均存在。

2.治疗

(1)非手术治疗效果不佳。

(2)手术治疗。

1)Ⅰ型后凸:发病年龄在 1~5 岁,后凸<50°,可行后路原位融合;如果年龄较大,后凸>50°,则行前、后路联合融合,其矫形和矫形的维持更好、假关节形成率较低。前、后路联合松解矫形术:松解所有的前方栓固结构,包括前纵韧带、椎间盘和终板、后纵韧带,术中撑开、纠正畸形,取肋骨、腓骨或髂嵴支撑植骨,同期或二期后路融合手术,使用内固定器械行后方加压。术后建议佩戴支具。

2)Ⅱ型畸形:如果后凸<55°,可只行后路融合术;对严重的畸形,在行后路融合术后,可再行前路截骨、矫形、融合术;不建议行骨牵引术,因为有可能引起截瘫。

(三)Scheuermann 病(少儿型后凸)

Scheuermann 于 1920 年首先报道该疾病的影像学表现,发病率为 0.4%~8.3%,但是只有 1%需要治疗。

1.病理生理机制

尚不清楚,有以下可能的致病因素。

(1)有家族倾向但没有遗传相关性。

(2)椎体终板胶原萎缩和骨化迟缓是特征性改变。

(3)骨质疏松。

(4)营养缺乏。

(5)也有人认为是因为生物力学机制改变、肌肉无力引起,但尚无科学证据证明。

1)脊柱的生长中心靠近椎体终板(不是周缘骨骺环),轴向负荷作用下,前部骨骺生长迟缓,后部骨骺因为牵张力作用而肥大、生长迅速。

2)后凸畸形发生后,引起负重力臂异常改变,脊柱的屈曲力量强于后伸力量,使得后凸进一步加大。

2.病理解剖

(1)前纵韧带变厚挛缩。

(2)椎体楔形变。

(3)髓核改变,向前方突出并可能进入椎体松质骨内(Schmorl 结节)。

3.临床表现

(1)发病年龄常见于 12～14 岁,男女发病率相同。

(2)畸形是最常见的主诉。

(3)在前来就诊的患者中只有 50％存在疼痛症状,如果畸形范围包含腰椎在内,则出现疼痛症状的可能性增高。

(4)一些患者会在后期发生腰椎退行性骨关节炎。

4.体格检查

胸椎后凸增加(较为僵硬)、腰椎和颈椎代偿性前凸、圆肩、头向前倾、腘绳肌常可见肌肉紧张以及挛缩、30％患者存在轻度脊柱侧凸。

5.影像学表现

(1)早期:①软骨内成骨异常;②终板不规则;③椎间隙狭窄;④Schmorl 结节。

(2)中期:①椎体楔形变;②后凸增大超过 45°;③在后凸顶椎区域有≥3 个椎体出现超过 5°的前方楔形变(Sorenson 标准)。

(3)晚期:出现脊柱退行性改变,骨赘形成、关节突关节肥大。

(4)站立侧位片、仰卧位脊柱过伸位片判断后凸的僵硬度。

6.治疗

(1)畸形程度轻、症状不明显的患者,观察治疗。

(2)佩戴支具适应证。

1)椎体楔形变超过 5°。

2)后凸角度为 45°～65°,预计生长发育尚存 1～2 年;顶椎位于 T9 节段以上者,使用 Milwaukee 支具;顶椎位于 T9 节段以下及胸腰段者,使用胸腰骶椎支具(TLSO)。

3)使用支具治疗 6～12 个月,后凸及椎体楔形变可能会有 40％的改善。

4)骨骼发育成熟后停止佩戴支具,但 10 年后矫形效果可能丢失。

(3)锻炼:骨盆活动锻炼、加强腹壁力量、锻炼脊柱柔韧性、胸椎伸展锻炼,是治疗的重要组成部分。

7.手术

(1)适应证

1)生长发育期已结束、畸形严重并持续存在疼痛:一般后凸＞75°、连续 3 个或 3 个以上椎体楔形变超过 10°。

2)坚持佩戴支具 6 个月后无效。

3)存在神经症状或体征。

（2）手术技术。

1）单纯后路融合内固定，指征：后凸角度＜75°，Bending 像上纠正后曲度下降至 50°以下。内固定范围也包括整个后凸区域，远端应包括一个进入前凸的脊椎（一般为 L_1 或 L_2）。

2）前路融合（经胸入路）联合后路融合内固定：后凸角度＞75°、Bending 像上后凸的矫正很小（曲度＞50°）。

（3）术后处理：佩戴 TLSO 支具 6～9 个月，直至获得坚强融合。

（4）并发症

1）假关节形成及内固定失败（单纯后路手术发生可能性较大）。

2）矫形丧失。

3）感染。

4）经胸手术肺部并发症。

5）神经功能受损。

（四）神经肌肉型脊柱后凸畸形

（1）常存在一些并发症

1）脊髓灰质炎。

2）脊髓前角细胞病（脊髓性肌萎缩）。

3）脑瘫。

4）Charcot-Marie-Tooth 病。

5）肌营养不良。

6）Fredreich 共济失调。

（2）其发病机制为脊柱后伸肌力下降引起脊柱后凸。

（3）自然史：骨骼发育成熟后，后凸仍会发展。

（4）治疗

1）佩戴支具一直到患者 11～12 岁，以获得较充分的脊柱发育及坐高。

2）后凸较轻、柔韧性较好的患者可行后路融合内固定。①与 Luque 椎板下钢丝技术相比，能进行脊柱加压操作的内固定系统纠正后凸畸形效果更佳；②后凸较重、比较僵硬的患者可行前、后路联合手术进行矫形融合内固定。

（五）脊髓脊膜膨出后凸畸形

（1）先天性：由于小儿骨量少以及其他一些问题，一般不建议出生时即进行矫形手术。

（2）3～5 岁时再进行脊髓脊膜的相关神经外科手术治疗，并同时纠正脊柱后凸畸形。后方器械内固定范围应到顶椎上下 2～3 个椎体，术后佩戴支具 6～9 个月。

（六）麻痹性脊柱后凸畸形

（1）由于脊柱的后伸肌群（骶脊肌和腰方肌）向前移位反而增大脊柱的屈曲力，因此后凸畸形呈进行性发展。

（2）治疗

1）畸形较轻的年幼患者使用支具治疗。

2）后路融合术要求融合到骶骨。

3)严重患者行前后路联合手术,先前路松解融合,再行后路融合以及内固定器械加压纠正畸形并融合。

(七)创伤后脊柱后凸畸形

(1)严重压缩骨折、爆裂骨折或骨折脱位引起的后凸畸形,可创伤后即出现,也可晚期出现。

(2)常见于不稳定性脊柱骨折不恰当地使用非手术治疗。

(3)症状主要有后凸畸形、疼痛,有些还具有神经功能受损。

(4)治疗

1)如果畸形引起的疼痛较轻,并能较好控制,可进行观察及非手术治疗。

2)常使用的术式是前、后路联合手术。①如果术中后凸矫形充分、内固定稳定性好,可单行前方减压、内固定融合;②如果没有神经功能受损,可单行后路经椎弓根截骨术。

(八)手术后继发脊柱后凸畸形

(1)常见于脊髓肿瘤或脊髓空洞椎板切除术后。

(2)因此,如果进行了较广泛的椎板切除,建议术中同时行融合术。

(3)严重的畸形需要前后路联合手术。

(九)感染性脊柱后凸畸形

(1)可能为结核性感染、也可能为化脓性感染。

(2)胸腰段为最易发部位。

(3)治疗

1)较长时间静脉使用抗生素治疗、佩戴支具。

2)前方病灶清除及融合术适应证。①药物治疗无效;②多节段受累;③脊髓受压;④脓肿形成。

3)进行性后凸需要前后路联合手术。

(十)风湿性疾病引起的脊柱后凸(强直性脊柱炎)

(1)腰椎、颈椎前凸丧失,胸椎后凸增加。

(2)要注意分清最主要的致畸部位。

(3)首先应该纠正髋关节挛缩畸形,髋部畸形纠正后有可能可以避免脊柱手术。

(4)如果腰椎前凸明显丧失,可行腰椎截骨术,截骨手术类型如下:

1)Smith-Perterson 前方张开、脊柱后伸截骨术(opening wedge extension osteotomy):①最常选择的截骨部位是 $L_2 \sim L_3$ 和 $L_3 \sim L_4$ 同时行内固定及融合;②截骨的度数根据站立位脊柱屈曲畸形的角度确定;③截骨的旋转点位于椎管的前方、后纵韧带和椎间盘交点处。

2)经椎弓根截骨:①不会牵张前柱;②为脊柱的闭合楔形截骨,缩短脊柱,损伤神经结构的风险较低;③先切除椎板、峡部及椎弓根,再行椎体的楔形切除。

(十一)平背综合征

1.病因

腰椎牵张、丧失正常生理前凸,既往见于 Harrington 手术之后;或在腰椎前凸减小甚至消失的情况下进行了腰椎其他一些融合手术。

2.临床表现

(1)矢状面失平衡。

(2)腰背痛、下肢牵涉痛。

(3)融合的后凸区域上下节段"转换区综合征"(transition syndrome)(译者注：即融合部位邻近节段病变)。

(4)代偿性髋、膝屈曲挛缩。

3.非手术治疗方法

非甾体类抗炎药、理疗、腰椎活动度锻炼、止痛治疗。

4.手术

进行腰椎截骨术以重建脊柱矢状面平衡,各种截骨术式有：

(1)经椎弓根截骨(pedicle subtraction osteotomy)。

(2)Smith-Peterson 截骨术。

第八节　颈　椎　病

颈椎病(CervicalSpondylosis)是一种退行性疾病。中老年发病居多,男性多于女性。但近年来年轻患者有增多趋势,可能与长期低头、伏案等工作性质或生活习惯有一定联系。按照全国颈椎病专题研讨会(1992 年,青岛)上有关专家所达成的共识,颈椎病被定义为：由于颈椎椎间盘退行性改变及继发病理改变(如椎体骨赘形成)等因素累及相邻组织结构(神经根、脊髓、椎动脉及交感神经等)并产生相应临床表现的一类疾病。

颈椎病根据受累组织结构及临床表现的不同被划分为几种不同类型。目前比较常用的分型主要包括：①神经根型：以神经根受压并出现神经根支配区感觉及运动功能异常(肩背部及上肢疼痛、麻木、无力等)为主要临床表现；②脊髓型：以脊髓受压并出现脊髓功能障碍(肢体无力、动作不灵活、步态不稳及二便异常等)为主要临床表现；③交感神经型：以颈部交感神经受累,出现交感神经功能紊乱为主要临床表现；④椎动脉型：以椎动脉受压,并由此造成脑基底动脉供血不足为主要临床表现。有时上述两种或两种以上类型的临床表现并存,可被诊断为混合型颈椎病。

一、经根型颈椎病

(一)诊断标准

1.症状

①神经根受压所致症状：放射性上肢痛；手臂麻木；手臂无力。②颈肩部疼痛或不适症状。

2.体征

颈部僵直,活动受限；颈部肌肉痉挛,受累节段颈椎棘突压痛；呈受损神经根支配区分布的感觉减退,手或上肢肌力减弱；颈椎神经根牵拉试验阳性；Spurling 征阳性。

3.影像学检查

①X 线平片显示椎间隙狭窄、椎间孔狭窄、椎间关节失稳；椎体后缘或钩椎关节增生；颈椎

生理曲度异常。②CT 或 MRI 检查显示椎间盘突出及神经根受压征象;有时可见硬膜囊受压及异常骨化现象。

4.临床电生理检查

①肌电图;②体感诱发电位。

5.排除其他疾病

①周围神经损害;②糖尿病性神经炎;③动脉硬化症。

(二)治疗原则

1.非手术疗法

多数病例可获得疗效,常用方法包括:①卧床休息、理疗、牵引;②药物;③颈部支具固定。

2.手术疗法

①指征:非手术治疗无效者;出现明显感觉及运动功能障碍者。②手术方式:椎间盘切除及植骨融合固定术;人工椎间盘置换术;神经根松解术。

二、脊髓型颈椎病

(一)诊断标准

(1)中年以上发病较多,但也可见于年轻患者;发病缓慢,逐渐加重。

(2)典型者先出现双下肢无力、步态不稳等症状,可伴上肢麻木、无力及双手不灵活;随病情逐渐加重,可出现不能站立、生活不能自理、大小便障碍甚或失禁。

(3)临床体征:常见锥体束征,下肢及上肢肌张力增高,四肢生理反射亢进;出现受累水平以下躯干感觉减退平面;Hoffman 征(+),Babinski 征(+),髌阵挛、踝阵挛(+)。单侧脊髓受压严重者可表现为 Brown-Sequard 综合征。

(4)X 线表现:颈椎蜕变,骨质增生,椎间隙狭窄,颈椎曲度或顺列改变。

(5)MRI 检查:椎间盘突出、韧带肥厚、脊髓受压。脊髓受压严重部位有时可见脊髓内信号改变。

(6)CT(平扫及矢状位重建图像)检查:颈椎骨质增生、后纵韧带或黄韧带骨化、椎管形态改变。

(7)排除其他疾病:①运动神经元病;②脊髓炎及椎管内其他病变。

(二)治疗原则

1.非手术疗法(同神经根型颈椎病)

用于症状轻微患者,或因各种因素不能耐受手术者。

2.手术治疗

手术方式包括:①前路减压及植骨固定术;②前路减压及人工椎间盘置换术;③后路椎板成形(椎管扩大)术;④后路椎板减压及固定术。

三、交感型颈椎病

(一)诊断标准

1.症状

①有时与椎基底动脉供血不足有关。常见症状包括:头痛;头晕;眼部不适或视力异常;出汗异常;心慌、恶心或呕吐;猝倒等。②颈肩部疼痛或不适症状。③睡眠或情绪改变,记忆力

减退。

2.体征

颈部活动常受限,尚无具有诊断意义的特殊体征。

3.影像学检查

①X线表现为颈椎蜕变;颈椎生理曲度改变;椎间关节失稳征象常较明显。②CT及MRI可见伴有椎间盘突出及硬膜囊受压征象。

4.其他辅助检查

①MRA可显示椎动脉走行情况;②椎动脉造影;③椎动脉超声检查。

5.排除其他疾病

①耳源性及眼源性眩晕;②神经官能症及颅内病变;③动脉硬化症。

(二)治疗原则

1.非手术治疗

适合于多数患者。常用方法包括:①卧床休息、理疗;②药物;③颈部支具固定;④颈部肌肉锻炼;⑤颈椎管内硬膜外封闭。

2.手术治疗

①指征:具有明显发作性眩晕或猝倒症状,非手术治疗无效;颈椎椎间关节显著失稳且有证据表明其与临床症状发作有关。②手术方式:以颈椎固定及融合为主要目标。

四、上颈椎畸形半脱位

(一)诊断标准

1.症状

可出现高位颈脊髓病症状,严重者可出现呼吸抑制等。

2.体征

似脊髓型颈椎病,感觉及运动障碍于面往往更高。

3.X线表现

可见寰枢椎半脱位、寰枕融合或颅底凹陷等畸形。

4.MRI

可见因寰枢椎半脱位所致枢椎齿状突压迫脊髓或延髓的征象。

5.CT

可观察寰枢椎半脱位及椎管形态的改变。

(二)治疗原则

1.保守治疗

仅适用于早期症状轻微患者。

2.手术治疗

根据具体情况采用上颈椎固定融合术或枕骨-颈椎固定融合术。

第九节　腰椎间盘突出症

腰椎间盘突出症(Lumbar Disc Herniation,LDH)是由于腰椎间盘退行性改变或受外伤等原因,纤维环破裂,髓核突出并刺激或压迫神经根、马尾神经所表现的一种综合征,是引起腰腿痛的常见原因。腰椎间盘突出症的发病率占门诊中腰腿痛患者的约1/5。

(一)诊断标准

1.临床表现

(1)腰痛和一侧下肢放射痛:这是本病的主要症状。腰痛常发生于腿痛之前,也可二者同时发生;大多有外伤史,也可无明确诱因。疼痛具有以下特点。

1)放射痛沿坐骨神经传导,直达小腿外侧、足背或足趾。如为 $L_{3\sim4}$ 间隙突出,因腰4神经根受压迫,可产生向大腿前方的放射痛。

2)一切使脑脊液压力增高的动作,如咳嗽、喷嚏和排便等,都可加重腰痛和放射痛。

3)活动时疼痛加剧,休息后减轻。

(2)脊柱偏斜畸形:脊柱偏斜的方向取决于突出髓核与神经根的关系:如突出位于神经根的腋下,躯干一般向患侧弯,如突出位于神经根的肩上,躯干则向对侧弯。

(3)脊柱活动受限:可发生于单侧或双侧,由于腰肌紧张,腰椎生理性前凸消失。脊柱前屈后伸活动受限制,前屈或后伸时可出现向一侧下肢的放射痛。

(4)腰部压痛伴放射痛:椎间盘突出部位的患侧棘突旁有局限的压痛点,并伴有向小腿或足部的放射痛。

(5)直腿抬高试验及加强试验阳性:应注意两侧对比。

(6)神经系统检查: $L_{3\sim4}$ 突出(L_4 神经根受压)时,可有膝反射减退或消失,小腿内侧感觉减退。 $L_{4\sim5}$ 突出(L_5 神经根受压)时,小腿前外侧足背感觉减退,踇趾背伸肌力常有减退。 $L_5\sim S_1$ 椎间盘突出(S_1 神经根受压)时,小腿外后及足外侧感觉减退,第 $3\sim5$ 趾肌力减退,跟腱反射减退或消失。神经压迫症状严重者患肢可有肌肉萎缩。严重者可出现较广泛的神经根或马尾神经损害症状,常有小便失控,大便秘结,性功能障碍,甚至双下肢部分或大部瘫痪。

2.影像学检查

X线检查常有躯干偏斜,有时可见椎间隙变窄,椎体边缘唇状增生。重症患者或不典型的病例,在诊断有困难时,可考虑做脊髓造影、CT扫描和核磁共振等特殊检查,以明确诊断及突出部位。

(二)鉴别诊断

1.腰椎小关节紊乱

可有腰痛及向同侧臀部或大腿后的放射痛,易与腰椎间盘突出症相混。该病的放射痛一般不超过膝关节,且不伴有感觉、肌力减退及反射消失等神经根受损之体征。

2.腰椎管狭窄症

间歇性跛行是最突出的症状。少数患者有根性神经损伤的表现。严重的中央型狭窄可出现大小便失禁,脊髓造影、CT 扫描、核磁共振等特殊检查可进一步确诊。

3.腰椎结核

早期局限性腰椎结核可刺激邻近的神经根,造成腰痛及下肢放射痛。腰椎结核有结核病的全身反应,腰痛较剧烈,X 线片上可见椎体或椎间隙的破坏。

CT 扫描对 X 线片不能显示的椎体早期局限性结核病灶有独特作用。

4.椎体转移瘤

疼痛加剧,夜间加重,患者体质衰弱,可查到原发肿瘤。X 线片可见椎体溶骨性破坏,椎弓根侵犯多见。

5.脊膜瘤及马尾神经瘤

为慢性进行性疾患,无间歇好转或自愈现象,常有大便失禁。脑脊液蛋白增高,奎氏试验显示梗阻。脊髓造影检查可明确诊断。

(三)治疗原则

1.非手术治疗

严格卧硬板床休息 3～6 周,辅以理疗和药物及牵引,常可缓。腰腿痛症状改善或消失后,需要逐步开始腰背部伸肌锻炼。

2.手术治疗

手术适应证为:①非手术治疗无效或复发,症状较重影响工作和活动者;②神经损伤症状明显、广泛,甚至继续恶化,疑有椎间盘纤维环完全破裂髓核碎片突出至椎管者;③中央型腰椎间盘突出有大小便功能障碍者;④合并明显的腰椎管狭窄症者。

常用的手术方式包括传统的切开椎间盘切除、微创小切口椎间盘切除、显微内窥镜下的椎间盘切除和椎间孔镜下椎间盘切除,应根据患者的病情和手术医生掌握的技巧选择合适的手术方式,决定是否需要内固定和植骨融合。

第十节　腰椎不稳症

退行性腰椎不稳症是指在腰椎退行性变的病理过程中出现在正常载荷下蜕变椎节的异常移位,使脊髓、神经根受到刺激或损伤,出现功能性疼痛和坐骨神经症状。临床上表现为患者站立或行走时出现腰痛或下肢症状;平卧消失或明显减轻,腰椎过伸、过屈位摄片和测量是诊断的客观手段及依据。

(一)诊断标准

1.临床表现

腰痛及坐骨神经痛是腰椎不稳的主要症状,其特点包括:①急性发作;②疼痛剧烈,持续时间短,休息、制动后可缓解,但易复发;③疼痛常为双侧性,可由下腰部和臀部向腹股沟和腿部放射,但很少波及膝以下;④不稳绞锁现象。体格检查可以发现骶棘肌紧张,尤其是站立位时,改变体位时易引发疼痛。

2.影像学检查

目前关于腰椎不稳的诊断标准争议较多,多数医生建议采用以下标准:在动力位腰椎侧位像上,相邻椎体上、下终板夹角变化超过 11°,或椎体水平位移大于 4 mm。另外在腰椎正侧位X 线片上可以看见一些间接征象,如椎体的牵引性骨刺、椎间隙狭窄、小关节增生、肥大和半脱位以及小关节和棘突的不对称排列。在脊柱不稳定中最主要的问题是确定患者症状的减轻、加重或显著的腰背疼痛与影像学上不稳定之间的关系,其他如伴随产生的椎管狭窄、椎间盘突出和其他生理问题只是评定脊柱不稳的并发症因素。对于由蜕变性椎间盘疾病引起的临床上明显的腰椎不稳,手术方案应该在充分考虑所有的因素和评估危险性后根据每一个患者的具体情况而定。蜕变性腰椎不稳症需要通过脊柱融合术来防止不稳节段畸形的进一步发展,减少不稳节段的活动,减轻或消除该节段引起的疼痛症状。

(二)治疗原则

一般先行一段时间的保守治疗,内容包括:①避免腰部的旋转活动,以减少对不稳节段的剪力;②减肥;③使用腰围制动,减少不稳节段的压力;④腰背肌锻炼。如果保守治疗无效,方可考虑手术治疗。手术方式可分为前路和后路的脊柱融合手术。

前路腰椎间融合(ALIF)和后路腰椎间融合(PLIF、TLIF)已是明确用于治疗腰椎间盘源性腰痛的手术方法。腰椎间融合能提供最强的生物力学稳定性,并且消除了源于椎间盘节段的疼痛。

在诸多腰椎融合术中以后路腰椎椎体间融合植骨术(PLIF)最为常用。其优点表现在:①融合器位于椎体间隙,在解决包括屈伸、侧方及旋转不稳的同时重建前柱完整性;②椎体间融合器在上下椎体的压力下可得到理想的融合效果,并能保持椎间隙的高度;③椎体间融合需要的植骨量小,无须取髂骨,避免供骨区并发症的发生;④经后路椎体间的融合器植骨技术能在解除马尾神经受压同时稳定椎节。

参 考 文 献

1.陈孝平,汪建平.外科学.北京:人民卫生出版社,2013

2.赵玉沛,陈孝平.外科学.北京:人民卫生出版社,2015

3.王彬.外科与普通外科诊疗常规.北京:中国医药科技出版社,2013

4.赵玉沛,姜洪池.普通外科学.北京:人民卫生出版社,2014

5.邢华.现代临床普通外科学.河北:河北科学技术出版社,2013

6.孙维佳.普通外科学住院医师手册.北京:科技文献出版社,2009

7.周良辅.现代神经外科学.上海:复旦大学出版社,2015

8.王忠诚,张玉琪.王忠诚神经外科学.湖北:湖北科学技术出版社,2015

9.房林,陈磊,黄毅祥.甲状腺疾病外科学.北京:军事医学科学出版社,2015

10.唐中华,李允山.现代乳腺甲状腺外科学.湖南:湖南科技出版社,2011

11.姜军.现代乳腺外科学.北京:人民卫生出版社,2014

12.黄焰,张保宁.乳腺肿瘤实用外科学.北京:人民军医出版社,2015

13.胡盛寿.胸心外科学.北京:人民卫生出版社,2014

14.王春生.胸心外科手术彩色图解.江苏:江苏科学技术出版社,2013

15.姜宗来.胸心外科临床解剖学.山东:山东科学技术出版社,2010

16.魏于全,赫捷.肿瘤学.北京:人民卫生出版社,2015

17.赫捷.临床肿瘤学.北京:人民卫生出版社,2016

18.万德森.临床肿瘤学.北京:科学出版社,2016

19.刘宝林,金中奎.胃肠外科诊疗与风险防范.北京:人民军医出版社,2011

20.苏忠学,吴亚光.实用肝胆外科学.北京:世界图书出版公司,2012

21.朱继业.肝胆外科手术技巧.北京:人民军医出版社,2011

22.何蕾,张文智.肝胆外科重症监护手册.北京:人民军医出版社,2012

23.杨勇.泌尿外科学.北京:人民卫生出版社,2008

24.郭震华.实用泌尿外科学(第2版).北京:人民卫生出版社,2013

25.(美)伯洛克 等著,郝希山 主译.现代肿瘤外科治疗学.北京:人民卫生出版社,2011

26.戴显伟.肝胆胰肿瘤外科.北京:人民卫生出版社,2013

27.公茂琪,蒋协远.创伤骨科.北京:中国医药科技出版社,2013